Rehabilitative Trainingslehre

Rehabilitative Trainingslehre

Lorenz Radlinger
Willy Bachmann
Johannes Homburg
Urs Leuenberger
Gabriela Thaddey

90 Abbildungen

Georg Thieme Verlag
Stuttgart · New York 1998

Dr. Lorenz Radlinger
CH 3053 Münchenbuchsee, Dozent an der Feusi Physiotherapieschule, Bern und an der Schule für Physiotherapie am Inselspital, Bern, Diplomsportlehrer, Sportwissenschaftler

Willy Bachmann
Physiotherapeut, CH-Bern

Johannes Homburg
Physiotherapeut, CH-Rüfenacht

Urs Leuenberger
Physiotherapeut, CH-Rüfenacht

Gabriela Thaddey
Physiotherapeutin, CH-Bern

Die Deutsche Bibliothek – CIP-Einheitsaufnahme

Radlinger, Lorenz:
Rehabilitative Trainingslehre / Lorenz Radlinger. – Stuttgart ; New York : Thieme, 1998

Rüdigerstraße 14, 70469 Stuttgart
Printed in Germany

Satz: Mitterweger Werksatz GmbH,
68723 Plankstadt

Druck: Gulde Druck GmbH, 72070 Tübingen

ISBN: 3-13-110391-4

Vorwort

Die sportmedizinisch und leistungsphysiologisch orientierte Trainingslehre ist schwerpunktmässig darauf geeicht, Prozesse der biologischen Anpassung und der Steuerung und Regelung der physischen Leistungsfähigkeit von Menschen zu begleiten. Ihre grundsätzliche Systematik und Vorgehensweise ähnelt sehr dem physiotherapeutischen Prozess. Insofern bietet die Trainingslehre auf der Basis von wissenschaftlichen Untersuchungen und Erfahrungswissen ausgereifte und erprobte Schemata, Modelle und Methoden, die in den physiotherapeutischen Alltag integriert werden können.

Mit dem Buch Rehabilitative Trainingslehre versuchen wir den Wissenstransfer aus dem sportlichen Bereich der Trainingslehre in die Rehabilitation.

Dabei geht es uns um ein Handlungswissen. Die Trainingslehre soll also nicht nur theoretisch und ohne Praxisbezug beschrieben werden. Sondern die Umsetzung in die therapeutische Praxis ist uns ein besonderes Anliegen.

Gleichzeitig möchten wir mit diesem Buch eine erhöhte Reflexion des therapeutischen Handelns unter den beschriebenen Gesichtspunkten erreichen. Ein Versuch der hoffentlich zur Diskussion anregen wird.

Wir danken…

- den Direktoren der Feusi Physiotherapieschule Bern, Dr. Bernd Gross und Eugen Mischler für die langjährige Unterstützung;
- dem Schulteam der Feusi Physiotherapieschule Bern für das Lesen und Kritisieren der Texte;
- Frau Dr. Brigitte Walz (Bern) und Roland Bärtsch (Bern) für das ausführliche Lesen des gesamten Manuskriptes und die konstruktive Kritik aus der Sicht der Physiologin und des Sportlehrers;
- stellvertretend Herrn Gregor Hüni für die Mitarbeiter der Firma Leuenberger Medizintechnik AG (Wallisellen, Schweiz) für die äusserst grosszügige personelle, räumliche, apparative und finanzielle Unterstützung.
- Frau Monika Rufener (Winterthur), die lange Zeit zu unserer Arbeitsgruppe gehörte, für ihre engagierten Beiträge und Diskussionen.

Wir gedenken unserer engagierten Kollegin Birgit Warnecke, die zu unserer Arbeitsgruppe gehörte, und uns zu Beginn unserer gemeinsamen Arbeit mit voller Kraft unterstützt hat.

Bern, im September 1997 Die Autoren

Inhalt

1 Kybernetisches Modell des therapeutischen Prozesses

1.1 Einführung

Ein einführendes *Beispiel* soll veranschaulichen, daß ein exaktes und systematisches Vorgehen in jedem therapeutischen Prozeß zwingend notwendig ist. Ansatzpunkt für den hier beschriebenen Fall ist ein Patient, der nach einer peripheren Nervenläsion „Kräftigung" durch eine Physiotherapeutin verordnet bekommt. Die Physiotherapeutin erhält nach ihrem Befund den Kraftwert M2 (Bewegung unter Ausschaltung der Schwerkraft). Sie beschließt, fünfzehnsekündige kontinuierliche aktive isometrische Muskelaktionen gegen Therapeutenwiderstand durchführen zu lassen. Der Patient besucht die Therapie regelmäßig ein bis zwei mal pro Woche bis auf eine durch Ferien bedingte Unterbrechung von vierzehn Tagen.

Auf den ersten Blick scheint dieses reduzierte Beispiel keine außergewöhnlichen Besonderheiten aufzuweisen. Dennoch wollen wir mögliche ausgewählte Beeinträchtigungen und Abweichungen von einer optimierten Therapie bei diesem Vorgehen kurz aufzeigen.

- Zunächst werden mit der ausschließlichen Information „15 Sekunden Belastungsdauer" die zwingend dazu gehörende Intensität der Muskelaktion, die optimierte Serienzahl, die Pausendauer zwischen den Serien sowie andere Methodenparameter (Belastungsnormative) nicht beschrieben.

- Bei 15 Sekunden und längerer Belastungsdauer geht der optimale (maximale?) Effekt für die axonplasmatische Versorgung und somit die Möglichkeit der Reparatur des beeinträchtigten Axons weitgehend verloren. Die Belastungsdauer ist hier zu lang, um eine hohe Intensität zu gewährleisten. Denn notwendig wäre hier theoriegemäß die Provokation einer maximalen Innervationsfrequenz. Diese ergibt sich nur aus willkürlichen Muskelaktionen unter der Anwendung von intramuskulären Koordinationsmethoden [1.1]*.

- Der therapeutische Widerstand gilt grundsätzlich als praxisrelevante und geeignete Maßnahme. Doch muß man sich bewußt sein, daß dadurch die Aspekte der Methodenumsetzung, besonders der Belastungsintensität sowie der Reproduzierbarkeit und Testung – bei allen Vorteilen, die dieses „Trainingsmittel" hat – maßgeblich subjektiv beeinflußt und relativ ungenau bleiben. Die Therapie und deren Kontrolle sowie Normvergleiche erleiden aus dieser Sicht eine deutliche Qualitätseinbuße.

- Hinzu kommt, daß die Beanspruchung des Patienten durch die ungenaue Belastung nur schwer quantifiziert werden kann. Eine qualitative Abschätzung des vorliegenden Metabolismus und die neuromuskuläre Aktivität ist kaum möglich. Das bedeutet darüber hinaus, daß Kriterien wie die zielgerichtete Belastung, Regeneration oder gar Superkompensation in ihrem zeitlichen Ablauf schwer bis nicht abzuschätzen sind.

- Die Vorgabe ein- bis zweimal pro Woche die Therapie zu besuchen, muß also nicht zwingend erforderlich zur Verbesserung der körperlichen Leistungsfähigkeit sein. Denn die Therapiehäufigkeit muß sich nach der individuellen Beanspruchungs- und Regenerationsfähigkeit des Patienten richten.

- 14 Tage Ferien ohne zusätzliche therapeutische Belastung (Therapie oder Autotherapie) können die Arbeit der Therapeutin um Wochen und den Leistungszustand des Patienten bezüglich der Kraft enorm zurückwerfen [1.2]. Voraussehbare Therapieunterbrechungen sind dementsprechend mit in die Therapieplanung einzubinden. Auf unser Beispiel bezogen heißt das, die Therapie sollte erst nach den Ferien beginnen oder der Patient kompensiert die Unterbrechung durch eine Autotherapie.

- Dieses Beispiel gibt keine Informationen über dringend notwendige therapiebegleitende Maßnahmen, die der optimalen Akti-

* Zahlen in [ ] verweisen auf das Quellenverzeichnis S. 195ff.

vierung und der Regenerationsbeschleunigung innerhalb der Therapie und zwischen verschiedenen Therapien dienen, z.B. aktive und passive, allgemeine wie spezielle Maßnahmen im Aufwärmen, Dehnen, Lockern, erholungswirksames Verhalten.

- Alle langfristigen Prozesse (Periodisierung) und deren Besonderheiten über die verschiedenen Therapiephasen hinweg, bleiben ebenfalls unbeschrieben.

Die genannten Punkte zeigen, wie komplex eine therapeutische Handlung ist. Und wesentliche Faktoren werden angesprochen, die eine physiotherapeutische Behandlung maßgeblich beeinträchtigen können. Unser Ziel ist es, Therapeuten mit diesem Beispiel für Problempunkte in der therapeutischen Vorgehensweise und Systematik zu sensibilisieren. Gleichzeitig wollen wir das Interesse wecken, den Einsatz eines Trainings zur biologischen Leistungssteuerung in der Physiotherapie mit allen wichtigen Planungsgesichtspunkten kennenzulernen.

1.2 Therapie, Leistung und Leistungssteuerung

Therapie

(syn.: Rehabilitationstraining) ist ein Sammelbegriff aller Maßnahmen des Prozesses zur Belastbarkeitsvorbereitung und Kompensation der Progressivität der vorliegenden Pathologie, zur Leistungssteigerung und -erhaltung in Rehabilitation und Prävention.

Aus *biologisch-medizinischer* Sicht werden bei diesem Prozeß systematisch wiederholte überschwellige optimierte Bewegungsreize mit dem Ziel beschleunigter morphologischer und funktioneller Anpassungserscheinungen durchgeführt. Aus *pädagogisch-handlungstheoretischer* Sicht finden hierbei planmäßige und sachorientierte Einwirkungen auf den Menschen in seiner Ganzheit statt [1.3].

Die ärztliche Diagnose, die Analyse der pathologiebestimmenden Faktoren und der durch Bewegungs- und Belastungsanalysen erhobene physiotherapeutische Befund des Patienten gehören neben der problemadäquaten Zielsetzung und der damit verbundenen Therapieplanung und -durchführung zu den wesentlichen Aspekten eines therapeutisch-klinischen Denkprozesses.

Um eine Leistungsoptimierung des betroffenen Patienten zu erreichen, gehören zu diesem Prozeß Kontrollmaßnahmen wie Anamnese, Befund und Wiederbefund mit verschiedenen Tests, Bewegungsbeobachtungen etc. Diese Maßnahmen dienen dem Zweck, die Leistungsentwicklung des Patienten sowie das eigene therapeutische Handeln systematisch zu reflektieren und zu kontrollieren. Dies soll gewährleisten, daß die oben genannten Faktoren überdacht und, wenn nötig, verändert werden können.

Der gesamte therapeutische Prozeß wird vereinfacht in einem Modell (Abb. **1.1**) wiedergegeben. Dieses Modell beschreibt übersichtlich die rückgekoppelte Dynamik des Gesamtablaufes in der Therapie: Nach der Standortbestimmung in der Problemanalyse (Diagnose, Anamnese, Befund, Vergleich mit bekannten Normen) bestimmt das angestrebte Ziel die Therapieplanung und -durchführung. Diese führt zum Therapieergebnis. Damit aber eine Reflektion über diesen Ablauf erfolgt, muß die Therapie anhand der Leistungsfähigkeit des Patienten kontrolliert (Befund/Wiederbefund) und systematisch ausgewertet werden. Dies geschieht vor dem Hintergrund einerseits notwendige Änderungen oder Neuerungen in der Therapie greifen zu lassen oder andererseits die Bestätigung für einen erfolgversprechenden Weg zu erhalten.

Für diesen knybernetischen Regelkreis führen wir den Begriff der physiotherapeutischen Leistungssteuerung ein.

Leistungssteuerung

in der Physiotherapie ist die gezielte, objektiv-wissenschaftlich *und subjektiv-phänomenologisch-empirisch unterstützte kurz-, mittel- und langfristige Abstimmung aller für die Planung, Durchführung, Kontrolle, Auswertung und Korrektur notwendigen Maßnahmen zum Zwecke der Leistungsoptimierung [1.4] (s.* →)

Wesentlicher Betrachtungsgegenstand der Physiotherapie ist also die körperliche (physische) **Leistungsfähigkeit** bzw. deren Entwicklungsdynamik unter zumeist unphysiologischen oder pathologischen Ausgangsbedingungen. Während der Therapie wirken auf den Patienten gezielte oder unspezifische Belastungsreize ein, auf die der Organismus unterschiedlich reagiert. Letztlich ist diese Reaktion Ausdruck der gesamten Persönlichkeit des

Abb. 1.1 Steuerungs- und Regelungsvorgänge in Form eines Regelkreises [1.5].

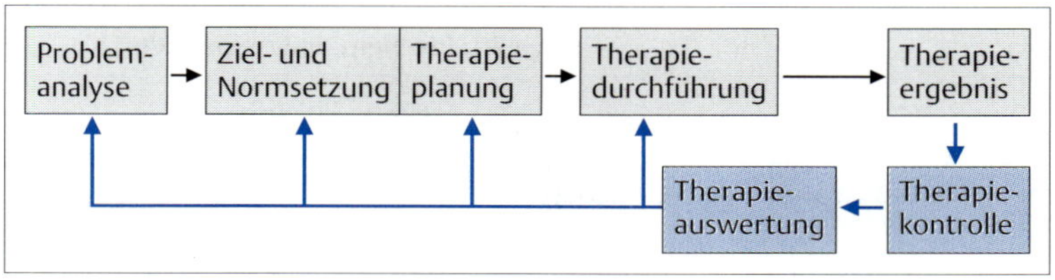

Patienten. Sie repräsentiert im Sinne einer ganzheitlichen Betrachtung Bedingungen und Persönlichkeitseigenschaften auf allen Ebenen.

Die wissenschaftliche und praktische Leistungssteuerung in der physikalischen Therapie erfordert die Beachtung vieler Komponenten. Diese müssen untereinander abgestimmt sein. Im nachstehenden Modell (Abb. 1.**2**, S. 4) der Steuerung und Regelung werden die wesentlichen Zusammenhänge des gesamten Therapieablaufes und die Rückkoplung zur Informationsaufbereitung vorgestellt. Um wirklich systematische Beobachtungen (Physiotherapie ist im Vergleich zur klinischen Medizin eine vorwiegend empirische Disziplin) durchführen zu können, kann dieses Modell als Basis dienen, die generelle und individuelle therapeutische Vorgehensweise zu lenken.

➡ Aus wissenschaftlicher Sicht würde 'Leistungssteuerung' exakter durch zwei Begriffe nämlich 'Leistungs*steuerung* **und** Leistungs*regelung*' beschrieben. Denn im kybernetischen Sinn (Kybernetik = Wissenschaft von den (dynamischen) Systemen) ist ein rückgekoppeltes System gemeint [1.6].

1.3 Problemanalyse

Analyse der vorliegenden Pathologie

➡ Die folgenden Ausführungen zum Thema Befund, Befundauswertung und Behandlung stellen eine unvollständige Auswahl an Maßnahmen insbesondere aus den Fachgebieten Orthopädie, Chirurgie, Rheumatologie, Traumatologie und Neurologie dar. Dies erscheint uns als relevante Möglichkeit, für die konditionellen Aspekte (Kraft, Ausdauer, Beweglichkeit) und die Koordination einen roten Faden durch die gesamte Therapiesteuerung zu ziehen, um ein systematisches Vorgehen zu dokumentieren. Dies sollte keineswegs als absolute Richtlinie, sondern vielmehr als sinnvolle Vorgehensweise für einen klinischen Denkprozeß verstanden werden. Dem Flußdiagramm kann man generell folgen und im einzelnen aus der Vielzahl der Testmaßnahmen die für den aktuellen Fall sinnvollen und problemadäquaten Beobachtungskriterien herausnehmen.

Eine wesentliche Voraussetzung für den gesamten Steuerungs- und Regelungsprozeß ist die **Problemanalyse** der vorliegenden Krankheit (Ätiologie und Pathogenese) (Abb. 1.**1**). Diese verlangt in der Regel profunde Kenntnisse über biomechanische und physiologische Aspekte bei Gesundheit und pathophysiologische und klinische Aspekte bei Krankheit. Die **Diagnose** (Entscheidung), ob eine und welche Krankheit vorliegt, bereitet oft grundlegende Schwierigkeiten. Schon bei der Abgrenzung von Gesundheit und Krankheit bestehen grundsätzliche Probleme, die sich nur durch eine entsprechend präzise Definition von Gesundheit bzw. Krankheit lösen lassen [vgl. 1.7].

Hinterfragt man die Analyse der krankheitsbestimmenden Faktoren, also die Gründe für das Vorhandensein einer Krankheit, so muß man sich eingestehen, daß in vielen Fällen die wahren oder genauen Ursachen nicht oder nur vage bekannt sind. Medizinische Pauschalbegriffe wie z. B. „Syndrom" oder „Insuffizienz" zeigen deutlich, daß zum Teil nicht differenziert erfaßbar ist, welches Problem genau vorliegt. So können beispielsweise nur 15 % der Lendenwirbelsäulebeschwerden mit dem heutigen Wissensstand erklärt und mittels entsprechender Technologie exakt diagnostiziert werden [1.8].

Dies ist selbst dann so, wenn man bei der Suche nach Ursachen im physischen Bereich bleibt. Weitet man die Suche – im Sinne einer Ganzheit – auf weitere Aspekte des Menschseins (Psyche, Geist) aus, erhöht sich der Komplexitätsgrad. Man kommt einer Lösung einerseits näher, andererseits entfernt man sich davon. Die Gründe hierfür sind vielfältig: multifaktoriell vernetzte Struktur, große Variabilität, Fluktuation und Individualität des bio-psycho-sozialen Systems Mensch. Zum Teil gibt es solche ganzheitlichen Ansätze in der praktischen Physiotherapie und grundsätzlich in der biopsychosozia-

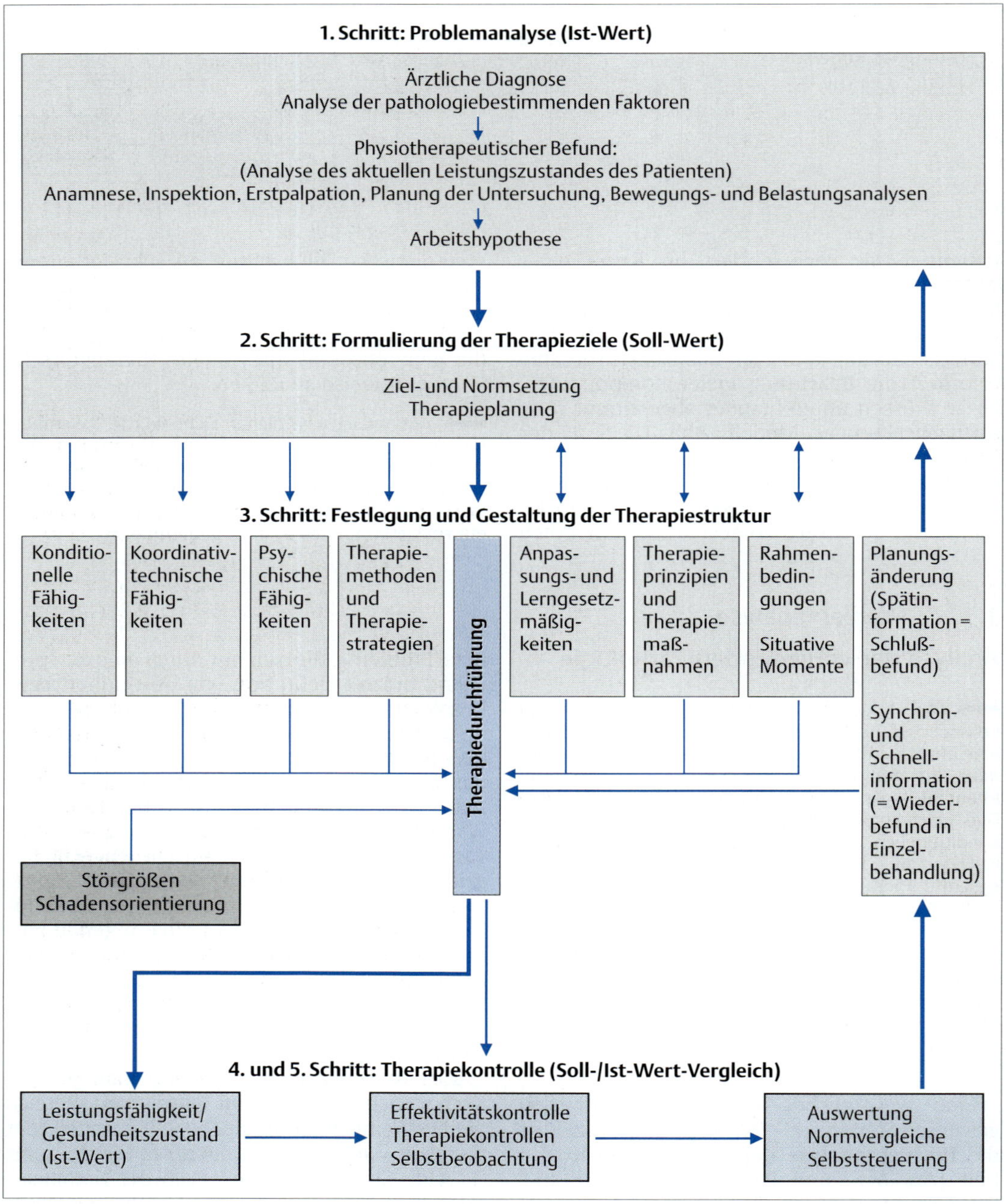

Abb. 1.2 Kybernetisches Modell der Steuerung und Regelung der physischen Leistungsfähigkeit in Therapie und Sport. [1.9]

len Betrachtungsweise, Psycho-, Neuro-Immunologie, der Philosophie oder Religion [1.10].

Ohne dieses wichtige Thema an dieser Stelle zu vertiefen, muß man doch feststellen, daß nur wenige für die Therapie relevante Krankheiten eindeutig differentialdiagnostisch erfaßbar sind.

Das heißt für die Praxis, daß insgesamt für Spekulationen viel Raum bleibt. Anstelle kausaler tritt oft eine symptomatische Behandlung. So arbeitet eine große Anzahl von Physiotherapeuten auf der Basis einer relativ ungenauen Diagnose mit viel Intuition. Ihre Maßnahmen zur Leistungssteuerung rekrutieren sie aus dem Schatz einer langjährigen Erfahrung. Denn anstelle einer sicheren Diagnose steht häufig eher eine *Arbeitshypothese*, die den Anlaß zum experimentellen Vorgehen gibt.

Für die Therapeuten und die medizinische wie physiotherapeutische Wissenschaft kann an dieser Stelle nur der Appell erfolgen, das was bislang erforscht ist besser kennen zu lernen. Weiterhin gilt es die ganzheitlich relevanten Grundlagen zu erforschen. Denn nur wenn alle Einflußfaktoren bekannt sind, kann aufgrund einer exakten Differentialdiagnostik eine wirklich ursächliche Behandlung erfolgen.

Der Physiotherapeut erhofft sich in der Phase der Diagnose und Analyse der vorliegenden Erkrankung/Verletzung eine möglichst exakte Information über [1.11]:

- Diagnose (evtl. Nebendiagnose), Hypothesen;
- Krankheitsverlauf: relevante und therapeutisch wichtige Informationen notieren (Datum der Gipsanfertigung, Art des Gipses etc.);
- Operationen: Daten, Art der Operation, Operationstechnik, Komplikationen etc.;
- Untersuchungsergebnisse (Röntgen, Labor, EMG etc.);
- ärztliche Behandlung; besonders therapeutisch relevante Medikamente;
- Formulierung der gewünschten Zielsetzung (z.B. Kräftigung). Dabei kann ein Arzt bevorzugte Maßnahmen (z.B. intramuskuläre Koordination) erwähnen, sollte jedoch dem Therapeuten die letztliche Entscheidung über die geeigneten Behandlungsmethoden überlassen, da dieser in der Regel ein größeres Repertoire an vorhandenen Möglichkeiten überblickt [1.12].
- Eine wesentliche Information muß die Angabe von relativen oder absoluten Kontraindikationen sein;
- Vorsichtssituationen (z.B. Belastungs-/Bewegungsgrenze).

Physiotherapeutischer Befund

Etwas einfacher läßt sich gegenüber den genauen Krankheitsursachen die **aktuelle Leistungsfähigkeit** (Abb. 1.**2**) diagnostizieren. Mittels eines adäquaten Befundes stellt der Therapeut qualitative und quantitative Ausprägungen von Parametern fest, welche die Leistungsfähigkeit des Patienten repräsentieren. Hierbei empfiehlt sich folgende Vorgehensweise [1.13].

Anamnese. Bei einer Erhebung der Krankengeschichte (Anamnese) durch die Befragung der Patientin zum aktuellen Hauptproblem erhält der Therapeut einen ersten Überblick:

- *Persönliche Daten:* Name, Geburtsdatum, derzeitiger Beruf, sozialer Status, Aktivitätsgrad (untrainiert, Hobby, Fitneßsportler, Hochleistungssportler etc.), Aufnahmetag, Aufnahmespital, Einweisungsdiagnose, jetzige Diagnose, Zeitpunkt und Art der verordneten Physiotherapie, Arbeitsunfähigkeit (seit wann?);
- *Familienanamnese:* schwerwiegende oder vererbbare Erkrankungen (Krebs, Tbc, Diabetes mellitus etc.) der Eltern, Großeltern, Geschwister;
- *Eigenanamnese:* schwerwiegende und/oder relevante Erkrankungen/Verletzungen in chronologischer Reihenfolge vom Kindesalter bis heute;
- *jetzige Anamnese:* akuter Krankheitsverlauf mit ersten Symptomen, Beschwerden (Schwindel, Schmerzen, Gefühllosigkeit etc.), erste Diagnose, Verlauf unter Behandlung, Behandlungsarten; Informationen über das 24-Stunden- und evtl. 7-Tage-Verhalten, Lokalisation, Störungszeiten und -charakter, Modalitäten der Auslösung und Veränderung, Begleitphänomene etc.
- *Patientin beurteilt Krankheit:* momentane Situation (Lebensqualität, Hobby etc.), Einstellung zur Krankheit (verdrängen, akzeptieren, realistische/unrealistische Einschätzung etc.), Bereitschaft zur Kooperation (Motivation etc.), Bewertung der Krankheitsätiologie, Bewertung von absolvierter oder jetziger Therapie (Effizienz, Probleme bei der Durchführung, Vertrauen zur Therapie/zum Therapeuten etc.)
- *Ziel der Patientin*

Mittels Erstellen einer Körpertabelle (Abb. 1.**7**, s.S. 24) und Eingrenzen des vorhandenen Problems durch zielgerichtete Befragung führt die Anamnese zur Hypothesenbildung, die zunächst eine sinnvolle, optimierte Untersuchung, später dann die problemgerechte Behandlung begründet.

Planung der Untersuchung. Hierzu stellt sich der Therapeut auf der Basis seiner Hypothesen Fragen

- zu Kontraindikationen;
- zu speziellen Vorsichtssituationen (z.B. eingeschränktes Bewegungsausmaß, zusätzliche Pathologien);
- zum Untersuchungsgegenstand (z.B. muskulär versus neuro-meningeal) und zur Qualität/Quantität (z.B. volle Schmerzprovokation, angepaßte Provokation bestimmter Symptome);
- zur Dosierung der Untersuchungstechniken.

Untersuchung. Die direkte Untersuchung (s. Beachte) des Patienten dient der Validierung bzw. der Abänderung der ärztlichen/therapeutischen Hypothesen. Unter o.g. Einschränkungen geht der Therapeut folgenden möglichen Weg [1.14]:

- *Bewußtseinszustand:* klar, getrübt (evtl. medikamentös mit z.B. Neuroleptika), bewußtlos; zeitliche/räumliche/persönliche Orientierung; Gedächtnis, Wahrnehmung;

- *Verhalten:* unauffällig, ängstlich, gespannt, hypo- oder hyperaktiv; insbesondere nonverbales Verhalten beachten, Kooperationsbereitschaft;

- evtl. kurze Erst-Palpation (z.B. Tonus, Schwellung, Temperatur);

- *Inspektion:*
  - erst allgemein, dann lokal (Statik/Konstitution: Größe, Gewicht, Erscheinungsbild, Ruheinspektion der Formabweichung und Haltung);
  - komplex (Dynamik: Demonstration und Analyse der „funktionellen Bewegung");

- *Durchführung aktiver und/oder passiver Testverfahren:*
  - Belastbarkeit/Leistungsstand: Art der möglichen und erlaubten Belastung (Liegen, Sitzen, Stehen, Gehen, Treppensteigen, Ergometrie, übungsstabil, teil- oder vollbelastbar), Angabe von Belastungen (Watt, Kilogramm, N, Nm etc.); Gefühl des Patienten bezüglich der Leistung (unter- oder überfordert, keine oder große Probleme, Schmerzen, Ermüdbarkeit etc.), andere Probleme;
  - passive und aktive artikuläre Tests:
    - Bewegungsausmaß,
    - Endgefühl,
    - Schmerzprovokation,
    - Geräusche;
  - muskuläre Tests:
    - Funktionstests (Muskeltonus, Länge, Kraft, Koordination, Ausdauer),
    - Schmerztests (Kraft und lokale Provokationstests);
  - neurologische Tests:
    - Mobilität,
    - Reaktionsbereitschaft,
    - Schmerzprovokation,
    - Motorik,
    - Sensorik,
    - Reflextexts;
  - konzeptionelle Tests (Brügger, Maitland, Menell, Kaltenborn, Sohier etc.):
    - Joint-Play (translatorische Beweglichkeit, z.B. TH-5-Wippen);
    - Kompression/Traktion,
    - Reflexzonentests,
    - kinesiologische Tests.

- *Palpation:*
  - Hauttemperatur im Seitenvergleich,
  - Hautbeschaffenheit (trocken, feucht, schuppig etc.),
  - Spannungszustand der Haut (altersentsprechend, fest, schlaff, gespannt etc.),
  - Narben (verschiebbar, druckempfindlich etc.),
  - Schwellungskonsistenz (hart, fest, weich etc.),
  - Muskeltonus (spastisch, erhöht, normal, herabgesetzt, schlaff etc.),
  - Muskelmasse (fühlbarer Masseverlust),
  - schmerzhafte Strukturen der Funktionsuntersuchung auf Druckempfindlichkeit;
  - andere: Puls, Sehnen, Bänder, Knochen, Gelenke, Nerven, Gefäße etc.

- *Evtl. Zusatzuntersuchungen* (bei Bedarf in Rücksprache mit dem Arzt):
  - spezielle neurologische Untersuchungen (EMG, EEG, ENG, Reflextests),
  - Koordinationstests (z.B. Fallneigung, Zielbewegungen),
  - Angiographie,
  - Ruhe- und Belastungstests (Herzfrequenz, Blutdruck, EKG),
  - Ultraschalldiagnostik, Röntgen, Computertomographie, MRT,
  - Labortests (Hinweise auf nicht mechanische, entzündliche, metabolische, biochemische Krankheitsfaktoren),
  - Lungenfunktionstest (Atemdiagramm),
  - Perkussion und Auskultation.

Selbstverständlich wird ein Therapeut niemals alle möglichen oder hier aufgeführten Untersu-

chungsmaßnahmen am Patienten ausführen. Denn im Laufe seiner Erfahrung und aufgrund seiner Kenntnisse, kann er mittels Diagnose und Anamnese (evtl. auch Inspektion und Palpation) die Auswahl an Befundmaßnahmen von vornherein wesentlich reduzieren. Wobei zu erwähnen bleibt, daß nicht zu wenig getestet werden darf.
Der dargestellte Analyseweg birgt in sich einen *qualitativen* und einen *quantitativen* Aspekt. Diese bauen aufeinander auf und sind miteinander eng verknüpft:

1. Die *Erkennung* bestimmender einzelner oder komplexer Einflußgrößen auf die aktuelle Krankheit und
2. die *Gewichtung* (Rangordnung) dieser als krankheitsrelevant identifizierten Faktoren.

Grundsätzlich ergeben sich diese Aspekte aus ökonomischer Sicht, denn die primäre Berücksichtigung von leistungs- bzw. therapierelevanten (Komplex-)Merkmalen ermöglicht erst die Einleitung eines beschleunigten (optimierten) Aufbauprozesses.

Merke:

Viele Untersuchungen zeigen, daß für medizinisch-therapeutische Befundungsmethoden (besonders motorische Tests) die drei Hauptgütekriterien (Objektivität, Reliabilität, Validität) und sechs Nebengütekriterien (Ökonomie, Normierung, Aufgabenschwierigkeit und -trennschärfe, Vergleichbarkeit und Nützlichkeit) der klassischen Testtheorie zum einen generell nicht abgeklärt sind und somit die (wissenschaftliche wie praktische) Verwendbarkeit solcher Tests in Frage zu stellen ist. Zum anderen weisen entsprechende Überprüfungen dieser Verfahren oftmals auf deren nicht ausreichende Qualität hin [1.15]. Nur wenige einfach strukturierte Testverfahren (z.B. Knieextension, isometrische Krafttests) erreichen eine genügende bis gute Testqualität. [1.16].

Beachte:

In der Physiotherapie ordnet man der Anamnese den Begriff „subjektiv" und der therapeutischen Untersuchung den Begriff „objektiv" zu. Aus naturwissenschaftlicher und erkenntnistheoretischer Sicht muß diese Einteilung abgelehnt werden. Denn eine Untersuchung ist definitionsgemäß nur dann objektiv, wenn ein Sachverhalt unabhängig von subjektiven, emotionalen und individuellen Einflüssen bleibt und etwa so dargestellt wird, wie es wirklich ist, also unbeeinflußt vom Beobachter oder Meßgerät bleibt. Aber beide Verfahren sind doch wesentlich subjektiv durch den Patienten oder den Therapeuten beeinflußt. Insofern müßten beide Vorgehensweisen als subjektiv bezeichnet werden. Der Befund des Therapeuten ist bestenfalls der Versuch, den Zustand des Patienten zu objektivieren, in sofern könnte man dies als „semiobjektiv" bezeichnen.

1.4 Formulierung der Therapieziele

Ziel- und Normsetzung

Auf der Basis der Diagnose und des Befundes orientiert sich der Therapeut an den bekannten **Normen** und formuliert daraus abgeleitet die realistischen (erwünschten) **therapeutischen Ziele** (Abb. 1.2, s.S. 4), die er mit dem Patienten gemeinsam erarbeitet und anstrebt [1.17].

Ziele. Im allgemeinen richtet man die Therapieziele in der Rehabilitation auf das Verbessern der körperlichen Leistungsfähigkeit. Dabei geht der Therapeut manchmal nach einem ärztlich vorgebenen Behandlungsthema vor, das sich an Normentwicklungen orientiert. In der Regel müssen die Therapieziele und die Dauer bis zum Erreichen dieser Ziele unter Berücksichtigung der individuellen Problematik gegenüber der Normentwicklung angepaßt werden.

■ Das für die gesamte vorgesehene Therapiedauer gesetzte letzliche Ziel bezeichnen wir als das *übergeordnete Behandlungsziel*, z.B. ein koordinativ guter und schmerzfreier Gang.

- Weiterhin kann man das übergeordnete Behandlungsziel in verschiedene *Teilziele* unterteilen. In unserem Beispiel (Gang) in die Teilziele Schmerzlinderung, Normalisierung der Sensorik, Kondition, Koordination und Beweglichkeit.

- *Spezifische Ziele* sind die einzelnen Faktoren dieser Teilziele, z.B. Verbesserung der sensorischen Diskriminierung, der intermuskulären Koordination, der intramuskulären Koordination, der koordinativen Differenzierungsfähigkeit, der passiven Beweglichkeit, der rezeptiven afferenten Information, die Verminderung von Kontrakturen etc.

Die angestrebten Therapiemaßnahmen zur Leistungssteuerung sind demnach abhängig vom *theoretischen* (z.B. Wissen um funktionelle Reize) wie *klinischen* (Erfahrungs-)*Wissen* über

- die motorische Entwicklung (Alter, Konstitution, Geschlecht),
- den aktuellen Leistungszustand,
- bio-psycho-soziale Faktoren,
- die pathologisch-ursächlichen, leistungsrelevanten bzw. leistungsbestimmenden Parameter zur Rehabilitation/Regeneration,
- die pathogenetische Entwicklung (Krankheitsverlauf).

Normen. Sie legen fest, welche Qualität/Quantität die körperliche Leistungsfähigkeit nach der Behandlung in einer bestimmten Periode erreichen sollte. In der Medizin liegen normalerweise *statistische* Normen vor (z.B. normale Bewegungsamplitude eines Gelenkes in Winkelgrad; die mittelbare Dauer des „normalen" Krankheitsverlaufes). Diese machen bezogen auf den zeitlichen Rahmen und die qualitativ-quantitative Entwicklung zunächst Durchschnittsaussagen (Mittelwerte) mit einer bestimmten Bandbreite über die zu erwartende Verbesserung der Leistungsfähigkeit. Neben der mittleren („normalen") Leistungsentwicklung in der Rehabilitation ist es von besonderer Wichtigkeit, neben dem Mittelwert und der Streuung (Standardabweichung) die Bandbreite (engl.: Range) mit zu berücksichtigen. Hier erhält der Therapeut Informationen über die minimal und maximal zu erwartende bzw. bislang vorgekommene Leistungsentwicklung.

Bezüglich statistischer Normen stellt sich für Patient und Therapeut die Frage, welchen Ausprägungsgrad der Leistungsfähigkeit man anstreben soll [1.18].

- *Minimalnorm:*
  - Grenze zwischen physiologisch und pathologisch; suffizient, aber labil;
  - Leistungsschwäche, Belastungsintoleranz;
  - geringe Resistenz.

- *Majoritätsnorm (Durchschnittsnorm):*
  - statistischer Regelfall (bei gesunder Gesamtpopulation);
  - Mittelmaß;
  - normale Physiologie des Menschen;
  - entspricht und genügt den Anforderungen der Gegenwart.

- *Idealnorm:*
  - hohe Funktionstüchigkeit, stabiles organisches Gleichgewicht;
  - Gesundheitsstabilität („kerngesund");
  - stabile innere Bedingungen;
  - geringe Anfälligkeit, hohe Resistenz;
  - zuverlässige Störungskompensation, Reserven;
  - Beziehung Organismus – Mensch – Umwelt optimiert.

- *Spezialnorm:*
  - Tauglichkeitsmaßstab;
  - Voraussetzung für spezielle körperliche Leistungen;
  - Inanspruchnahme höherer (höchster) Anpassungspotenzen („einsame Spitze");
  - Maximierungsaspekte, abhängig von Leistungsstruktur und -spezifik;
  - sozial definierte Population.

Unabhängig von diesen Normen dürfte die wirklich relevante Normsetzung in der Physiotherapie die *individuelle* Norm sein, d.h. der Therapeut orientiert sich am Patienten, dessen Dynamik des aktuellen Leistungsvermögens und -willens. Unter der Berücksichtigung der individuellen Norm dürften für die therapeutische Zielsetzung noch folgende Gesichtspunkte von Bedeutung sein:

- *Exogene Zielsetzung:* Hier spielen Faktoren wie Alltags- bzw. Berufsanforderungen oder die sozio-kulturelle Norm der „normalen" Gesundheit die wesentliche Rolle.

- *Endogene Zielsetzung:* Die Möglichkeit und/oder der Wille des Patienten, einen bestimmten Leistungszustand (auch eine bleibende Einschränkung) zu erreichen und zu akzeptieren bzw. nicht zu akzeptieren, sind vom Therapeuten ebenso bei der Normierung, Zielsetzung und Planung seiner Therapie maßgeblich zu berücksichtigen.

Therapieplanung

Therapieplanung

ist ein auf das Erreichen eines Therapieziels ausgerichtetes Verfahren, bei welchem der individuelle Leistungszustand des Patienten berücksichtigt wird. Die vorausschauende, systematische Strukturierung des therapeutischen Prozesses orientiert sich an theoretischen Erkenntnissen wie praktischen Erfahrungen [1.19].

Dieser in die Zukunft reichende Prozeß charakterisiert sich wesentlich durch die dynamische fortlaufende Anpassung an

- die therapeutische Wirklichkeit,
- die zirkadiane, monatliche und saisonale Rhythmik,
- physiologische Leistungskurven,
- den Aufbau in zeitlichen Phasen,
- die potentiellen Möglichkeiten einer Periodisierung.

Merke:

Die Therapie darf kein starrer im voraus fixierter (Therapieplan) prospektiver Vorgang sein, der stur irgendeinem Schema folgt, sondern hat sich situativ an die herrschenden Bedingungen anzupassen (ständiger Soll-Ist-Wert-Vergleich = Befund/Wiederbefund).

In der Physiotherapie sind individuelle Therapiepläne – im Gegensatz zu Gruppenplänen – die Regel. Diese setzen sich aus mehreren einzelnen Teilplänen zusammen, und jeder Teilplan für sich repräsentiert bestimmte Phasen oder Therapieeinheiten. Damit wird die Therapie übersichtlicher, was den Patienten motiviert und die Auswertung für den Therapeuten einfacher gestaltet. Um die verschiedenen Abschnitte einer Therapieplanung übersichtlich von der kleinsten bis zur größten zeitlichen Einheit zu erfassen dient die Übersicht in Tab. 1.**1**.

Therapieabschnitte

Der **Therapieabschnitt** als kleinste zeitliche Einheit in der Therapie bietet die größten anwendungsspezifischen Möglichkeiten. Denn an dieser Schnittstelle soll das gesamte theoretisch-praktische Wissen konkret praktisch in die therapeutische Handlung umgesetzt werden. Die Ziele und Inhalte der einzelnen Abschnitte für Krafttraining in der Therapie lassen sich so formulieren:

- *Einleitender Teil*
  - Kurzanamnese: z. B. aktuelles Wohlbefinden;
  - Kurzbefund: z. B. Beweglichkeitsmessung, Kraftmessung, Übungsdemonstration;
  - Vorbereiten auf die Belastung;
  - evtl. palliative (schmerzlindernde) Maßnahmen;
  - optimierte psycho-kognitive Verfassung schaffen;
  - optimierte physische und konditionell-koordinative Verfassung schaffen;
  - Verletzungsprophylaxe;
  - Aufwärmen durch zunächst allgemeine, später dann spezifische lokale aerobe Ausdauerbelastung (z. B. Kurbelergometer, Gymnastik);
  - Dehnen (passiv/aktiv, statisch/dynamisch);

Tabelle 1.1 Zeitliche Planungsabschnitte in der Physiotherapie [1.20]

Planungs- und Therapie-Hauptabschnitte	Planungs- und Therapie-Teilabschnitte
1 Therapieabschnitt	▪ Minuten (5–90')
1 Therapieeinheit (TE)	▪ Therapieabschnitte – Einleitung oder Aufwärmen – Hauptteil – Ausklang oder Abwärmen
1 Tageszyklus	▪ Therapieeinheiten (1–5 pro Tag)
1 Mikrozyklus	▪ Tageszyklen (7 Tage = 1 Woche)
1 Makrozyklus	▪ Mikrozyklen (à 1 Woche)
1 Behandlungszyklus	▪ Makrozyklus à 9 Therapieeinheiten
1 Jahreszyklus	▪ Perioden
1 Mehrjahreszyklus	▪ Jahreszyklen (2–8)

- spezifische Vorbereitung auf Kraftübungen (koordinativ und bezüglich der kommenden Belastungsintensität)

[1.21].

Hauptteil

- Entwicklung/Stabilisierung des individuellen Leistungszustandes nach entsprechenden Anforderungen (z. B. Muskelaufbau);
- Grundsatz der richtigen Reihung: koordinative Schulung vor konditioneller Belastung, d. h. einerseits, je höher eine Beteiligung der Koordination vorliegt, desto früher und andererseits, je höher die Beteiligung der Kondition ist, desto später erfolgt in der Therapieeinheit (TE) die Umsetzung.
  Beispiele:
  - Technik und koordinative Fähigkeiten vor Kondition;
  - spezielle Kondition zeitlich vor allgemeiner,
  - Schnelligkeit vor Kraft;
  - Kraft vor Ausdauer.

  Der Grund hierfür liegt in der Notwendigkeit, die koordinativen Belastungsteile ermüdungsfrei absolvieren zu können. Denn nur dann läßt sich eine einwandfreie Bewegung zentral programmieren. Dies wäre nicht der Fall, wenn die Kondition, die häufig an eine starke ermüdende Belastung gekoppelt ist, zeitlich vor dem Koordinationstraining stattfände.
  Dies setzt voraus, daß zur Belastungsstruktur Grundlagenuntersuchungen vorliegen bzw. man sich über die Belastungsstruktur Gedanken gemacht hat und die davon vorrangig angesprochenen Parameter (insbesondere neurologisch und metabolisch) bezogen auf Ausschöpfung und Regenerationsfaktoren kennt oder zumindest über die Belastungsnormative abschätzen kann.
- Wechsel der hauptsächlich beanspruchten Muskelgruppen.
- Im Hauptteil kann jeder beliebige Therapieinhalt zur Anwendung kommen, z. B. Instruktion, Schaffen einer Bewegungsvorstellung, sensorische Stimulation, Verbesserung der Kraft, der Ausdauer, der Beweglichkeit, der Koordination, palliative Maßnahmen, Massage u. v. a. m.

Ausklang

- Rückführung des Organismus auf den homöostatischen »Normalzustand«;
- Einleitung der regenerativen Maßnahmen;
- Lockern, allgemein-aerob-dynamische Belastung (z. B. Fahrrad fahren auf dem Ergometer mit Pulsfrequenz (PF) 120–140, ca. 2 mMol/l Blutlaktat);
- Entspannung und Beruhigung;
- alleinige oder gemeinsame Nachbetrachtung der TE, Kurzauswertung und Zusammenfassung protokollieren;
- Aktivierung der Therapiebereitschaft (generelle Motivation, Heimprogramm etc.)

[1.22].

Zur Verbesserung der körperlichen Leistungs- und Regenerationsfähigkeit werden die Möglichkeiten des therapieeinleitenden Teils sowie des Therapieausklanges bislang wenig genutzt. Ebenso absolviert ein Patient die gesamte Regenerationszeit zwischen den Therapieeinheiten eher passiv. Für die optimale Regeneration bzw. Belastungsvorbereitung wäre ein aktiv extensives Training zwischen zwei Therapieeinheiten gewinnbringender.

Therapieeinheiten

Die Angabe der einzelnen Abschnitte in einer Therapieeinheit (TE) darf nicht darüber hinwegtäuschen, daß die Abschnitte im funktionalen Zusammenhang zueinander stehen. Deshalb sind sie nicht einfach unabhängig voneinander zu planen oder durchzuführen [1.23]. Denn nur die zielgerichtete Einleitung schafft die optimale Bedingung und Effizienz für die im Hauptteil getroffenen Maßnahmen. Und nur ein sinnvoll aus dem Hauptteil abgeleiteter Ausklang gewährleistet die wirksame (beschleunigte) Regeneration der relevanten Strukturen und Parameter.

Nachstehend soll das *Beispiel* einer TE (Tab. 1.**2**) ausführlich und komplex erklärt werden:

Einleitung

1. *Aufwärmen:* Ist der Patient einmal instruiert, so kann er das Fahrradfahren vor der offiziellen Therapiezeit aus Ökonomiegründen selbständig ausführen, ohne daß die Therapeutin eingreift. Die vom Belastungsbeginn an langsam zu steigernde Intensität bleibt mit einer Herzfrequenz von maximal 130 Schlägen pro Minute im Bereich des allgemeinen-dynamisch-aeroben Stoffwechselbereiches. Es liegt dabei eine aerob-extensive (= geringintensive) Belastung vor, bei der eine laufende Regeneration stattfindet. Somit kann diese Belastungsform allerdings mit gegen das Ende sinkender Intensität zum Abwärmen sowie mit gleichbleibender

Tabelle 1.2 Beispielhafte Therapieeinheit mit den drei Therapieabschnitten: Einleitung, Hauptteil, Ausklang

Zielsetzung	Trainingsform	Umfang	Intensität	Wiederholungen	Pausen
Einleitung					
1. Aufwärmen	Fahrradergometer	ca. 10 min	Pulsfrequenz ca. 130		keine
2. Dehnen, Lockern	Ausschütteln des Arm-Schulter-bereiches passives Dehnen	ca. 5 min			keine
3. Vorbereitung Kraft	Ellbogen Flexion/Extension		1,5 kg	1–2 × 20–25 zur Vorbereitung	2 min
	Intensitätstest		4 kg 3 kg!	1–2 × 12 zur Intensitätsfindung	2 min
Hauptteil					
4. Muskelaufbau	M. biceps mit Kurzhanteln …	ca. 10 min	3 kg	3 × 12	3 min
Ausklang					
5. Lockern, leichtes Dehnen	Arm-Schulter-Schüttelungen Dehnen der Arm-Schulter-Muskulatur	5 min			
6. Evaluation		5 min			
7. Kalt-heißes Wechselduschen mit Selbstmassage		5–10 min			

Intensität zum Ausdauertraining verwendet werden. Diese Möglichkeit bietet also ein allgemeines Aufwärmen großer Muskelgruppen und des Herz-Kreislauf-Systems.

2. *Dehnen:* Es folgt z. B. die Lockerung (Entspannung) der zu belastenden Strukturen (Ellbogenflexoren). Dazu gehört ebenso die Lockerung der in diesem Fall proximal stabilisierenden Schultergürtelmuskulatur.
   Eine mittlere Vordehnung der Ellbogenflexoren sowie deren Antagonisten dient – bezogen auf die Muskelelastizität – als optimale Vorbereitung, denn erst nach dieser Vorbereitung kann die maximale muskuläre Kraftentfaltung erfolgen.
3. *Vorbereitung Kraft:* Im weiteren findet der Patient – immer noch selbständig – nach dem übungsspezifischen Aufwärmen (ca. 1–2 Serien à 20–25 Wiederholungen mit geringer Intensität) in 1–2 Probeserien die richtige Belastungsintensität. Er sucht das Gewicht, mit dem er gerade 12 Wiederholungen schafft. Zu Beginn des Therapieverlaufes, d. h. in der ersten TE, dauert dieses Verfahren etwas länger (ca. 2–4 Serien) und sollte unter Aufsicht der Therapeuten erfolgen. Zu einem späteren Zeitpunkt, wenn man von der letzten Therapie die adäquate Intensität noch kennt, sollte dies in eben 1–2 Serien realisierbar sein. Zudem gilt diese Vorgehensweise der Erhöhung der neuro-muskulären Erregungsübertragung und des anaerobalaktaziden Metabolismus und sichert damit die Bereitschaft für die Belastungen im eigentlichen Krafttraining.
   Das tabellarische Protokollieren der Therapie gibt dem Patienten wie der Therapeutin schnell den notwendigen Überblick über den derzeitigen Stand und die Entwicklung der Kraft (Wiederholungen, Intensität).

- *Hauptteil*
  4. *Muskelaufbau:* Jetzt absolviert der Patient unter Aufsicht der Therapeutin (Kontrolle der Bewegungskoordination) das Krafttraining mit 3 Serien à 12 Wiederholungen. Die Belastungsintensität muß immer wieder unmittelbar, d.h. von Serie zu Serie angepaßt werden.
     Anstelle der einen exemplarischen Übung sollten in der Regel an dieser Stelle eine bis maximal fünf weitere unterschiedliche Übungen zur Anwendung kommen.
     Pauseninhalte: Lockern des Agonisten, Dehnen des Antagonisten.

- *Ausklang*
  5. *Lockern, leichtes Dehnen:* Zum Abwärmen werden die belasteten Muskeln wiederum gelockert und leicht gedehnt (wichtig bei Muskelaufbautraining zur Minderung des Tonus). Fahrradfahren mit sinkender Intensität wäre ebenfalls ein Mittel zum Abwärmen.
  6. *Evaluation:* Die Nachbesprechung (Erklärung, Motivation etc.) sollte dem Patienten entscheidende Hilfe z.B. für seine Autotherapie und Verhaltenshinweise für seine Alltagsaktivität (ATL = Aktivitäten des täglichen Lebens, häufig engl. ADL = activities of daily living) sein.
  7. *Duschen:* Nachdem der Patient durch die Belastung geschwitzt hat, könnte z.B. ein kalt-heißes Wechselduschen mit Eigen-Bürsten-Massage nicht nur der Reinigung sondern der beschleunigten Regeneration dienen.

Merke:

Unter Therapieeinheit verstehen wir sowohl die Therapie unter Beobachtung der Physiotherapeutin als auch das individuell auszuführende Heimprogramm (Autotherapie) der Patienten.

Therapiestufen und -phasen

Aus den im Befund erhobenen Leistungsdaten des getesteten Patienten ergibt sich die Einteilung in die verschiedenen **Therapiestufen** und **-phasen** [1.24]. Eine Übersicht findet sich in Tab. 1.**3**.

Stufe 1. Ein erster Aspekt der Stufe 1 wäre die *Präventionstherapie.*

Beispiel: Mittels Befund finden sich muskulär-arthrogene Defizite (z.B. muskuläre Dysbalance, sekundäre Dysplasie), die bislang nur geringe pathologische Wirkungen (z.B. arthrotische Degeneration, Schmerz) zeigen. Dem Patienten werden Varianten aufgezeigt (z.B. differenzierende Kräftigung der Hüftmuskulatur, Gangschule), mit denen er sich unter Anleitung oder selbständig präventiv therapieren kann, um den pathologischen Prozeß hinauszuzögern oder gar zu verhindern.

Tabelle 1.3 Therapiestufen und -phasen

Stufe 1:	**Prävention/Vorbereitung**
▪ Präventionstherapie (ambulant) ▪ Vorbereitende Therapie (stationär)	
Stufe 2:	**Rehabilitation** (bedingte Leistungsfähigkeit) (entsprechend diverser Behandlungsschemata):
▪ Aufbauphase 1:	z. B. keine Belastung
▪ Aufbauphase 2:	z. B. Teilbelastung
▪ Aufbauphase 3:	z. B. nahezu volle Belastung (Beweglichkeit und Kraft, ausreichende dynamische Sicherung der Gelenke)
Stufe 3:	**Gesteigerte Leistungsfähigkeit** (= sportliches Training entsprechend belastungstypischen Anforderungen bzw. leicht erhöhte Belastbarkeit gegenüber Alltag und Beruf):
▪ Leistungsphase 1:	Volle Alltags-, Berufs- bis Fitneßbelastung
▪ Leistungsphase 2:	Leistungstraining (auch Schwerarbeit)
▪ Leistungsphase 3:	Sportartspezifische Belastung (reaktive Trainingsformen)
▪ Leistungsphase 4:	Volle Wettkampfbelastbarkeit mit wesentlichen dynamischen Belastungen

Ein weiterer Aspekt der Stufe 1 wäre die **vorbereitende Therapie**.

Beispiel: Da ein operativer Eingriff (z. B. Korrekturosteotomie) bevorsteht, wäre eine vorbereitende Therapie sinnvoll, soweit es die akute Schmerzsituation zuläßt. Der Patient steigert im Training die allgemeine und lokale Leistungsfähigkeit, z. B. allgemeine und lokale aerobe dynamische Ausdauer sowie die lokale Muskelmasse. Denn auf der Basis eines verbesserten aerob lokalen Stoffwechsels und einer größeren Muskelmasse sinkt die Leistungsfähigkeit trotz der erwarteten Liegedauer und der folgenden Teilbelastungsphase weniger als ohne vorbereitende Maßnahmen. Hiermit sind aufgrund der größeren Kraft bzw. der Ermüdungswiderstandsfähigkeit für das Anfangsniveau der therapeutischen Maßnahmen günstigere Ausgangsbedingungen gegeben.

Die Wundheilung wird außerdem durch die verbesserte lokale aerobe Situation stark unterstützt.

Hinzu käme in diesem Beispiel ein präventives Stütztraining der oberen Extremitäten. Die Patientin entwickelt damit die Koordination, Kraft und Ausdauer, um mit Unterarmgehstützen gehen und auf diese Weise entlasten zu können.

Stufe 2. Die Stufe 2 steht für die *Rehabilitation* als Zeit der bedingten Leistungsfähigkeit. Sie unterteilt sich in die Aufbauphasen 1–3.

Die *Aufbauphase 1* hat neben der Formulierung von krankheitsspezifischen Vorsichtsmaßnahmen möglicherweise folgende Inhalte und Ziele:
- Verhindern von Komplikationen (z. B. Rezidive, Ödeme, Schmerzen);
- passive und assistive Maßnahmen (z. B. passive Mobilisationen; Pendelübungen).
- Nicht betroffene gesunde Körperteile sollten im Rahmen der Möglichkeiten (z. B. im Bett) gekräftigt oder lokal ausdauertrainiert (z. B. Kurbelergometer) werden, um deren vorhandene Leistungsfähigkeit zu erhalten.
- Ein formuliertes Ziel ist, die Selbständigkeit des Patienten ohne Belastung der Struktur rasch wiederzuerlangen (z. B. Treppensteigen mit Stöcken, Erarbeiten der Autotherapie).
- Die physische und psychische Stimulation (z. B. Angstbewältigung) der Patienten erfolgt begleitend [1.25].

Die *Aufbauphase 2* kann beispielsweise folgende Inhalte und Ziele haben:
- Innervationsverbesserung (intermuskuläre Koordination) und Regenerationsbeschleunigung im Sinn von gering intensiven (aeroben, vom Patienten aktiv-assistierten) Bewegungen mit großer Wiederholungszahl (lokales aerobes Training oder komplexe Kraftentwicklung).
- Bei Bewegungswiederholungen muß der Schmerz innerhalb der Schmerztoleranz des Patienten bleiben. Er darf sich zwar unter Belastung verstärken, sollte dann aber sofort wieder abklingen.
- Isometrisches (evtl. langsam dynamisches) Muskelaufbautraining (statische Sicherung) zur Kräftigung und Ausrichtung der Funktionen der Muskulatur und des Bindegewebes (Proliferations- und Reparationsphase) [1.26].

Die *Aufbauphase 3* gestaltet sich beispielhaft wie folgt:
- Innervationsverbesserung (intermuskuläre Koordination) durch lokal aerobes Training oder komplexe Kraftentwicklung;
- Regenerationsbeschleunigung durch allgemeines und lokal aerob dynamisches Training (z. B. Fahrradergometer, Wassergymnastik).
- Intermuskuläre Koordinationsschulung und Muskelaufbautraining gehen von anfänglich isometrischen zu mehr dynamisch-auxotonischen Anteilen über.
- Der Anteil der passiven Beweglichkeitsverbesserung verlagert sich zugunsten aktiver Beweglichkeit (Kräftigung der Agonisten) [1.27].

In der Regel beendet der Patient die Therapie während oder unmittelbar nach der Aufbauphase 3. In den meisten Fällen verhindert die weitere alltägliche Belastungsanforderung eine eventuelle Leistungsabnahme, oder ein Fitneßtraining erlaubt eine deutliche Steigerung der körperlichen Leistungsfähigkeit.

Stufe 3. Die Stufe 3 repräsentiert die *gesteigerte Leistungsfähigkeit* wie sie disziplinspezifisch im Sport oder in körperlich stark belastenden Berufen vorkommt.

Die Aspekte der sportlichen Leistungssteuerung (Leistungsphase 1–4) in bezug auf die konditionellen und koordinativen sportspezifischen Faktoren handeln wir an dieser Stelle nicht ab. In diesem Zusammenhang verweisen wir auf die entsprechende Literatur, die sehr differenzierte Betrachtungsweisen anbietet [1.28].

Absolvieren Sportler eine physiotherapeutische Rehabilitation, sollte das Aufbautraining so früh wie möglich auf die sportartspezifische Anforderungsrichtung ausgerichtet sein (z. B. Schnellkraft).

1.5 Festlegung und Gestaltung der Therapiestruktur

Die Durchführung der Therapie beinhaltet die praktische Gestaltung der Therapieeinheiten (TE). Die Anzahl der TE pro Woche kann sehr stark variieren. Sie muß im Rahmen eines Gesamttherapieplanes als komplexes Ganzes betrachtet werden (Abb. 1.**2**, s. S. 4). Hierbei ergänzen sich die vielen unterschiedlichen therapeutischen Möglichkeiten gegenseitig sinnvoll. Wir halten es deshalb für möglich, von 2–3 bis zu 30 Therapieeinheiten mit einem Patienten während einer Intensivtherapie in einer Woche durchzuführen.

Nach der vollständigen Erfassung der Patienteninformation im Befund (Istwert) und der Berücksichtigung von Normen und Therapiezielen (Sollwert) kommt es zur Therapiedurchführung. Zur Planung dieses Teils des therapeutischen Ablaufes (vom einzelnen Therapieabschnitt bis zu den Therapiephasen) sind folgende Faktoren zu berücksichtigen [1.29].

Therapieinhalte: Hierunter verstehen wir alle Maßnahmen, welche die bessere Belastungsfähigkeit vorbereiten und zur geplanten Leistungssteigerung notwendig werden. Wir unterscheiden:

- *allgemeinentwickelnde* Übungen, die unspezifisch eher auf größere Muskelketten gerichtet sind und noch nicht konkret die Problemzone ansprechen (z. B. Gesamtkörperkräftigung);
- *problemspezifische* Übungen, die sich direkt der Problemzone annehmen (z. B. Mobilisation einer Ellbogenflexionskontraktur durch Ellbogenextension);
- *Kontroll-* oder *Testübungen*, die Auskunft geben über das Leistungsvermögen einer spezifischen Muskelgruppe oder eines Muskels (z. B. Straight Leg Raise zur Kontrolle der muskulären und/oder neuralen Beweglichkeit).

Alle genannten Maßnahmen und Übungen beziehen sich auf wesentliche Komponenten der menschlichen Leistungsfähigkeit (Abb. 1.**3**).

Kognitiv-mentale Fähigkeiten umfassen z. B. Wahrnehmungs-, Kombinations- und Denkvorgänge bei sensomotorischen Bewegungsleistungen, Intellekt, Motivation etc. des Patienten. *Psychische Persönlichkeitsmerkmale* fließen mit folgenden beispielhaften Komponenten in die Therapie ein: Fähigkeiten wie Willenskraft (Willensstoßkraft für kurze und Willensspannkraft für länger andauernde Krafteinsätze), Einstellung, Verzweiflung, Akzeptanz der Krankheit/Verletzung, individuelle Schmerzschwelle, Schmerztoleranz, Temperament, Charakter etc. Die *konditionellen Fähigkeiten* überschneiden sich sehr stark mit den *koordinativen Fähigkeiten*. Deshalb unterscheiden wir diese und diffe-

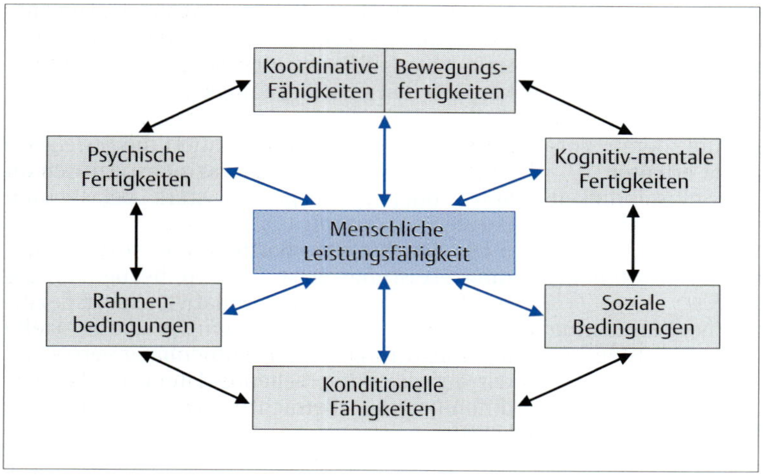

Abb. 1.3 Die menschliche Leistungsfähigkeit und ihre möglichen Komponenten [1.30].

Tabelle. 1.4 Gliederung der sensomotorischen Fähigkeiten [1.31]

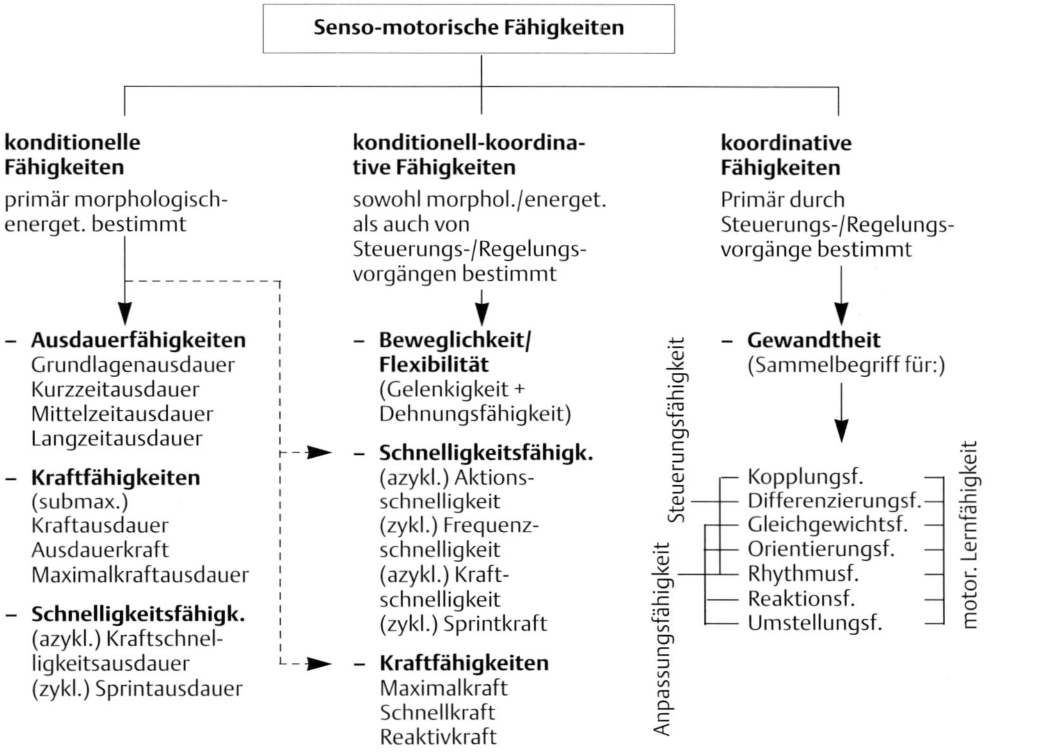

renzieren weiter in die verschiedenen Untergruppen wie in Tab. 1.**4** dargestellt.

Therapiemethoden. Hierbei unterscheiden sich grundsätzlich zwei Typen von Methoden, diejenigen, welche dem Sport entlehnt sind und solche, die direkt aus der Physiotherapie oder angrenzenden Berufen (Medizin, Psychotherapie, Ergotherapie etc.) stammen. Beide Methodentypen jedoch haben das gleiche Ziel: Sie wollen mittels einer systematischen Anordnung der Belastungsnormative (vgl. Kap. 3) eine gezielte *Anpassungserscheinung* beim Patienten unter Berücksichtigung der Therapieprinzipien (vgl. Kap. 4) provozieren.

Während die sportlichen Methoden in der Praxis entwickelt und nachfolgend von der Grundlagenwissenschaft und der empirischen Wissenschaft in der Methodenvariation oder im Methodenvergleich weitgehend auf Wirksamkeit überprüft wurden, steht die Überprüfung und Validierung vieler physiotherapeutischen Methoden (Konzepte, Techniken, Maßnahmen, Therapieformen) noch aus. Häufig sind Überprüfungen nicht publiziert.

In diesem Zusammenhang bleibt zu erwähnen, daß für die physiotherapeutische Therapieplanung und -durchführung das Verständnis aller komplexen theoretischen und klinischen Grundlagen und Prinzipien (Physiologie, Pathologie, Anatomie, Biomechanik, Lerngesetzmäßigkeiten etc.) wesentlich ist. Die Auswahl der adäquaten Belastungsmethode gleicht dem Gebrauch eines Werkzeuges, das für einen bestimmten Patienten zu einem Zeitpunkt optimal erscheint. Die Therapieplanung erhält so einen grundsätzlich individuellen Charakter und ein ausschließlich konzeptionelles Denken erhält so keinen Platz.

Anpassungs-, Lerngesetzmäßigkeiten und Therapieprinzipien. Sie sind die Grundsätze im therapeutischen Prozeß, die in ihrer Anwendung dazu beitragen, daß die biologische (morphologische, hämatogene, metabolische, vegetative etc.) Anpassung und deren methodische Umsetzung auf validierter Basis optimierte Therapieeffekte bringen [1.32].

Besondere Therapiemaßnahmen. Sie sind für die Therapie ebenso von großer Wichtigkeit. Wir verstehen darunter begleitende Komponenten. Denn nicht nur die unmittelbare therapeutische Belastung bildet für den Patienten den optimierten funktionalen Reiz, sondern erst durch die gut geplanten und eingesetzten besonderen Therapiemaßnahmen kann sich dieser funktionale Stimulus optimal entfalten. Hierzu zählen vorbereitende und andere Maßnahmen, welche helfen, den Patienten so zu aktivieren, daß eine Belastung überhaupt erst möglich wird:

- Maßnahmen zur Immobilisierung oder Teilbelastung;
- Maßnahmen zur Wundheilung;
- Mobilisationen: Normalisierung artikulärer, muskulärer, neurogener Funktionen;
- Reedukation;
- Reduktion der Schmerzen;
- Bekleidung, Körperhygiene;
- Ernährung;
- Regenerationsmaßnahmen (aktive und passive Erholung: allgemeine und lokale dynamische aerobe Regeneration, Massage, Bäder, Sauna, Medikamente, Psychohygiene, Klimawechsel etc.);
- Verhaltensinstruktionen (ATL, Ergonomie, Gelenkschutz etc.);
- Erarbeiten der Autotherapie;
- Aufwärmen, Abwärmen und Dehnen [1.33].

Pädagogisch-psychologische Prinzipien. Sie gestalten den Umgang zwischen Patient und Therapeut und deren Kommunikation. Oft auf einer sehr subtilen Ebene (z. B. non-verbale-Kommunikation) spielen sich Rollenverhaltensweisen ein, die den therapeutischen Prozeß maßgeblich beeinflussen können [1.34]. Deshalb sollte insbesondere der Therapeut bewußt erlernte methodisch-didaktische Maßnahmen ergreifen, um diesen Kommunikationsprozeß für den Patienten fördernd zu gestalten. Folgende Eigenschaften oder Verhaltensweisen zählen zu diesen Prinzipien [1.35].

- Überzeugungskraft und Suggestion;
- Faßlichkeit und Bewußtsein;
- Systematik und Anschaulichkeit;
- Beharrlichkeit, Geduld, Toleranz;
- Gerechtigkeit;
- Fähigkeit zur individuellen Menschenführung;
- geschulte, d. h. (objektiv) reflektierte intuitive Wahrnehmung u. a.

Rahmenbedingungen. Im weiteren gestaltet sich jeder therapeutische Prozeß in Abhängigkeit von Rahmenbedingungen, situativen Momenten und Störgrößen, die für die Qualität des Therapieerfolges wesentliche Bedeutung aufweisen. Dabei finden wir viele sehr unterschiedliche Parameter, die der Patient einbringt oder die aus der persönlichen wie materiellen Umwelt des Therapeuten einfließen [1.36]:

- Art und Schwere der pathologischen Problematik;
- Veranlagung, Begabung, Konstitution;
- beruflicher/familiärer Streß;
- Anfahrtswege und Zugang zur Therapie;
- ökologische Bedingungen: Temperatur, Luftfeuchtigkeit, Luftdruck etc.;
- körperliches und/oder psychisches Befinden;
- persönliche Gewohnheiten;
- hygienische Bedingungen;
- sonstige Umwelteinflüsse;
- technische Geräte: Therapieliegen, Krafttrainingsgeräte, Ultraschall, Laser, EMS, Fangoofen etc. [1.37];
- Räumlichkeiten: offen/geschlossen/groß/klein, Farbe, Ausstattung, Licht etc. [1.38];
- Sympathie bzw. Antipathie zwischen Patient und Therapeut [1.39];
- Sexualität;
- Therapiebeschaffenheit: Häufigkeit, Umfang, Zeitpunkt, Intensität, Schwierigkeit und Wichtigkeit der Therapie, Dringlichkeit etc.;
- Therapieverlauf: Erfolg/Mißerfolg, Schmerzen, Angst etc.;
- Störungen durch andere Therapeuten/Patienten;
- geringere Anstrengungsbereitschaft in Gruppen;
- Stärke der Vorbeanspruchung [1.40];
- Religion, Kultur, Ethik, Moral [1.41].

Einige der in diesem Kapitel aufgeführten Kriterien sind schwierig in ihrer Ausprägung abzuschätzen und somit nicht planbar, d. h. nicht antizipativ in die Therapieplanung zu integrieren. Deshalb bezeichnen wir solche unkontrollierbaren Variablen als *Störgrößen der Leistungssteuerung*. Da Störgrößen zumeist negativ in das therapeutische Verhalten eingreifen, versuchen wir diese spontan auftretenden Phänomene auf der Basis der allgemeinen Therapieprinzipien so gut wie möglich zu kompensieren [1.42].

Bei einer gezielten Therapievorbereitung und -planung können viele der aufgezählten Variablen aber auch eine sehr positive Auswirkung haben, wenn sie individuell und patientengerecht eingesetzt werden.

1.6 Therapiekontrolle

Damit man über die wirklich erfaßten und umgesetzten Therapieinhalte (Abb. 1.**2**, s. S. 4) Bescheid weiß, sind diese so genau wie möglich in der **Therapiedokumentation** zu notieren. Denn es können z. B. durch Störgrößen beträchtliche Unterschiede zwischen geplanter und real umgesetzter Therapie entstehen.

Das Führen der Therapiedokumentation ist aus folgenden Gründen zwingend erforderlich:

- Es gehört zur therapeutischen wie juristischen Pflicht.
- zur Erfassung subjektiver Angaben des Patienten.
- So kann die eventuelle Diskrepanz zwischen geplanten Belastungsnormativen (Therapieform, Belastungshäufigkeit, -umfang, -intensität, -dichte und Seriengestaltung; Therapieprinzipien) und real umgesetzten Belastungsnormativen durch die aufgetretenen Störgrößen beschrieben werden.
- real umgesetzte Übungen, Maßnahmen etc.;
- zur Patientenübergabe an andere Therapeuten;
- zur Verständigung mit dem Arzt;
- zum Verfassen von Therapieberichten;
- zur Selbstevaluation des Therapeuten;
- zur eventuellen Supervision des Therapeuten und Patienten.

Die Therapiedokumentation ist primär eine Sammlung qualitativer Beurteilungen und direkter quantitativer Angaben (Daten), die dem eigentlichen Ziel der Datenauswertung zur *Kontrolle* und zum *Effizienznachweis* des Therapie- bzw. Krankheitsverlaufes dienen.

Die durchgeführte Therapie kann also nur anhand dieser aufgezeichneten Daten wirksam beschreibend und/oder statistisch überprüft werden. Die Qualität der Auswertung ist direkt abhängig von der Qualität der Aufzeichnungen. Dementsprechend müssen beschreibende Qualifikationen graduiert und letztlich als Zahlen ausgedrückt werden. Auf diese Weise lassen sich intra- und interpersonelle Vergleiche zwischen den Patienten ziehen.

Quantifizierung des Therapieverlaufes

Für die Erfassung und Quantifizierung der beobachteten Parameter stehen einige Varianten zur Auswahl, welche die beobachteten bzw. gemessenen Merkmale graduieren und letztlich als Zahl ausdrücken. Es sind dies die:

- Nominalskalen (Namenskalen, Kategorien),
- Ordinalskalen (Rangfolgen),
- Intervall- oder Rationalskalen.

- **Nominale Skalen** (Namenskalen, Kategorien). Ein Merkmal heißt nominal skaliert, wenn die Ausprägung dieses Merkmals nur Gleichheit oder Verschiedenheit zum Ausdruck bringt. Hierbei unterscheidet man eindeutige Beispiele (Codes; Tab. 1.**5**, s. S. 18) und uneindeutige Beispiele (subjektive Bewertungen; Tab. 1.**6**, s. S. 18). Die Skalierungsart beschreibt Unterschiede allerdings recht grob und bietet somit Vor- und Nachteile, die in Tab. 1.**7** (s. S. 18) dargestellt sind.

- **Ordinale Skalen** (Rangfolgen). Ein Merkmal heißt ordinal skaliert, wenn die Merkmalsausprägung neben der Verschiedenheit zusätzlich noch eine Rangordnung zum Ausdruck bringt. Auf diese Weise lassen sich schon gute Abstufungen in die eine oder andere Richtung (nämlich besser bzw. schlechter) beschreiben. Trotzdem ergeben sich verschiedene Vor- und Nachteile der Ordinalskala (Tab. 1.**9**, s. S. 19).

- **Intervallskalen** (Verhältnisskalen). Ein Merkmal heißt intervallskaliert, wenn die Ausprägungen der Variablen neben der Verschiedenheit und Rangordnung noch zusätzlich den Abstand der Merkmalausprägung kennzeichnen (Tab. 1.**10**, s. S. 19).

- **Eine Rationalskala** liegt dann vor, wenn die zu messende Größe einen eindeutigen Nullpunkt hat (z. B. EMS: der Therapeut kann nicht geringer als mit null Milliampere Intensität stimulieren (Tab. 1.**11**, s. S. 20). Die Abstufbarkeit zwischen verschiedenen Meßergebnissen ist bei dieser Skalierungsart am feinsten.

Zur quantitativen Erfassung von Patientenkriterien und -merkmalen durch Befragung oder therapeutische Bewertung eignet sich die 100-Punkte-Skala (auch: 99-mm-Skala) deshalb ausgezeichnet. Mittels eines senkrechten Striches markiert man punktgenau den aktuellen Zustand z. B. des Hauptschmerzes. Der in Millimeter gemessene Abstand vom linken Skalenrand (= 0 mm) steht für die Ausprägung des Schmerzes. Verschieden kommentierte Skalen können hier eine entsprechende Hilfestellung bieten (vgl. Tab. 1.**12**, s. S. 20).

Dabei ist der Therapeut sich bewußt, wie stark der erfaßte Wert vom momentanen Befin-

Tabelle 1.5 Physiotherapeutisch relevante eindeutige Beispiel (Codes) für die Nominalskala

Merkmal	Dimension(en)
Geschlecht	1 weiblich 2 männlich
Zivilstand	1 ledig 2 verheiratet 3 getrennt 4 geschieden 5 verwitwet
Kostenträger	0 keiner 1 Unfallversicherung 2 Krankenkasse 3 Rentenversicherung 4 Haftpflicht und Dritte

den des Patienten beeinflußt werden kann. Die sehr gute und differenzierende Genauigkeit des erfaßten Wertes darf deshalb keine Objektivität vorspiegeln (Tab. 1.**13**, s. S. 21) [1.43].

Der Informationsgehalt nominaler Skalen kann vollkommen ausreichend sein, wenn das Merkmal keine andere Skalierung zuläßt (z. B. Merkmal: Schmerzqualität; vgl. Tab. 1.**6**, s. S. 18). Beobachtet der Therapeut aber auch quantitativ, so wählt er mindestens eine Rangskala. Diese kann in Worten (sehr stark, stark ... etc.) oder in gereihten Zahlen (z. B. 0–6) benannt werden. Kindern helfen bei der Bewertung die sogenannten »Smilies«. Die Skalierung sollte insgesamt so fein wie zur gewünschten Differenzierung notwendig abgestuft sein (z. B. bis maximal 11 Bewertungsstufen = 0–10). Die quasi stufenlose Bewertung auf der 100-Punkte-Skala kann für viele Bewertungen schon zu fein sein, jedoch läßt sich diese Bewertung, wenn sie einmal gemacht ist, in gröbere Kategorien (z. B. 6-Stufen-Skala) zurückführen, was auf dem umgekehrten Weg nicht gelänge.

Diese Bewertung ließe sich im Grundsatz für jedes Merkmal der therapeutischen Betrachtung durchführen (jede einzelne Übung, Maßnahme etc.). Für den therapeutischen Alltag dürfte dies aber zu aufwendig sein, so daß man sich in der Regel auf die Beachtung weniger Einzelmerkmale (z. B. Kraft der Hüftabduktoren) und mehrerer Komplexmerkmale (z. B. Gangbild, Wohlbefinden der Patientin, Schmerzverlauf) zur Therapiekontrolle konzentriert.

Tabelle 1.6 Physiotherapeutisch relevante uneindeutige Beispiele (subjektive Bewertungen von Patient oder Therapeut) für die Nominalskala

Merkmal	Dimension(en)	
Schmerz	0 nicht vorhanden 0 oberflächlich 0 lokal	1 vorhanden 1 tief 1 ausstrahlend
Schmerzqualität	1 stechend 2 ziehend 3 brennend 4 dumpf 5 bohrend	
Muskellänge	0 nicht verkürzt 1 verkürzt	
Muskeltonus	0 nicht palpierbar 1 palpierbar	

Tabelle 1.7 Vor- und Nachteile der Nominalskala

Vorteile der Nominalskala	Nachteile der Nominalskala
▪ Testanweisung kurz ▪ Testauswertung kurz ▪ Zeitaufwand für Test kurz	▪ Eindeutigkeit von z. B. Ja/Nein ist oft zweifelhaft

Tabelle 1.8 Physiotherapeutisch relevante Beispiele für die Ordinalskala

Merkmal	Dimension(en)
Leistungsfähigkeit	0 pathologisch 1 leicht eingeschränkt 2 normal 3 leicht überdurchschnittlich 4 außergewöhnlich
Schmerzintensität	0 kein Schmerz 1 sehr geringer Schmerz 2 geringer Schmerz 3 mittlerer Schmerz 4 starker Schmerz 5 sehr starker Schmerz 6 unerträglicher Schmerz oder (z. B. für Kinder) ☺ kein Schmerz 😐 mittlerer Schmerz ☹ starker Schmerz
Muskelkraft	M0, M1, M2, M3, M4, M5 (M6)
Muskeltonus	0 schlaff 1 normal 2 erhöht
Anzahl schmerzfreier Bewegungen	0 keine 1 eine 2 zwei etc.
Muskelverkürzung	0 keine 1 geringe 2 mittlere 3 starke

Tabelle 1.9 Vor- und Nachteile der Ordinalskala

Vorteile der Ordinalskala	Nachteile der Ordinalskala
▪ Testanweisung kurz ▪ Testauswertung kurz ▪ Zeitaufwand für Test kurz ▪ höhere Differenzierung als Nominalskala ▪ Abstufungen in die eine oder andere Richtung (besser bzw. schlechter)	▪ Eindeutigkeit der Zuordnung von Rangplätzen ▪ keine Quantifizierung der Abstände ▪ kein objektiver Skalenpunkt

Tabelle 1.10 Physiotherapeutisch relevante Beispiele für Intervallskalen

Merkmal (Messungen)	Dimension(en)
Winkelmessungen	[°C]
Hauttemperaturen	[°C]

Tabelle 1.11 Physiotherapeutisch relevante Beispiele für Rationalskalen bei Messungen und sujektiver Datenerfassung

Quantitatives Merkmal (Patientenbefragung, Messung, Therapeutenbewertung)	Dimension(en)
Alter	[Jahre]
Körpergröße	[cm]
Kraft	[N]
Drehmoment	[Nm]
EMS-Intensität	[mA]
Laktat	[mmol/l]
Blutdruck	[mmHg]
Herzfrequenz	[Schläge/min]
Schmerzdauer	[Sekunden, Minuten, Stunden, Tage...]
etc.	
Qualitatives Merkmal (Patientenbefragung, Therapeutenbewertung etc).	**Dimension(en)** (100-Punkte-Skala)
Schmerzintensität Körperliches Befinden Psychisches Befinden Schlafqualität Bewegungsqualität etc.	[mm]

Tabelle 1.12 Varianten der 100-Punkte-Skala

Beispielkriterium: Quantität des Hauptschmerzes

Visuelle Analogskala:

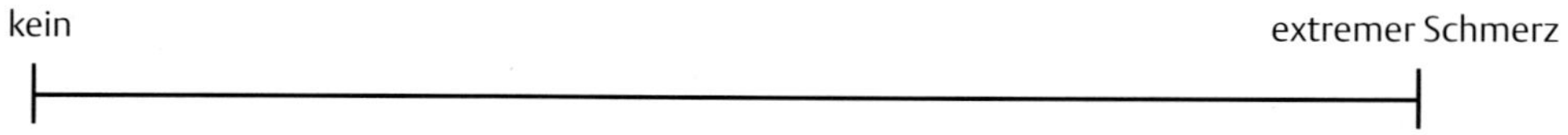

Kommentierte Analogskala:

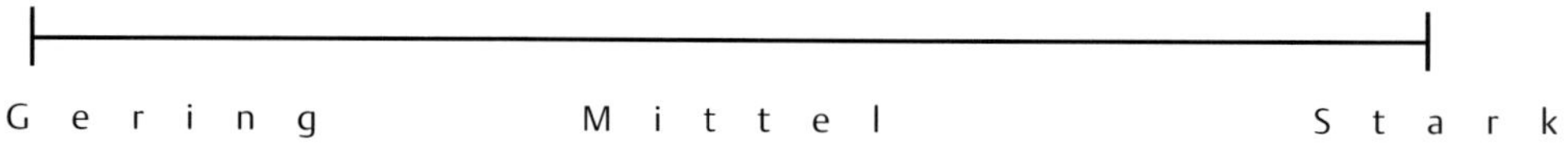

Kontinuierliche chromatographische Analogskala:

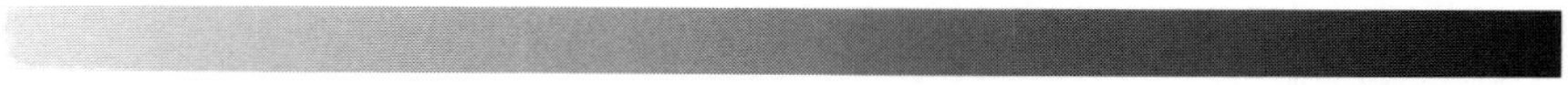

Tabelle 1.13 Vor- und Nachteil der Intervall- und Rationalskala

Vorteile der Intervall-/Rationalskala	Nachteile der Intervall-/Rationalskala
▪ Testanweisung bei 100-Punkte-Skala kurz ▪ bei Messungen evtl. aufwendig ▪ Textauswertung bei 100-Punkte-Skala kurz ▪ Lösungszeit bei 100-Punkte-Skala kurz ▪ höchste Differenzierbarkeit ▪ Abstufungen in die eine oder andere Richtung (besser bzw. schlechter) mit Quantifizierung der Abstände ▪ Rückberechnung auf Ränge und Kategorien ▪ Rationalskala: Addition, Subtraktion, Division, Multiplikation möglich	▪ Eindeutigkeit der Zuordnung wegen Überdifferenzierung ▪ Interpretation der Zuordnung wegen Überdifferenzierung

Tabelle 1.14 Kurzbeispiel einer anhand der Belastungsnormative auswertbaren Behandlungsdokumentation für ein Krafttraining

Name/Pat.-Nr.	Alter:	Geschlecht:
Ulrich Knaup/01.97.0205 **Diagnose: Status nach Dupuytren** **Behandlungsziel: Mobilisation, Kräftigung**	40	m

TE-Nr./Datum	Übungen	Serien	Intensität	Pause	Wdh/ Zeit	Bemerkungen
TE 3 14. 8. 1997	M. profundus III u. IV	5	15,0 kg	90 s	20 s	Muskelaufbau isometrisch-kont. mit 2 Fingern gleichzeitig
	M. superficialis III u. IV	1	17,5 kg	90 s	20 s	dito; Schmerz (= 5) bei den letzten Wiederholungen: wechseln zu intermittierender
		10	17,5 kg	25 s	5 s	Belastung; Wechsel der Handhaltung von Supination- zu Pronationsstellung; die Folge ist kein Schmerz (= 0)
TE 4 16. 8. 1997	M. profundus III u. IV	6	17,5 kg	90 s	15 s	Muskelaufbau isom.-kont. mit 2 Fingern
	M. superficialis III u. IV	4	17,5 kg	25 s	5 s	nach 4 Serien Abbruch wegen Schmerzen (= 3) im PIP, II → Mobilisation und Narbenmassage alternierend

Quantitative Darstellung des Therapieverlaufes

Das in Tab. 1.**14** (s. S. 21) dargestellte *Beispiel* zeigt einen Auszug aus einer Therapiedokumentation mit gut auswertbarem Inhalt. Eine graphische Auswertung anhand der Belastungsnormative eines dokumentierten Krafttrainings könnte wie in Abb. 1.**4** und 1.**5** dargestellt aussehen. Gerade anhand des Therapieumfanges zeigt sich sehr differenziert, wie stark die Belastungsfähigkeit des Patienten in diesem Fall zunimmt.

Neben der graphischen Lösung gilt eine einfache rechnerische Lösung als Hilfsmittel, um die Zeitreihenproblematik zu lösen. Die Daten, die in Abb. 1.**5** graphisch dargestellt sind, stammen aus Tab. 1.**15**. In Abb. 1.**5** sind die 12 TE und der jeweilige Therapieumfang dargestellt. Immer im Vergleich zu der Anfangszahl in der ersten TE (= 100%) können nun prozentmäßig die Veränderungen aller folgenden Therapien berechnet werden (**Meßzahl zur festen Basis;** s. Merke:).

Beispiel: Im Vergleich von TE 1 zu TE 5 sieht man, daß der Therapieumfang von 100% auf 300% gestiegen ist.

Die **Meßzahl zur wechselnden Basis** vergleicht in Prozent die aktuelle mit der vorherigen Therapie (s. Merke:).

Beispiel: In TE 10 beträgt der Therapieumfang 300 (= 100%), in TE 11 kann der Patient einen Therapieumfang von 360 (= 120%) absolvieren.

Die **Wachstumsrate** beschreibt jeweils die Differenz der Meßzahl zu fester Basis zwischen aktueller und nachfolgender Therapie.

Beispiel: In TE 3 ist die Meßzahl zur festen Basis 150%, in TE 4 schon 241,7%. Die Wachstumsrate von TE 3 nach TE 4 beträgt + 91,70%.

Gleichzeitig zum Krafttraining ermittelt der Therapeut zu einem exakt definierten Zeitpunkt in der Therapie mittels 100-Punkte-Skala die Schmerzintensität. Den entsprechenden Verlauf stellt die Abb. 1.**6** (s. S. 24) dar.

Um beurteilen zu können, ob z. B. die Schmerzintensität eines Patienten im Therapieverlauf gleich bleibt, zu- oder abnimmt, bedient sich der Therapeut normalerweise der **Zeitreihenanalyse** (s. Beachte:). Dies ist ein einfaches statistisches Verfahren zur Erfassung eines individuellen Trends. Dabei teilt man den zu beobachtenden Zeitraum in zwei gleiche Teile (in unserem Beispiel: TE 1–6 und TE 7–12). Das entspricht je 6 TE. Über jede Hälfte rechnet man den Mittelwert aus und trägt diesen zeichnerisch wieder in die Mitte jeder Hälfte (zwischen TE 3 und 4 bzw. zwischen TE 9 und 10) ein. Auf diese Weise entstehen zwei Punkte, die mit einer Geraden miteinander verbunden werden. Die Gerade zeigt in unserem Beispiel eine sinkende Schmerzintensität.

Tabelle 1.15 Zeitreihenanalyse über eine Therapiedauer von 12 TE (s. Merke:)

Therapieeinheit	Therapieumfang	Meßzahl zu fester Basis [%]	Meßzahl zu wechselnder Basis [%]	Wachstumsrate [%]
1	60.0	100.0	–	–
2	60.0	100.0	100.00	–
3	90.0	150.0	150.00	+ 50.00
4	135.0	241.7	161.11	+ 91.70
5	180.0	300.0	124.14	+ 58.30
6	60.0	100.0	33.33	– 200.00
7	195.0	325.0	325.00	+ 225.00
8	225.0	375.0	115.38	+ 50.00
9	225.0	375.0	100.00	± 00.00
10	300.0	500.0	133.33	+ 225.00
11	360.0	600.0	120.00	+ 100.00
12	360.0	600.0	100.00	± 00.00

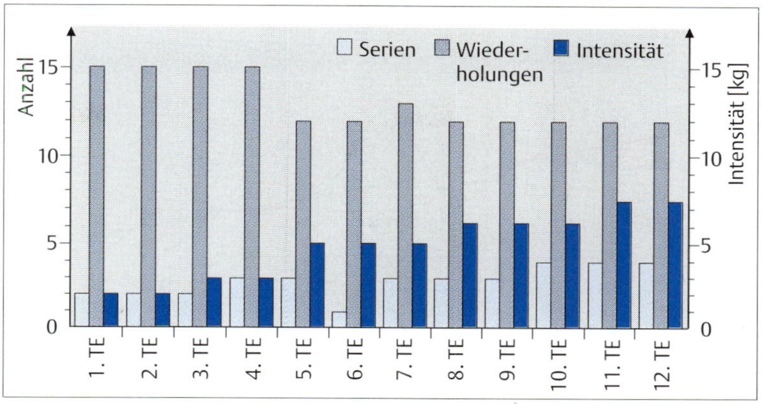

Abb. 1.4 Beispielhafte Verlaufsdokumentation eines Krafttrainings zur einfachen Beobachtung der Leistungsveränderung anhand der Methodenparameter Serien, Wiederholungen und Belastungsintensität [kg].

Merke:

Meßzahlen zu einer festen Basis unterliegen folgender Berechnungsart:

$$m_{(0,t)} = \frac{x_{(t)}}{x_{(0)}} \cdot 100$$

Meßzahlen zu einer wechselnden Basis werden auf diese Weise berechnet:

$$m_{(t-1,t)} = \frac{x_{(t)}}{x_{(t-1)}} \cdot 100$$

0 = Basispunkt (= in unserem Beispiel und normalerweise TE 1)
t = Berichtspunkt (= der Therapiezeitpunkt, der mit dem Basispunkt verglichen werden soll)

Beachte:

Da in der physiotherapeutischen Praxis die Einzelfallbetrachtung gegenüber einer Gruppenstudie deutlich überwiegt, stellen wir an dieser Stelle nur die Zeitreihenanalyse dar und verzichten auf die Erklärung von Regressionsberechnungen oder weiteren massenstatistischen Verfahren.

Qualitative Kriterien einer Therapiedokumentation

Die Therapiedokumentation sollte über die vorwiegend quantifizierenden Aspekte hinaus diese folgenden qualitativen Kriterien berücksichtigen:

- Alle Angaben sind klar, eindeutig und so zu formulieren (zu quantifizieren), daß sie kontrollierbar sind.
- Übersichtliche Darstellung der Fakten durch einen zweckbezogenen Dokumentationsaufbau (z. B. in den verschiedenen Fachbereichen).
- Die tabellarische Anordnung hat sich in der Praxis bewährt.
- Nutzung einer Körpertabelle (Abb. 1.7) zur schnellen Übersicht: Eintragen von Beschwerden (Ausbreitung/Felder, Beschreiben

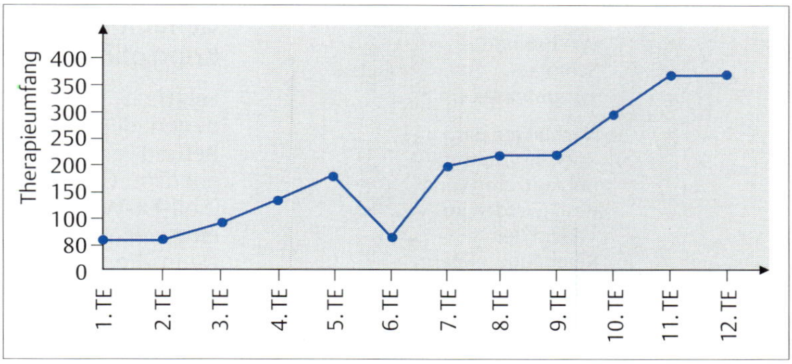

Abb. 1.5 Beispielhafte Verlaufsdokumentation eines Krafttrainings zur einfachen Beobachtung der Leistungsveränderung anhand des Therapieumfanges: Serien × Wiederholungen × Belastungsintensität (Daten vgl. Abb. 1.4).

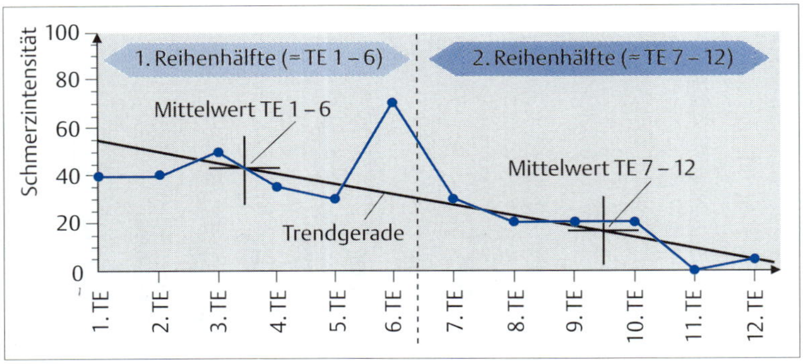

Abb. 1.6 Beispielhafte Verlaufsdokumentation einer einfachen Beobachtung der Schmerzintensität anhand einer visuellen Analog-100-Punkte-Skala über 12 TE (vgl. Abb. 1.4 und 1.5 s. S. 23). Die Bestimmung der Trendgeraden erfolgt nach der statistischen Zeitreihenmethode der Reihenhälften.

z. B. der Schmerzqualität, Numerierung der Felder nach Auftrittsdatum, Abhängigkeiten der Beschwerden von einzelnen/mehreren Feldern).

- Nutzung eines überprüften Auswertungs- oder Skalierungsschemas, z. B.:
  - Bewegungsdiagramm nach Maitland [1.44];
  - 20teilige Beanspruchungsskala nach Borg für Krafttraining;
  - Carr-Skala für Apoplexiepatienten [1.45].
- Neue, kreative Ideen vermerken;
- relevante Informationen mit Textmarker anstreichen;
- »Alarmdaten«, die Kontraindikationen (z. B. Hämophilie, Osteoporose, Herzinsuffizienz) enthalten, rot unterstreichen;

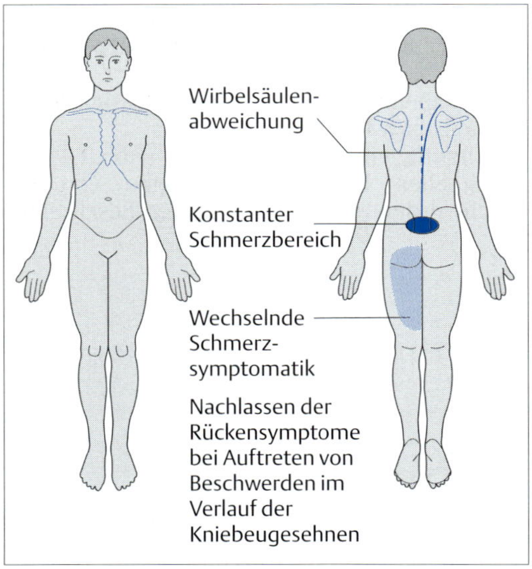

Abb. 1.7 Beispiel zur Benutzung einer Körpertabelle [1.46].

- Tests wichtiger Befundergebnisse markieren.
- Die zeitliche Therapieplanung sowie wichtige Termine für Leistungskontrollen, medizinische Untersuchungen, Urlaub des Patienten, nächster Arztbesuch etc. sind zu notieren.
- Evtl. bewährte, standardisierte Befundschemata verwenden, wie sie in verschiedenen Behandlungskonzepten vorkommen [1.47]

Die Praxis zeigt, daß nur einfache und schnell durchzuführende Aufzeichnungen wirklich benutzt werden. Trotzdem sollten wichtige Randinformationen nicht verloren gehen. Der Therapeutin obliegt also die Entscheidung zwischen ökonomischem Verhalten und Gewinn an wichtiger Information, d. h. sie kann, wenn es ihr erforderlich erscheint, bestimmte Detailtests kontinuierlich durchführen, was zwar mit einem größeren Zeitaufwand verbunden aber notwendig ist. Einer anderen Therapeutin reicht ein einziges grobes Beobachtungskriterium (z. B. eine funktionale Bewegung der Patientin), das von ihr schnell und einfach erfaßt wird.

Die Kombination von beiden Verhaltensweisen wird die therapeutische Wirklichkeit am ehesten treffen.

Genauigkeit von therapeutischen Kontrollmaßnahmen

Letztlich ähneln die Kontrollmaßnahmen denen des Befundes. Insofern gelten alle im Befund erwähnten Faktoren an dieser Stelle ebenso. Gleichzeitig liegt in diesem Gebiet (Soll-Ist-Wertvergleich = Befund/Wiederbefund) eine der großen Aufgaben der Physiotherapie. Denn die Ergebnis- bzw. die Verlaufsbeschreibung einer Therapie kann nur so genau sein, wie die angewandten Tests präzise sind. Habe ich Testverfahren, die sehr trennscharf und objektivierend die Leistungsparameter des Patienten bestimmen können, so kann ich jede beliebige Therapieform, jedes Konzept und jede therapeutische Maßnahme durch diese Tests sehr fein abgestuft auf Effizienz hin überprüfen. Hier sind physiotherapeutisch sensomotorische Testverfahren zu beherrschen, vorhandene zu überprüfen und eventuell zu verbessern. Nicht gültige Verfahren müssen eliminiert und neue entwickelt werden. Auf der einen Seite sollen Tests mit einem für die Praxis zu rechtfertigenden Aufwand durchzuführen sein und trotzdem eine hohe Genauigkeit aufweisen (Tab. 1.**16**). So sollte ein Therapeut in der Lage sein, den Test in einer angemessenen Zeit alleine und eventuell mit der Hilfe von einfach zu handhabendem Instrumentarium (z. B. Goniometer) im Rahmen von bis zu ±10% Fehler durchzuführen. Dabei erscheint eine generelle Ablesegenauigkeit im 5°-Abstand (Angabe z. B. 80°, 85°, 90° etc.) praxisrelevant. Ein realer Winkel von 100° (z. B. gemessen aus Röntgenbild) darf in der In-vivo-Messung zwischen ca. 90 und 110° variieren.

Auf der anderen Seite sind dringend Testverfahren notwendig, die für empirisch-wissenschaftliche Untersuchungen eine maximierte Genauigkeit erreichen. In der Regel ist diese nur durch einen sehr hohen Meßaufwand (zeitlich, personell wie instrumentell) zu erlangen. Die angestrebte Genauigkeit all dieser Tests sollte einen maximalen Fehler von ≤5% akzeptieren.

Planungsänderungen (Synchron-, Schnell- und Spätinformation)

Die günstigste – weil dynamischste – Variante die Leistungsveränderung zu beobachten und notwendige Veränderungen sofort einzuleiten, ist der **Befund/Wiederbefund** unmittelbar unter Therapieeinfluß innerhalb der TE. Dies bezieht sich allerdings nur auf die exakte Beobachtung desjenigen Einzelparameters der körperlichen Leistung, der gerade therapiert wird.

Beispiel: Die Therapeutin testet das Schultergelenk auf Gelenkbeweglichkeit und stellt ein Defizit fest. Sie mobilisiert das Gelenk durch die notwendige Behandlungsart und testet sofort wieder auf Beweglichkeit. Sie fährt auf diese Weise (Test, Behandlung, Test...) fort und beobachtet, ob das Schultergelenk für den Moment durch die Behandlung die Beweglichkeit verbessert. So sind kleine Veränderungen in die eine oder andere Richtung in Abhängigkeit von der gewählten Behandlungsart unmittelbar für Therapeutin und Patient erfahr- und kontrollierbar [1.48].

Eine **sofortige** oder **synchrone Information** (Rückmeldung, Kontrolle) während oder sofort nach der Bewegungsausführung erhält der Patient, wenn die Therapeutin korrigiert. Sei es, weil sie den Patienten z. B. auf Ausweichbewegungen aufmerksam macht oder durch EMG als Biofeedback auf feinste, nicht sichtbare Fehler in einer funktionellen Bewegung hinweist [1.49]. Hat der Patient seine Aufmerksamkeit einmal auf die zu kontrollierenden Parameter gerichtet, kann er die korrigierende Beobachtung der Therapeutin durch seine Selbst-Beobachtung (sichtbare Bewegung, Propriozeption, taktile Afferenzen, bedingter Schmerz etc.) ergänzen. Bei der Rückmeldung an den Patienten achtet die Therapeutin darauf, daß von der Bewegungsausführung noch deutliche Gedächtnisspuren (Eigeninformationen) vorhanden sind. Die Korrekturinformation sollte deshalb spätestens kurz nach der Beendigung des Bewegungsvollzuges innerhalb von 30s gegeben sein. Darunter versteht man eine **Schnellinformation** [1.50]. Dies könnte beispielsweise die unmittelbare Korrektur nach der Bewegungsausführung eines bestimmten Bewegungsfehlers betreffen.

Dem gegenüber steht die **komplexe langfristige Leistungsverbesserung**, z. B. die wiedererlangte Fähigkeit der Patientin zu gehen. Diese

Tabelle 1.16 Genauigkeitsanforderungen an physiotherapeutisch-sensomotorische Testverfahren

Qualitative Genauigkeit und Anwendungsbereich	Quantitative Genauigkeit
▪ gut für Praxis ▪ gut für wissenschaftliche Arbeiten	maximal 5%
▪ genügend für die Praxis ▪ ungenügend für wissenschaftliche Arbeiten	5–10%
▪ ungenügend für die Praxis ▪ ungenügend für wissenschaftliche Arbeit	größer als 10%

Veränderung ist allerdings nicht schnell und kurzfristig analysierbar, sondern auf aufwendigeren multifunktionellen diagnostischen Tests aufgebaut. Allein durch das Erfassen der Gesamtleistung (verbessertes Gangbild) lassen sich nämlich konkret keine Therapieplanänderungen ableiten. Daraus resultiert die Überlegung, den Patienten in größeren Abständen komplex durch relevante Einzeltests zu erfassen und die Veränderung jedes Parameters in Abhängigkeit vom therapeutischen Eingriff zu beschreiben **(Spätinformation)**. Die Einzeltests können z. B. bei voraussichtlich insgesamt 12 TE zu Beginn, nach der sechsten und nach der 12. TE ausgeführt werden. Bei voraussichtlich langfristiger Therapie zu Beginn und nach je 8–12 TE [1.51].

Bei beiden Verfahren (kurzfristige und langfristige Korrektur) orientiert sich der Therapeut an Normen. Diese beziehen sich auf biomechanische Eigenschaften von Gelenken, durchschnittliche Entwicklungsverläufe von Krankheit etc. Grundsätzlich stellt sich die Frage, inwieweit therapeutische Korrekturen subjektiv ausreichend genau beschreibbar sind und deshalb durch objektivere Kriterien im Sinne der Patienten und der Kostenträger zu ergänzen wären [1.52].

Der hier betriebene Aufwand obliegt bislang grundsätzlich dem Therapeuten. Denn Testverfahren sind sowohl in der Ausführung als auch in der Dokumentation und Auswertung relativ aufwendig. Eine Datenerfassung, -auswertung und -darstellung mit dem Computer könnte in diesem Fall eine starke Erleichterung darstellen, wenn der komplette Befund (qualitativ und quantitativ) z. B. in einer tabellarischen Patientendokumentation geführt würde.

Für die Zukunft läßt sich jedoch der Nachweis einer therapeutischen Effizienz nur auf diese Weise erbringen. Und im Sinne einer Qualitätssicherung sollte dies im Interesse aller Physiotherapeuten und Patienten eingesetzt werden.

2 Steuerung und Regelung physischer Leistungskomponenten

Aus den bisherigen Beschreibungen läßt sich die Vielzahl an einwirkenden Komponenten ersehen, die während der Therapie zu berücksichtigen sind. Die wesentlichen Inhalte der Therapie ergeben sich aus den Übungen zur Verbesserung der koordinativen, konditionellen und kognitiv-psychischen Fähigkeiten der Patienten. Die Physiotherapie weist ein großes Potential an therapeutisch relevanten und anatomisch wie alltäglich funktionell hochdifferenzierten Übungen auf, die sich unter dem Aspekt des Trainings oder funktioneller Tests aus den unterschiedlichen Konzepten zusammenstellen lassen [2.1]. Diese lassen sich, wenn es die pathologischen Zustände erlauben, durch Übungen aus dem sportlichen Training ergänzen [2.2].

Die Auswahl, Anwendung, Anordnung und der Umfang der Übungen sowie die eingesetzten Methoden und Methodenparameter für eine gezielte Therapie unterliegen bestimmten Gesetzmäßigkeiten und Prinzipien. Dies setzt ein planvolles Vorgehen voraus, so daß der Reiz auf den menschlichen Organismus mit der Absicht einer Leistungssteigerung, -erhaltung oder eines verzögerten und reduzierten Leistungsabfalls (z.B. bei Morbus Bechterew) unter Berücksichtigung der Pathologie optimal gesetzt werden kann. Es sind dies die Gesetzmäßigkeiten der biologischen Anpassung (Adaptation). Die aus diesen Gesetzmäßigkeiten abgeleiteten sogenannten *Therapie-* oder *Trainingsprinzipien* entlehnen wir den Trainings- und Sportwissenschaften. Hier haben sich bislang die Sportwissenschaftler, Sportmediziner, Trainer und Sportler im Rahmen der Regelungs- und Steuerungsmaßnahmen innerhalb des Trainings – als einem wesentlichen Teil der Forschung in der Sportmedizin und Leistungsphysiologie und Erfahrung in der sportlichen Praxis – beschäftigt. Diese Prinzipien schaffen bezogen auf die biologische Adaptation eine grundsätzliche Ordnung und geben wesentliche trainingsmethodische Richtlinien [2.3].

Die Therapieprinzipien bieten für die Physiotherapie die Möglichkeit, im Blick auf die biologische Anpassungsfähigkeit unseres Organismus, systematisch mit therapeutischen Maßnahmen und Reizen umzugehen. Obwohl in diesem Sinne für physiotherapeutische Maßnahmen kaum Untersuchungen vorliegen, lassen sich schon jetzt mittels einfachem und angepaßten Prinzipientransfer aus dem Sport in die Therapie grundsätzliche und wichtige Richtlinien für die Arbeit mit dem Patienten ableiten.

2.1 Modelle der biologischen Anpassung

Um den Aspekt der biologischen Anpassung unter therapeutischen Bedingungen zu spezifizieren, steht folgende Definition:

Therapie

(syn.: Rehabilitationstraining) aus medizinisch-biologischer Sicht bedeutet *funktionelle Anpassung* bzw. Umstellung aufgrund definiert gesetzter Reize, die für den konditionellen Bereich (Kraft, Ausdauer, Schnelligkeit, Beweglichkeit)

- metabolisch und
- morphologisch

nachweisbar sind.

Diese Anpassungen können ebenfalls biomechanisch wirksam werden.

Für den koordinativ-technischen Bereich finden Anpassungsvorgänge auf zentralnervöser und kognitiver Ebene (Gehirn, Nervenbahnen, Rückenmark) statt.

Unterstützt werden beide Bereiche durch psychische Anpassungen.

[2.4].

Die Struktur und die Leistungsfähigkeit eines Organes bestimmen sich aus der genetischen Disposition und durch die Qualität und Quanti-

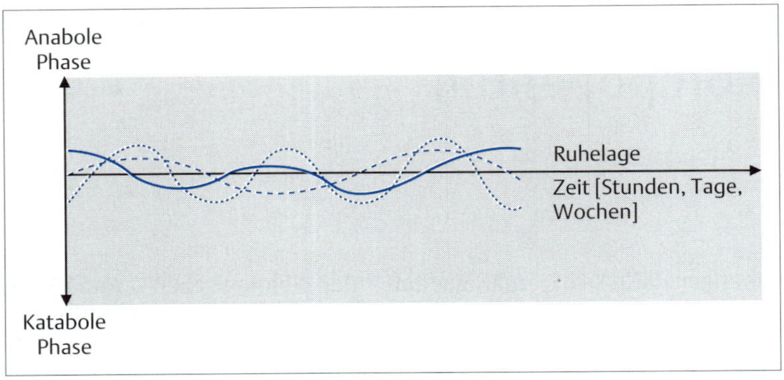

Abb. 2.1 Homöostatisches Verhalten mehrerer biologischer Parameter (schematisch)

tät seiner Beanspruchung: je intensiver ein Organ innerhalb seiner physiologischen Grenzen gefordert wird, desto stärker paßt es sich der Belastung an, desto leistungs- und widerstandsfähiger wird es [2.5].

Theoriemodell der Superkompensation

Nach dem Theoriemodell der Superkompensation befinden sich bei Ruhe sämtliche Organe und Organsysteme des Körpers in einem Zustand der Reaktionsbereitschaft. Die Fähigkeit unseres Organismus zur biologischen Anpassung macht eine Therapie überhaupt erst sinnvoll. Denn gäbe es dieses Anpassungsphänomen auf entsprechende therapeutische Reize nicht, könnte keinerlei körperliche Leistungsveränderung (Fortschritt) erwartet werden.

Dabei verhält sich unser Körper in der Normalsituation biologisch relativ stabil, d. h. anabole (aufbauende) Prozesse halten sich mit katabolen (abbauenden) Prozessen die Waage: Haare fallen aus – Haare wachsen nach, die Haut verschuppt – die Haut wächst nach; Blutkörperchen werden verbraucht und neu produziert etc. Letztlich betrifft dieses Auf und Ab aller Funktionsgrößen den gesamten „lebendigen“ Ablauf unseres Körpers (z. B. Enzyme, Hormone, Mineralien, Gewebe, Blut- und Stoffwechselparameter). Die Stabilität dieser Vorgänge bleibt – vorausgesetzt, die Funktionsfähigkeit des biologischen Systems liegt vor – in einem charakteristischen dynamischen Gleichgewicht und schwingt mehr oder weniger zufällig um eine bestimmte Ruhelage (Abb. 2.**1**). Dies bezeichnen wir als Homöostase.

Homöostase

Unter **Homöostase** (gr. stasis = Stand) verstehen wir die dynamische Konstanz (Aufrechterhaltung) des inneren Milieus des Körpers mit Hilfe von Regelsystemen [2.6].

Die Homöostase wird ständig durch innere und äußere Prozesse bedroht. Dies sind z. B. Erreger, klimatische Bedingungen, psychische Zustände oder Belastungsreize. Auf alle Beanspruchungen muß sich der Körper jeweils einstellen können. Aufgrund dieser Überlegungen läßt sich *Krankheit als Störung dieser Anpassungsfähigkeit* beschreiben. Oder umgekehrt: Gesundheit ist die Fähigkeit des Organismus sich an wechselnde Bedingungen vollständig anzupassen [2.7].

Die Ruhelage, um welche die verschiedenen physiologischen Parameter schwingen, ist identisch mit unserem aktuellen Leistungsniveau. Überwiegt der Aufbau, so kommt es zu einer Strukturzunahme (Hypertrophie), im pathologischen Extremfall zur Gewebswucherung (Tumor). Verringert sich die Alltagsbelastung, kommt es zur Strukturabnahme, das heißt zur Hypothrophie. Die körperliche Leistungsfähigkeit vermindert sich.

In der therapeutischen Situation setzen wir einen gezielt belastenden Reiz, der die Homöostatik als Funktion des Reizes durch überwiegend katabole Vorgänge stört. Stellt der Reiz eine unbekannt hohe Belastung für den Körper dar, versucht er als Reaktion auf diese Störung ein neues Gleichgewicht herzustellen, das der neuen Reizsituation gerecht wird. Dabei reagiert der Organismus mit einer Steigerung seiner anabolen Vorgänge, die dann nicht nur bis zum Ausgangsniveau, sondern darüber hinausgehen. Der Körper schützt seine Strukturen vor einer erneuten Belastung, indem er seine Leistungsbereitschaft vergrößert. Dieses Phänomen, das Anpassungsmechanismen aufgrund einer erhöhten Belastung zeigen, nennt man überschießende Wiederherstellung, Overshoot, Über- oder Superkompensation [2.8].

Superkompensation

stellt die anabole Reaktion eines biologischen Systems auf eine überschwellige Belastung (katabole Störung der Homöostase) dar [2.9].

Die unmittelbare Folge ist die erhöhte körperliche Leistungsbereitschaft. Die klassische Illustration dieses Vorganges erfolgt anhand des Glykogenabbaus (Abb. 2.**2**).

- Die Anpassungserscheinungen auf therapeutische Reize verlaufen zweiphasig: Zunächst erfolgt die *Belastungsphase* und dann die *Wiederherstellungsphase* einschließlich Superkompensation. Der gesamte Prozeß ist als funktionelle Einheit zu betrachten und zu planen.

- In der *Belastungsphase* laufen je nach Belastungsart eine Vielzahl von physiologischen Prozessen ab, die zu einer reversiblen Herabsetzung der Funktionsfähigkeit führen:
  - Akkumulation und Abbau von Stoffwechselzwischen- und -endprodukten (Laktat, H^+-Ionen, azidotischer pH-Wert etc.);
  - Erschöpfung von energiebereitstellenden und energieliefernden Prozessen (Enzyme, Hormone, KP, Glykogen etc.);
  - Änderung des physikochemischen Zustandes (Zellmembranen, Kaliumverlust etc.);
  - Störung der Regulation und der Koordination (Hemmung im Zentralnervensystem; Erschöpfung von Neurotransmittern) [2.11].

- Die objektive äußere Belastung führt zur subjektiven inneren Beanspruchung der Patientin, die sich je nach Ausmaß belastet, ermüdet, erschöpft oder durch Schmerz beeinträchtigt fühlt. Der Therapeut bemerkt zunehmende Störungen im Bewegungsablauf, Koordinationsmängel oder Konzentrationsschwächen. Die Ermüdung und die dadurch bedingte Zeit zur Wiederherstellung der optimalen Funktionsfähigkeit ist abhängig von der Belastung und der Belastbarkeit der Patientin.

- Die biologische Anpassung an die Belastung erfolgt in der *Wiederherstellungsphase*, diese bezieht die *Superkompensation* mit ein. Die Erholung der Patientin nach der Therapiebelastung erfolgt also nicht nur bis zum ursprünglichen Ausgangsniveau, sondern darüber hinaus. Die Regeneration läßt sich umgekehrt zu den katabolen Vorgängen wie folgt charakterisieren:

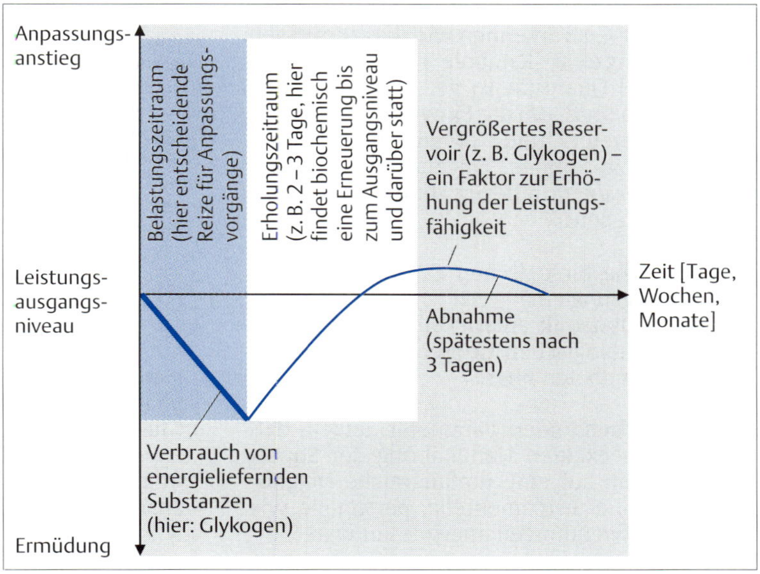

Abb. 2.2 Schematische Darstellung der Superkompensation und seines Auslösemechanismus am Beispiel der Glykogendepotvergrößerung [2.10].

- Normalisierung des inneren Milieus;
- Herstellung optimaler neuromuskulärer Erregbarkeit,
- Enzym- und Hormonregulierung;
- Auffüllung verbrauchter Energievorräte über das Ausgangsniveau hinaus (Superkompensation) [2.12].

Wie aus der Dynamik biologischer und biochemischer Abläufe ersichtlich ist, reagieren die durch den therapeutischen Reiz angesprochenen Organ- und Funktionssysteme des Patienten mit Anpassungserscheinungen, die für die gesetzten Reize adäquat sind. Hierbei handelt es sich um die kleinste biologische Struktureinheit in der Therapie, so daß es das Prinzip der Superkompensation zwischen den Therapieeinheiten bzw. innerhalb der Mikrozyklen unbedingt zu berücksichtigen gilt [2.13].

Die zunächst übersichtlich erscheinende Vorgehens- und Reaktionsweise erhält durch die nicht synchron ablaufende Wiederherstellung der einzelnen biologischen Größen einen komplexen Charakter. Belastungs-, organ- und funktionssystembedingt nimmt die katabole wie anabole Phase einen individuellen wellenförmigen Verlauf. Die verschiedenen Parameter sinken und steigen unterschiedlich schnell. Man spricht von der *Heterochronizität der Superkompensation* ([2.15] Abb. 2.**3**).

Einen noch differenzierteren Einblick in die Heterochronizität der Superkompensation erhält man in Abb. 2.**4**. Zur Unterstützung der Erholung sind hier zusätzlich die Regenerationsmaßnahmen Ernährung und der Einsatz aktiver wie passiver physiotherapeutischer Maßnahmen skizziert.

Auf diese Weise erkennen wir, daß zum einen der Belastungsreiz (katabole Phase) in seiner Qualität und Quantität so genau wie möglich bekannt sein muß, um die Einwirkung auf mögliche Parameter und deren Regeneration abschätzen zu können. Folgende Fragen muß sich der Therapeut in bezug auf die Superkompensation stellen:

1. Auf welche biologischen Größen wirkt der Belastungsreiz ein?
2. Welche Dynamik entwickeln die angesprochenen biologischen Größen in der katabolen wie anabolen Phase?

Die zu beobachtenden Parameter zeigen, daß man bei der exakten Handhabung der Superkompensation auf eine umfangreiche Diagnostik, also hohe instrumentelle, personelle wie zeitliche Aufwendungen angewiesen wäre:

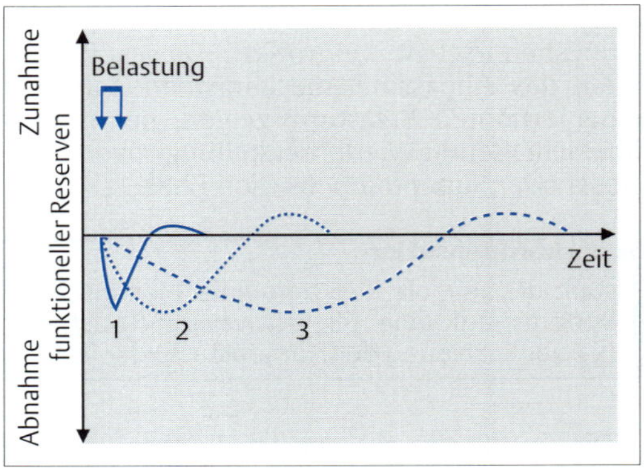

Abb. 2.3 Unterschiedliche Zeitkonstanten der Rückkehr funktioneller Größen zur Norm des Verlaufs der Überkompensationsphasen. Dabei bedeuten:
1 = kurzandauernde Wiederherstellungsvorgänge (Sekunden bis Minuten, z. B. ATP, Kreatinphosphat);
2 = Wiederherstellungsvorgänge mittlerer Dauer (10 Minuten bis wenige Stunden, z. B. Glykogen, Glykolyse-Enzyme, H_20, K^+, Mg^{++});
3 = langandauernde Wiederherstellungsvorgänge (Stunden bis Tage, z. B. Enzyme, Mitochondrienproteine, kontraktile Proteine) [2.14].

→ Zu der Frage, ob die ATP- und Kreatinphosphatmenge der Superkompensation unterliegt oder nicht, liegen widersprüchliche Befunde vor: Tesch et al. [2.19] meinen, entsprechende metabolische Beanspruchung könnte einen Reiz für einen Anstieg der energiereichen Phosphate darstellen, obwohl sie zwischen zwei Belastungen nur ausgeglichene Phosphatmengen finden. Houston/Thomson [2.20] ermittelten nach einem 6wöchigen anaeroben Training eine 15%ige ATP-Steigerung, jedoch blieb die Kreatinphosphatmenge unverändert. MacDougall et al. [2.21] fanden nach 5monatigem Bizeps-Krafttraining neben anderen gesteigerten Parametern eine deutlich größere Phosphatmenge. Tesch et al. [2.22] beobachteten dagegen bei einem Trizepstraining keine solche Veränderung. Grundsätzlich fanden Tesch et al. [2.23] in krafttrainierten Muskeln nur normale ATP- und Kreatinphosphatmenge.

- *metabolische Parameter:* Adenosintriphosphat (ATP), Kreatinphosphat (KP), Kreatin, Glukose, Glukose-6-Phosphat, Glukose-3-Phosphat, Laktat, Glykogen, Triglyzeride, freie Fettsäuren, Glyzerin, aerobe Enzyme, anaerobe nicht glykolytische Enzyme, glykolytische Enzyme etc.;

Tabelle 2.1 Regenerationsprozesse und -zeiten bei verschiedenen differenzierten Trainingsbelastungen [2.27]

Regenerationsprozesse	mit allgemeiner und lokaler aerober Energiebereitstellung	mit gemischt aerob-anaerober Energiebereitstellung	mit anaerob-laktazider Energiebereitstellung	mit anaerob alaktazider Energiebereitstellung mit anaboler Wirkung	mit Wirkung auf das neuromuskuläre System (Koordination)
	Stufe 1 Ausdauer	Stufe 2 Ausdauerkraft	Stufe 3 Kraftausdauer	Stufe 4 Maximalkraftausdauer (Muskelaufbau)	Stufen 5 u. 6 Intramuskuläre Koordination Schnellkraft Reaktivkraft
laufende Regeneration	Bei einer Intensität von 60–70% findet laufende Regeneration statt.				Bei kurzen Belastungen nach der Wiederholungsmethode mit großen Pausen
Schnell-Regeneration (sehr unvollständig)		nach ca. 1 1/2–2 Std.	nach 2–3 Std.	nach 2–3 Std.	nach 2–3 Std.
90–95%ige Regeneration (unvollständig mit guter Leistungsfähigkeit)		bei einer Intensität von 75–90% nach ca. 12 Std.	nach ca. 12–18 Std.	nach ca. 12–18 Std.	nach ca. 18–24 Std.
vollständige Regeneration des Gleichgewichtes der Stoffwechselprozesse (erhöhte Leistungsfähigkeit)		bei einer Intensität von 75–90% nach ca. 24–36 Std.	nach ca. 36–48 Std.	nach ca. 48–72 Std.	nach ca. 72–84 Std.

- *morphologische Parameter:* Strukturproteine, Mitochondrienproteine, Kollagen (Aminopolysaccharide, Glykoproteine), Knochenmineralien etc.;
- *neuronale Parameter:* Rekrutierung, Frequenzierung, Refraktärzeit, Neurotransmitter etc.;
- *endokrine Parameter:* Testosteron, Wachstumshormon, Kortison, Insulin, Endorphin etc. [2.16].

Die Beobachtung der Einzelparameter ergibt ein sehr genaues und differenziertes Bild. Aufgrund der fehlenden Praxisrelevanz kommt diese Vorgehensweise, die aufwendige Laboruntersuchungen bedingt, für die Physiotherapie kaum in Frage. Wesentlich hilfreicher ist die Zusammenstellung der Regenerationsdynamik (Tab. 2.**1**), die aus einer Zusammenfassung obiger Einzelparameter und Beobachtung in der Praxis resultiert. Auf den ersten Blick erkennt man, daß die Regenerationszeiten je nach Belastungsart und Vollständigkeit der Regeneration stark variieren.

Dazu folgende Erläuterungen:

- Die vorliegenden Angaben dürften für Patienten, die nicht bis nur leicht trainiert sind, in etwa direkt auf die Therapie zu übertragen sein. Diese Patienten müssen also gut belastbar sein und sich ebenso von der gegebenen Belastung gut erholen können, um die obigen Regenerationszeiten einhalten zu können.

- Kann sich ein Patient zwar gut belasten, erholt sich aber schlecht von dieser Belastung (schlechte Durchblutung, O_2-Minderversorgung, Stoffwechselerkrankungen etc.) können die Regenerationszeiten durch die vorliegende Pathologie stark, d. h. bis etwa zum Doppelten verlängert sein.

- Patienten, die sich z. B. wegen Schmerz nur gering ausbelasten können oder wollen (z. B. komplexe Kraftentwicklung), rechnen mit ca. einem Zehntel bis zur Hälfte der angegebenen Regenerationszeiten.

- Die Regenerationszeiten können sich bei sehr gut belastbaren Leistungssportlern ebenso bis auf die Hälfte reduzieren. Denn ihre Regenerationszeit sinkt mit steigender Leistungsfähigkeit.

- Zusammenfassend läßt sich sagen: bei sehr schlechter und bei außerordentlicher Leistungsfähigkeit werden die Pausen zwischen den Therapieeinheiten kürzer als in der Tabelle angegeben.

Zwei für die Praxis wichtige zusätzliche Möglichkeiten, die vollständige Regeneration und die optimale Aktivierungslage des Patienten zu erfassen, dürfte die anamnestische Befragung zum Wohlbefinden, dessen sensible Beobachtung und die Überprüfung der motorischen Leistung durch den Therapeuten sein:

- *Symptome und Äußerungen des Patienten* als Indikatoren für eine ungenügende Erholung [2.18]:
  Schmerz, Muskelkater, erhöhte Reizbarkeit, Widerspenstigkeit, Tendenz zur Hysterie, Nörgelei, Trotz, erhöhte Streitsucht, Kontaktmangel zum Therapeuten, Überempfindlichkeit bei Kritik, phlegmatisches Verhalten, Antriebsschwäche, Zwangsvorstellungen, innere Unruhe, Depression, Melancholie, innere Unsicherheit, Müdigkeit, Abge-

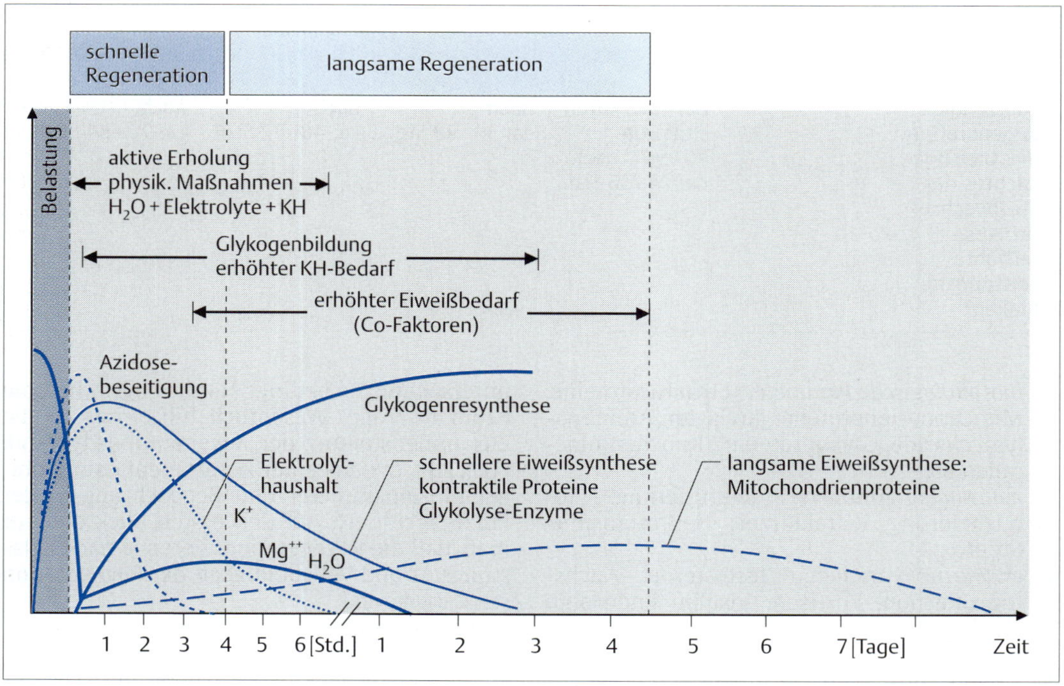

Abb. 2.4 Die Bedeutung aktiver und passiver Maßnahmen, des Ersatzes und der Substitution von Mineralien, Spurenelementen, Vitaminen usw. zur Unterstützung der anabolen Phase nach einer Trainingsbelastung für die Entwicklung der Superkompensation [2.17].

spanntheit, Schlaflosigkeit, mangelnde Konzentrationsfähigkeit, Kopflosigkeit, steigende Tendenz zur Resignation, Appetitlosigkeit, Störungen des Magen-Darm-Funktionen, unerklärliche Gewichtsverlust, Benommenheit, leichtes Schwitzen in Ruhe etc.

- *Praktische Aspekte der durchgeführten Therapie* als Indikatoren für eine ungenügende Erholung des Patienten: Erhöhte Störanfälligkeit der Bewegung, Auftreten scheinbar überwundener Fehler, Verkrampfung, Hemmungen, Unsicherheit, Störungen im Bewegungsrhythmus und -fluß, nachlassende Differenzierungs- und Korrekturvermögen, Kraftfähigkeiten lassen schnell nach, Erholungszeiten zwischen den Serien verlängern sich, Spritzigkeit geht verloren, Versagen bei schwierigen Übungen, keine Reproduktion der letzten Therapieleistung etc.
  Wenn keine anderen Kriterien (z. B. Erkältung, akuter intensiver Schmerz, Medikamente, Muskelkater) für eine Beeinträchtigung sprechen, liegt eine unvollständige Regeneration vor. D. h. die Therapieeinheiten folgen zu kurz aufeinander, und der Patient kann sich nicht vollständig im Sinne der Superkompensation regenerieren.

Kann der Patient die in der letzten Therapie absolvierte Belastung nicht nur reproduzieren, sondern intensivieren oder den Belastungsumfang steigern, dürften optimale Regenerationsverhältnisse vorliegen. Beschreibt der Patient seine Aktivierungslage als gut, frisch, erholt etc., sind aus dieser Sicht gute Voraussetzungen für die erneute Belastung gegeben.

Theoriemodell der individuell-maximalen Anpassungskapazität

Eine Überprüfung des Zusammenhanges Belastung → Ermüdung → Wiederherstellung → Superkompensation im zeitlichen Verlauf zeigt, daß dies in der Simulation wie experimentell auf den Glykogen- wie Proteinstoffwechsel zutrifft [2.24]. Hier müssen aber außerdem verschiedene weitere Faktoren berücksichtigt und kontrolliert werden (Leistungsniveau, Art der Belastung, Ernährung etc.) [2.25].

Andere Parameter (z. B. ATP, Kreatinphosphat) zeigen dieses eindeutige schematische Verhalten weniger klar. Es erscheint also unzureichend, die biologische Anpassung ausschließlich mit einer so generalisierenden Theorie wie der Superkompensation erklären zu wollen.

Denn man kann ebenso davon ausgehen, daß die biologische Anpassung wesentlich individuellen Gesetzmäßigkeiten folgt. Diesem Gedanken entsprechend wird formuliert:

Anpassungsprozesse

können weder kurz- noch langfristig als unendlich fortsetzbar betrachtet werden. Das Volumen der gesamten Anpassungskapazität hat eine Grenze, die genetisch bestimmt ist (Basis dieser Aussage sind Untersuchungen am Proteinstoffwechsel). Die absolute genetisch individuelle Grenze der ausschöpfbaren Anpassungskapazität bezeichnet man als **Anpassungsreserve** (Abb. 2.5, s. S.34) [2.26].

Unabhängig von dieser individuellen Anpassungsreserve gibt es zu jeder Zeit eine bestimmte *aktuelle Funktionskapazität.* Sie bestimmt das gegenwärtige Leistungsniveau und ist das Ergebnis bisheriger auf- oder abbauender Anpassungsprozesse. Diese Kapazität bildet die obere Grenze der aktuell verfügbaren *Funktionsreserve*, die als Differenz zwischen der aktuellen Funktionskapazität und der aktuellen Beanspruchung zu sehen ist.

Nach diesem Modell kann man die Belastungsanforderung nur dann als optimal ansehen, wenn die aktuellen Funktionsreserven bis in die Nähe der aktuellen Funktionskapazität beansprucht werden. Der Bereich der Funktionsreserve markiert eben eine untere Grenze, die nicht unterschritten, und eine obere Grenze, die nicht überschritten werden darf. Sind nämlich die Belastungsanforderungen und die daraus resultierenden Beanspruchungen niedriger als die zur Verfügung stehende Funktionsreserve oder die aktuelle Funktionskapazität wird überschritten, dann ist in beiden Fällen der Trainingseffekt niedriger, als wenn er genau im Bereich der Funktionsreserve angesiedelt wäre [2.28].

Die *maximale Funktionskapazität* kann die Physiotherapie in der Regel außer acht lassen, da diese Grenze nur im Hochleistungssport näherungsweise erreicht wird. Denn die aktuelle Funktionskapazität des durchschnittlichen Patienten liegt auf wesentlich geringerem Niveau, und es ist nicht sein unbedingtes Ziel, die absolute Grenze menschlicher und körperlicher Leistungsfähigkeit zu erreichen.

Der Zusammenhang zwischen Anpassungsfähigkeit und funktionaler Belastung ist in Abb. 2.**5** dargestellt.

Ein anderes, wesentlich älteres Schema [2.30] zur menschlichen Leistungsfähigkeit (Abb. 2.**6a** u. **b**, s. S. 34) beschreibt das **Verschieben einer**

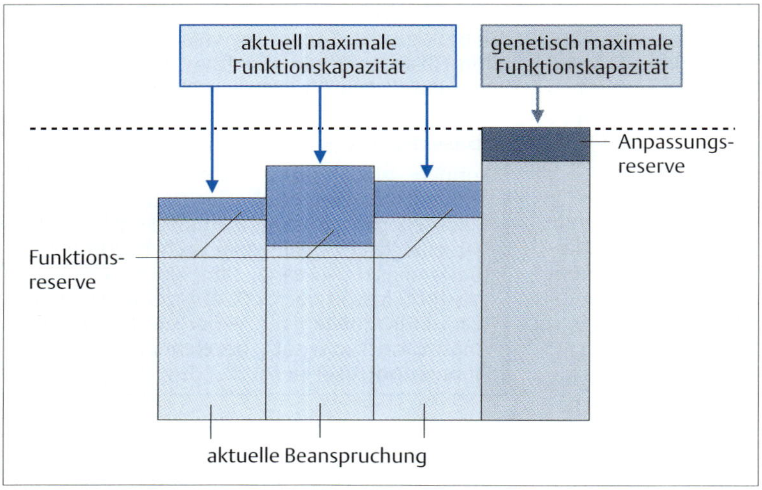

Abb. 2.5 Schema der Zusammenhänge der aktuellen Funktionskapazität, der Funktionsreserve als Differenz von Funktionskapazität und aktueller Beanspruchung und der maximalen Funktionskapazität als Anpassungsreserve [2.29].

Mobilisationsschwelle durch Training. Dieser Denkansatz geht davon aus, daß drei physiologische Bereiche vorliegen:

- *Bereich der automatisierten Leistungen:* Hierunter versteht man Leistungen, die der Körper automatisch, also ohne willentliche Anstrengung erbringt (Atmung, Verdauung etc.);
- *Bereich der willentlich aktivierbaren Energie:* Im untrainierten Zustand ist es dem Menschen selbst bei maximaler willentlicher Anstrengung nicht möglich, mehr als ca. 70% seiner genetisch vorgegebenen Energiereserve für eine Leistung freizusetzen. Durch Training verschiebt sich die Mobilisationsschwelle nach oben, der Bereich der willentlich aktivierbaren Energie wird größer. Ein austrainierter Sportler kann seine Mobilisationsschwelle bis auf 90–95% verschieben.
- *Bereich der autonom geschützten Reserve:* In diesen Bereich kann kein Mensch willentlich eindringen, denn der Körper behält sich eine Reserve vor, die ihn vor Schaden schützt. Beispielsweise lassen sich nicht alle Muskelfasern eines Muskels gleichzeitig anspannen oder der ATP-Speicher leert sich nur bei hochintensiven Belastungsintensitäten bis auf maximal 40–50%.
  In die autonom geschützten Reserven kann nur unter extremen Bedingungen eingedrungen werden (Todesangst, Doping etc.) [2.32].

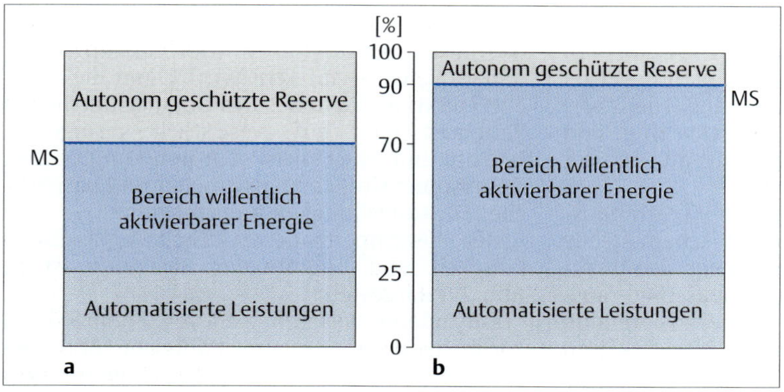

Abb. 2.6 Modell der menschlichen Leistungsfähigkeit [2.31]

Zeitlicher Ablauf der Anpassung (Vier-Stufen-Modell)

An der Zunahme der körperlichen Leistungsfähigkeit erkennt der Therapeut, daß eine biologische Anpassung stattgefunden hat. Jedoch sieht er bei aufmerksamer Beobachtung, daß sich nicht alle einzelnen Körpersysteme gleich schnell adaptieren, sondern daß zeitliche Unterschiede existieren.

Das Vier-Stufen-Modell [2.33] skizziert diesen sequentiellen Ablauf der Anpassung:

Anpassungsstufe 1:
Veränderung des motorischen Ansteuerungsprogramms der beanspruchten Muskulatur

Die kürzesten Anpassungszeiten benötigen die Prozesse der nervalen Informationsübertragung (Sensorik, intermuskuläre Koordination). Wahrscheinlich erreicht man durch Übung erste Anpassungen im Bereich von Sekunden. Die zu erlernenden Bewegungen werden flüssiger, lockerer und wirkungsvoller. Eine muskuläre Belastung kann länger aufrecht erhalten werden. Der Homöostasezustand wird später gestört. Das neuroendokrine und vegetative Funktionssystem unterstützen dabei regulatorisch den Bewegungsablauf. Die Zunahme der anaeroben und aeroben Schlüsselenzyme im Muskelstoffwechsel verlängert die mögliche muskuläre Arbeit. Ein erstes Gleichgewicht zwischen erhöhtem Energiebedarf und zweckmäßiger Energiebereitstellung tritt ein. Die Stoffwechseleigenschaften der am Bewegungsprogramm beteiligten Muskelfasern (FT- und ST-Faser) passen sich den Anforderungen an.

Unter optimalen anabolen Bedingungen vollziehen sich die beschriebenen Regulationsumstellungen der ersten Anpassungsstufe etwa in den ersten *zehn Therapieeinheiten*.

Anpassungsstufe 2:
Vergrößerung der Kapazität der Energiespeicher und der muskulären Proteine

Durch die muskuläre Belastung muß der Stoffwechsel permanent aktiv sein und die durch Beanspruchung ausgelösten Defizite immer wieder ausgleichen. Die andauernde Ausschöpfung der Energiespeicher regt die Enzyme der Resynthese stark an, so daß es im Endeffekt dieser Anpassung zu einer Zunahme der Energiespeicher kommt. Die Therapieinhalte beeinflussen entscheidend, welche Energiespeicher sich erhöhen. Im Krafttraining sind dies besonders die Kreatinphosphatspeicher. Mit der erhöhten metabolischen Kapazität dieser Speicher ist die erhöhte energetische Grundlage für längere und intensivere muskuläre Arbeit gewährleistet. Die Zunahme der Energiespeicher erfordert größere Reaktionsräume. Die Muskelfasern vergrößern gering ihr Volumen.

Außerdem produziert die Muskulatur durch den erhöhten Kraftaufwand „verschlissene Proteinstrukturen“ (Proteinbruchstücke im Aktin-Myosin-Komplex). Diese stellen den Stimulus zur Hypertrophie dar, das verursacht eine Zunahme der Masse an Muskelproteinen. Die Proteinfragmente aktivieren nämlich die Transkriptionsrate des jeweiligen Gens [2.34].

In dieser zweiten Anpassungsstufe sind also der Energiemangel und der erhöhte muskuläre Proteinkatabolismus die entscheidenden Reize für die Erhöhung der kapazitativen Möglichkeiten des Muskels.

Für die Vergrößerung der Energiespeicher sind unter optimalen Bedingungen etwa *20 Therapieeinheiten* erforderlich.

Anpassungsstufe 3:
Optimierung der neuromuskulären Regulation mit den neugebildeten Strukturen im Muskel

Durch die ständige Einwirkung der Störreize sammelt der Muskel Regulationserfahrung. Er kann sich durch neuromuskuläre Programmierung und Vorhalteregulation (Voraktivierung entsprechend der folgenden Belastung) darauf einstellen. Unterstützt wird der Organismus durch die kinästhetischen Rezeptoren oder optomotorischen Regelkreise. Die regulatorische Vorbereitung der Muskelkontraktion verläuft beim Anheben einer geringen Last anders als bei einer hohen. Die Muskelfasern werden entsprechend der realen bewegungs- und belastungsspezifischen Anforderung aktiviert. Die Optimierung der muskulären Ansteuerung der neugebildeten Strukturen bei Zunahme der Kraft ist ein störanfälliger Zeitabschnitt während des Anpassungsprozesses. Er vollzieht sich unter günstigen Bedingungen zwischen der dritten und vierten Belastungswoche. Durch Zurücknahme der Gesamtbelastung, insbesondere den stark energieverbrauchenden Belastungen, kann dieser Anpassungsabschnitt positiv unterstützt werden. Diese Funktionsoptimierung verläuft autoregulativ, sie kann trainingsmethodisch begünstigt oder auch gestört werden.

Im günstigen Fall ist diese dritte Anpassungsstufe nach etwa *30 Therapieeinheiten* abgeschlossen.

Anpassungsstufe 4:
Abstimmung und Koordinierung der Hierarchie der Systeme

Ein entscheidender Anpassungsschritt ist vollzogen, wenn der Strukturumbau in der Muskulatur mit den zentralnervösen Steuerungssystemen in Übereinstimmung kommt. Die isolierte periphere Muskelanpassung ist wenig sinnvoll, wenn sie nicht in ein spezifisches Bewegungsprogramm einbezogen wird. Die Freiheitsgrade zwischen zentralnervöser Ansteuerung des Muskels und der spezifischen Bewegungsausführung sind vielfältig. Die Muskelleistung erfährt durch die zentralen Systeme dann Unterstützung, wenn die Anforderungen nicht mehr autoregulativ bewältigt werden. Der periphere muskuläre Strukturumbau ist Folge der zentralnervösen Beeinflussung und gleichzeitig Voraussetzung für die Vervollkommnung der Leistungsfähigkeit.

Die Abstimmung zwischen den zentralen Steuer- und Regelmechanismen und der peripheren Belastungsbewältigung ist zeitabhängig und vollzieht sich im günstigen Fall in etwa *zwei Wochen*. Die erreichten peripheren und zentralen Anpassungsprozesse benötigen für ihre Transformation in die Bewegungsleistung im besten Fall insgesamt etwa *4–6 Wochen*.

Ist die Regulationsumstellung stabil und ein neues Anpassungsniveau erreicht, so muß je nach Bedarf entweder die Leistungsfähigkeit durch alltägliche und berufliche Belastung gehalten werden oder eine weitere Belastungssteigerung erfolgen. Wird die Belastung nicht erhöht, so kommt es zur Anpassungsrückbildung, und die Leistungsfähigkeit nimmt wieder ab.

Eine andere erfahrungsgemäße Betrachtungsweise zeigt auf, wann eine erste deutliche Verbesserung und wann ein Deckeneffekt im Krafttraining erreicht wird (Tab. 2.**2**).

Der zeitliche Ablauf der biologischen Anpassung hat also für die mittelfristige Leistungssteuerung (ein oder mehrere Verordnungszyklen) große Bedeutung. Denn es ist schnell ersichtlich, daß z. B. 12 Therapieeinheiten bestenfalls ausreichen, um die intermuskuläre Koordination zu entwickeln. Die Hypertrophie und die intramuskuläre Koordination entwikkeln sich innerhalb von 12 TE nicht oder nur leicht. Und die oben angegebenen Erfahrungswerte sind eher unter günstigen biologischen Umständen erhoben worden, die in der Therapie allerdings eher selten vorliegen.

Je nach therapeutischem Ziel muß eine größere Anzahl der Verordnungszyklen geplant sein, denn innerhalb von 12 TE läßt sich der gewünschte Effekt nicht entwickeln. Dabei strebt der Therapeut in der Regel einen ausgeprägten Effekt an, und zielt nicht darauf, einen maximalen Effekt (Deckeneffekt) zu erreichen. Denn beim Deckeneffekt zeigt sich trotz eines hohen Therapieaufwandes kein adäquater Leistungszuwachs mehr.

Generell gilt es, individuell patienten- und zielgerechte Abläufe zu beachten. Z. B. hypertrophieren ST-Fasern nur halb so schnell wie FT-Fasern [2.37].

Abb. 2.**7** zeigt auf, wie in der Frühphase des Trainings die neuralen Anpassungserscheinungen dominieren. Die meisten Trainings- und Therapiestudien beziehen sich zumeist auf diese frühe Phase des Trainings und Personen, die einen geringen Leistungsstand (untrainiert oder pathologisch) aufweisen. Hier liegt eine gewisse Gefahr:

Tabelle 2.2 Zeitspannen für Trainingswirkungen im Krafttraining (Erfahrungswerte) [2.35]

Belastungsart	Erst deutliche Verbesserung nach	Deckeneffekt nach
Hypertrophietraining	15–18 TE 4– 5 Wochen	40–48 TE 10–12 Wochen
Intramuskuläre Koordination	9–12 TE 3– 4 Wochen	24–32 TE 6– 8 Wochen
Intermuskuläre Koordination	Sekunden, Minuten, Stunden	6– 9 TE 3– 4 Wochen

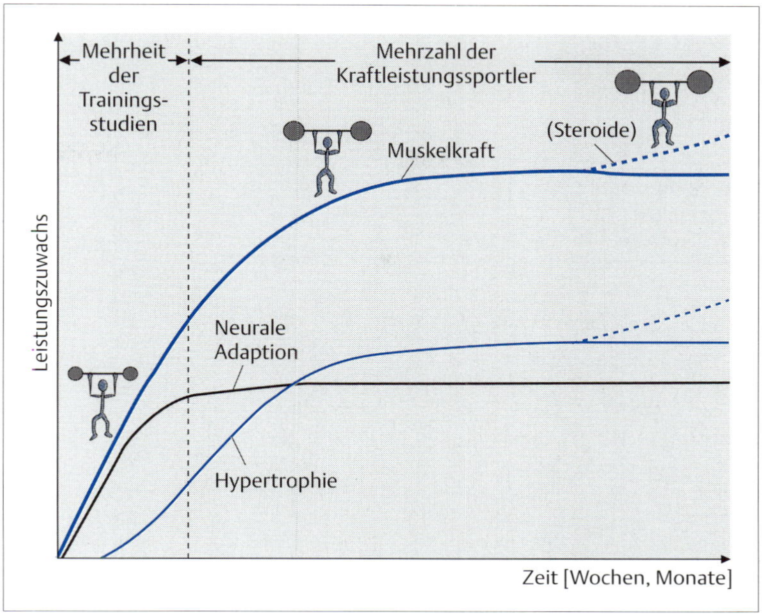

Abb. 2.7 Die relative Bedeutung von neuralen bzw. muskulären Anpassungserscheinungen im Krafttraining [2.36].

- Zum einen laufen eventuelle Leistungsfortschritte sehr schnell ab und beziehen sich vorwiegend auf neurale Adaptationen. Dies bedeutet, daß nahezu jeder beliebige therapeutische Reiz wegen des geringen Leistungsniveaus einen Leistungsfortschritt bringt. Wichtig zu wissen wäre aber, welcher Reiz bezogen auf die neurale Anpassung den effizientesten Fortschritt bringt.
- Zum anderen weisen viele Studien den untersuchungsmethodischen Mangel auf, daß neben einer Experimentalgruppe keine Kontrollgruppe vorhanden ist. Diese würde nur vorher und nachher getestet, hätte aber im Gegensatz zur Experimentalgruppe keine Therapie zu absolvieren. Nur auf diese Weise könnte der Anteil des natürlichen (Selbst-) Heilungsprozesses an der gestiegenen Gesamtleistungsfähigkeit aufgezeigt werden.

Wenn die Möglichkeiten der neuralen Anpassung erschöpft sind, bleibt im längerfristigen Verlauf der Therapie nur die Muskelhypertrophie als weitere Steigerung.

Bei Stoffwechselstörungen oder im Hochleistungssport versucht man, mittels anaboler Steroide den Muskelaufbau und damit die Leistungsfähigkeit des Muskels beim Erreichen eines Deckeneffektes zu erhöhen (Abb. 2.**7**).

3 Belastungsnormative

Zur quantitativen Beurteilung der therapeutischen Belastung ist eine genaue Festlegung und Protokollierung der Belastungsnormative durch den Therapeuten bzw. den Patienten notwendig. Diese dient zur Beurteilung der Einzel- und Gesamtbelastung hinsichtlich der beabsichtigten Therapiewirkung [3.1].

Belastungsnormative

(syn.: Belastungsgrößen, -komponenten, -merkmale) sind maßgebliche Größen zur Festlegung (Dosierung) der Therapiebelastung. Folgende Normative beinhaltet die Belastung im einzelnen:
- Belastungsintensität,
- Belastungsdauer,
- Belastungshäufigkeit,
- Belastungsumfang,
- Belastungsdichte und
- Therapiehäufigkeit

[3.2].

Die Belastungsnormative regeln die *äußere* Belastung, welche ihrerseits die *innere* Belastung provoziert [3.3]. Zwischen einer äußeren Belastung (z. B. Kraftübung mit Maximallast à 5 Serien à 5 Wiederholungen) und der organischen Anpassung (innere Reaktion auf diese Belastung) bestehen gesetzmäßige Zusammenhänge.

Es kommt zu Anpassungsvorgängen, d. h. einer Umstellung physischer und psychischer Funktionssysteme auf spezifische äußere Belastung an ein neues Belastungsniveau. Diese Anpassung wird nur dann ausgelöst, wenn der Übungsreiz eine bestimmte Intensität und einen bestimmten Umfang erreicht. Je mehr sich die Wechselwirkung von Umfang und Intensität einem Optimalwert nähert, desto schneller kommt es zu Adaptationserscheinungen. Diese erfolgen immer der von der Belastung (z. B. Muskelaufbautraining) geforderten Richtung (z. B. Hypertrophie).

Bleibt die Belastungshöhe unterhalb einer bestimmten Schwelle, so sind keine Anpassungen zu erwarten. Der wirksame Bereich ist bei Patienten und sportlichen Anfängern in der Regel besonders zur Seite der geringen Belastung hin größer als bei geübten Sportlern. Bei Patienten kann schon ein sehr geringer und unspezifischer Reiz Adaptationen auslösen, der beim Sportler nicht trainingswirksam wäre [3.4].

Die Belastungsnormative beeinflussen sich gegenseitig (Belastungsumfang und Belastungsintensität z. B. gegensinnig), was bei allen methodischen Belastungsmaßnahmen und bei Änderungen einer Komponente stets zu beachten ist.

Die Belastungsnormative stellen damit einen offensichtlich objektiven Faktor, die Belastbarkeit einen individuellen, subjektiven Faktor dar. Die persönliche Beanspruchung der Patienten in der Therapie läßt sich damit als Funktion der Belastungsnormative und der Belastbarkeit darstellen. Die Belastbarkeit an sich unterliegt wiederum mehreren Faktoren wie Motivation, Schmerz, Angst, Hemmechanismen oder Wundheilungsvorgängen etc. Diese Faktoren können verhindern, daß die gewünschte Belastung absolviert werden kann oder darf. Es versteht sich von selbst, daß die Beachtung dieser Faktoren wesentlicher Bestandteil der therapeutischen Ziele sind. Sie müssen aber auch respektiert werden, um keine sekundären Schäden anzurichten. Die Anpassung der Belastungsnormative an die therapeutischen Belange ist somit notwendig.

3.1 Belastungsintensität

Die Belastungsintensität

(syn.: Therapieintensität, Reizintensität, Reizhöhe, Reizstärke, Trainingsintensität) ist die Ausprägung eines einzelnen Reizes oder einer Reizserie, als der Anstrengungs- oder Einsatzgrad einer Übung. Scholich und Harre bezeichnen die Belastungsintensität als Krafteinsatz pro Zeiteinheit [3.5].

Das Auslösen einer funktionellen, biochemischen und morphologischen Veränderung bzw. Anpassungserscheinung führt nur über einen *wirksamen Therapiereiz*. Die Höhe der Wirksamkeit wird über Bewegungsreize und deren Komponenten Belastungsintensität und -umfang gesteuert. Ein Reiz muß dabei eine bestimmte *Reizschwelle* überschreiten, um wirksame Adaptationserscheinungen auslösen zu können (fordern = fördern). Konkrete Angaben, wie die Belastungsnormative zur optimalen Belastung einzusetzen sind, geben die verschiedenen Trainingsmethoden.

In der Physiotherapie besteht verständlicherweise zum Teil die Tendenz, die Belastungsintensität aus „Sicherheitsgründen" zu niedrig zu wählen. Die Motivation liegt darin, den Patienten sicher nicht zu schaden. Doch ein unterschwelliger Reiz ist zur Leistungsverbesserung therapeutisch genauso wenig geeignet (Unterforderung = Leistungs- und Funktionsminderung, Inaktivitätsatrophie, Hypokinetose) wie ein zu hoher Reiz schaden kann (Überforderung = Zusatzpathologie).

Die Reizschwelle ist vom Zustand des Patienten abhängig. D.h. der wirksame Mindestreiz für einen schwachen Patienten kann absolut

Quantifizierbar ist die Belastungsintensität in der Therapie als die Größe der Last, d.h. des äußeren Widerstandes, mit dem trainiert wird oder als physiologische Reaktionsgröße:

Maße	Kilogramm	[kg]	▪ z. B. Angabe bei Kurzhanteln
Kraft	Newton	[N]	▪ z. B. elektrische Kraftmesser (Dehn-Meß-Streifen (DMS) oder piezoelektrische Kraftaufnehmer in Krafttrainingsgeräten oder Kraftmeßplatten), Traktionen, Hand-Dynamometer, (Einheit auch in: [Kp])
	Newtonmeter	[Nm]	▪ Drehmoment z. B. isokinetische Kraftmaschinen
Impuls	Newtonsekunde	[Ns]	▪ z. B. Kraftimpulssumme von Sprüngen
Druck	Kraft/Fläche	[Pa]	▪ z. B. Fingerdruck in der Massage (z. B. Spitzgriff), (Einheit auch in: [mmHg]; [at]; [atm]; [bar]; [Torr]; [N/m^2]).
Höhe, Weite	Meter	[m]	▪ z. B. Bewegungsamplitude bei Kniebeugen; Sprunghöhe von einem Kasten
Geschwindigkeit	Strecke/Zeit	[m/min]	▪ z. B. Gehen
		[km/h]	▪ z. B. Joggen (Einheit auch in: [m/s])
Winkelgeschwindigkeit	Winkel/Sekunde	[°/s]	▪ isokinetische oder desmodromische Kraftmaschinen
Frequenz	Bewegungen/Zeit	[Hz]	▪ z. B. 12 Knieextensionen in 20 Sekunden
Leistung	Arbeit/Zeit	[W]	▪ z. B. Fahrrad-; Kurbel-; Ruder-Ergometer
Elektrotherapie	Stromstärke	[mA]	▪ z. B. Elektromyostimulation
Herzfrequenz	Schläge/min	[HF/min]	▪ z. B. Pulsfrequenz 150 Schläge/min
Laktat	Menge/Liter Blut	[mmol/l]	▪ z. B. Laktatruhewert von 1,5 mmol/l
Temperatur	Grad Celsius	[°C]	▪ z. B. Kältebad, Fango, heiße Wickel

Beispiele:
- Krafttraining mit einer Kurzhantelmasse von 3 kg;
- Krafttraining auf einer isokinetische Kraftmaschine mit 125 Nm Drehmoment;
- Elektromyostimulation mit einer Stromstärke von 50 mA.

➡ Desmodromisch: zwangsgesteuert, d.h. die Bewegungsgeschwindigkeit wird vorgegeben und automatisch von der Krafttrainingsmaschine ausgeführt [3.6].

und relativ gesehen deutlich tiefer liegen als für einen sportlichen Patienten, der aufgrund seines erhöhten Leistungszustandes einen wesentlich höheren Reiz braucht, um überhaupt Anpassungen zu zeigen. Bleibt die Belastungshöhe unterhalb dieser Grenzen, so sind keine Anpassungen zu erwarten [3.7].

In der Physiotherapie tritt diese rein quantitative Betrachtungsweise der Belastungsintensität in der praktischen Ausführung oft in den Hintergrund. Die Gründe liegen darin, daß man bei vielen der üblichen Therapiemaßnahmen die *Belastungsintensität* als den äußeren, objektiven Widerstand *nur unzureichend quantifizieren kann:*

- Z. B. bei einer isometrischen Ko-Kontraktion von Agonist und Antagonist (Mantelspannung) ist für den Therapeuten keine Quantifizierung möglich.
- Z. B. beim Training mit einem Gummiband beim therapeutischen Widerstand, beim Fingerdruck in der Massage, bei einer Traktion, Mobilisation und Elektrotherapie kann die Belastungsintensität nur sehr subjektiv und individuell quantifiziert werden.
- Oder es reicht nur zu einem qualitativen Erfassen der Belastungsintensität, wie es häufig bei der Ausführung alltäglich-funktioneller Bewegung oder z. B. bei den Übungen der Funktionellen Bewegungslehre nach Klein-Vogelbach, Klapp-Kriechen etc. der Fall ist.

Diese Vorgehensweise ohne exakte Beschreibung der Belastungsintensität hat einige *Vorteile*, die von ökonomischer und therapeutischer Bedeutung sind:

- einfache Durchführbarkeit ohne großen personellen wie instrumentellen Aufwand (z. B. therapeutischer Widerstand) oder
- notwendige komplexe und funktionelle Betrachtung einer Bewegung als Übung und Test.

Die *Nachteile* wiegen allerdings schwer:

- Die Belastungsintensität ist nicht quantifizierbar. Das bedeutet der katabole sowie der anabole Vorgang, und damit letztlich die Einzelparameter der biologischen Anpassung, sind nicht oder nur sehr diffus abzuschätzen.
- Die Belastungsintensität ist bezogen auf die Übungswiederholungen, -serien und folgenden Therapien nicht oder nur sehr schlecht reproduzierbar.
- Die Leistungsveränderungen können durch gleiche Übungen (Testverfahren) kaum quantitativ beschrieben werden.
- Die für die Methodenumsetzung richtige Belastungsintensität (z. B. Muskelaufbau) wird im besten Fall nur annäherungsweise getroffen.
- Selbst bei der Betrachtung einer „funktionellen Bewegung" oder der Verbesserung der intermuskulären Koordination muß sich der Therapeut wegen der optimalen Stimulation und der Koordinationsbeeinträchtigung durch mögliche Ermüdung grundlegende Gedanken zur Belastungsintensität machen [3.8].

Die *physiotherapeutische Belastungsintensität* bestimmt sich vorwiegend aus Erfahrungswerten der Therapeuten bezüglich:

- des Timings (räumlich-zeitliche Aspekte) der Bewegung, d. h. des Bewegungstempos, der funktionellen Ausführungsgeschwindigkeit, der Bewegungsamplitude und aus der Beobachtung klinischer Kraftmerkmale (M0–M5);
- der einzusetzenden Kraft bei Fingerdruck (Massage, Palpation, Schmerzprovokation) oder Traktionen, des Drehmomentes bei Mobilisationen etc.

Die *Wahl des äußeren Widerstandes* hängt jedoch ebenso von der gewählten Trainingsmethode und gleichzeitig von der Belastbarkeit des Patienten ab.

Wesentliche Kriterien für die präzise Wahl des äußeren Widerstandes sind:

- Das gewünschte Adaptationsziel muß in Verbindung mit der entsprechenden Trainingsart (differenzierte Kraftentwicklung für z. B. Muskelaufbau) gesehen werden.

- Die Belastung muß dem Ausmaß der vorliegenden Schädigung angepaßt sein (z. B. Mobilisation, komplexe Kraftentwicklung, aerobe Belastung).

- Orientierung am Heilungsverlauf: In der Aufbauphase 1 der Rehabilitationsstufe erfolgt zumeist eine weitgehende Entlastung der betroffenen Körperteile, während in der zweiten Aufbauphase die betroffenen Körperteile allmählich in den Belastungsprozeß einbezogen werden.

- Die psychische und physische Belastbarkeit bzw. Belastungsreaktion des zu therapierenden Patienten (Schwere der Verletzung, Dauer der Rehabilitation, Schmerzschwelle und -toleranz etc.) [3.9].

So kann es vorkommen, daß die notwendige Belastungsintensität in einer frühen Therapiephase für eine differenzierte Kraftentwicklung für den Patienten nicht tolerierbar ist. Es käme eventuell zu erneuten oder zusätzlichen Schädigungen. In diesem Fall müssen erst die Voraussetzungen zur erhöhten Belastbarkeit des Patienten geschaffen werden. Denkbar sind z. B. analgesierende Maßnahmen, ein sensorisches und koordinatives Training, die Mobilisierung oder Anwendung von gering intensiven komplexen Krafttrainingsmethoden oder Ausdauermethoden.

Eine Möglichkeit zur präziseren Abschätzung der Intensität ist, den Grad der verringerten Ausbelastung zu bestimmen:

- geringe Ausbelastung, z. B. es sind deutlich mehr als doppelt so viele Wiederholungen möglich;
- mittlere Ausbelastung, z. B. der Patient könnte etwa doppelt so viele Wiederholungen absolvieren;
- submaximale Ausbelastung, z. B. der Patient könnte noch 2–3 Wiederholungen ausführen.

Die Konsequenz hieraus ist für intervallartige Belastungen: je geringer die Ausbelastung, desto höher die Anzahl der Serien. Denn die Ausbelastung kann eventuell über die Serien erreicht werden.

Um die ausgeführten Schwierigkeiten bei der Intensitätsbestimmung zu umgehen, geben verschiedene Autoren in Analogie zu den Beanspruchungskonzepten der Ergonomie [3.10] die Belastungsintensität des Krafttrainings in Prozent der isometrischen Maximalkraftlast an [3.11].

Die isolierte Abschätzung der Belastungsintensität aus der Maximalkraft macht nach unseren Untersuchungen zur Findung der individuell optimalen Belastungsintensität und zur Beschreibung interindividueller Differenzen wegen der sehr großen Streubreite keinen Sinn (vgl. Kap. 4.3). Hingegen könnte sich die indivi-

Tabelle 3.1 Äquivalenz zwischen sechsteiliger Einstufung der Belastungsintensität und physiologischem Belastungsbereich. Quantitative und qualitative Intensitätsmerkmale, therapeutische Anwendungsbereiche und Relevanz (vgl. Tab. 3.2) ([3.16] Beachte:)

Quantitative und qualitative Stufung der Belastungsintensität als Rangskala	Vergleichbare Therapiemethoden (Beispiel)	Relevanz der Intensität für die Therapie (Beispiele)	Prozente zur persönlichen Bestleistung (% der Maximalkraft)
Stufe 1	lokale aerobe Ausdauer (extensiv)	sehr hohe Relevanz für die lokal-aerobe, muskuläre Regenerationsfähigkeit	< 15%
Stufe 2	lokale aerob-anaerob gemischte Ausdauerkraft (intensiv, aber dominant aerob)	sehr hohe Relevanz für die lokal-aerobe muskuläre Leistungsfähigkeit	15–40%
Stufe 3	lokale dominant anaerob-laktazide Kraftausdauer	keine Relevanz wegen hoher laktazider Belastung	20–60%
Stufe 4	anaerob-alaktazide Maximalkraftausdauer (Muskelaufbau)	sehr hohe Relevanz als muskulärer Hypertrophiereiz	40–80%
Stufe 5	Maximalkraft (IK)	sehr hohe Relevanz zur Maximierung der Innervationsfrequenz bei Kraftniveau M1–M3	80–100%
Stufe 6	dynamisch- oder statisch-exzentrische Maximalkraft (IK)	sehr hohe Relevanz zur Maximierung der Innervationsfrequenz bei Kraftniveau M1–M3	> 100%

Tabelle 3.2 Sechsteilige Stufung der Belastungsintensität mit qualitativer Beschreibung des Belastungsgefühls jeder einzelnen Stufe aus der Sicht der physiologisch abgrenzbaren Leistungskomponenten (vgl. Tab. 3.1, s. S. 43)

Einstufung des Belastungsgefühls	Beschreibung des psychischen und muskulär lokalen Belastungsgefühls
Stufe 1* lokale aerob extensive Ausdauer	Die lokale Muskulatur wird angenehm warm, gut durchblutet und es stellen sich selbst bei einer längeren Belastungsdauer (z. B. 15 min.) keine oder nur geringe Ermüdungszeichen ein. Nach einer härteren Belastung eingesetzt, führt diese Belastungsart zu einer spürbaren Lockerheit des Muskels. Der Belastungsabbruch erfolgt freiwillig nach der methodisch festgesetzten Belastungsdauer. Diese liegt im Rahmen der extensiven aeroben Ausdauer bei ca. 10 Minuten bis mehrere Stunden.
Stufe 2* Ausdauerkraft	vgl. Stufe 1: sehr gering. Man spürt jedoch im Vergleich zu Stufe 1 eine „Belastungsgrenze" der belasteten Muskulatur, so daß der Eindruck entsteht, die Muskulatur würde langsam und allmählich „zugeschnürt", der Blutfluß abgestellt und unter dieser Belastung leicht hart. Die Belastung sollte immer unterhalb dieses lokalen „Härtegefühls" bleiben. Als mögliche Ursache für diese lokale Muskelhärte kann die Laktatproduktion diskutiert werden, die in diesem Fall größer als der Laktatabtransport ist. Der Belastungsabbruch erfolgt freiwillig. Die typische Belastung liegt entsprechend der intensiven aeroben Ausdauer zwischen mindestens 3 bis 60 Minuten Belastungsdauer.
Stufe 3* Kraftausdauer	Die Muskulatur beginnt mit zunehmender Ermüdung zu schmerzen („brennen"). Die lokale Muskelhärte stellt sich deutlich ein. Beim Untrainierten kommt es schnell zu koordinativen Störungen, Belastungsintoleranz und dem Wunsch, die Belastung abzubrechen. Der Belastungsabbruch durch Erschöpfung läßt sich bei Patienten je nach Wille, Schmerztoleranz etc. erheblich hinauszögern. Die typische Ausbelastung liegt ca. zwischen 20 und 60 Wiederholungen oder 45 bis 90 Sekunden Belastungsdauer.
Stufe 4 Maximalkraftausdauer (Muskelaufbau)	Die Muskulatur fühlt sich prall – wie aufgeblasen – und sehr warm an. Man hat das „Bodybuildergefühl" einer großen Muskelmasse. Diese Muskelprallheit vermittelt den Eindruck, etwas steif und unbeweglich zu sein. Der Belastungsabbruch erfolgt durch Erschöpfung bei festgesetzter Wiederholungszahl oder Belastungsdauer innerhalb der letzten Übungswiederholungen relativ rasch. Die typische Ausbelastung liegt ca. zwischen 6 und 15 Wiederholungen oder 6 bis 30 Sekunden Belastungsdauer.
Stufe 5* Maximalkraft	Zur Überwindung des gewählten äußeren Widerstandes braucht man kurzzeitig eine sehr hohe Motivation und Konzentration (Willensstoßkraft). Die Belastung erscheint nur knapp bis nicht bewältigbar. Man ist gezwungen, die Übung bei festgesetzter Wiederholungszahl oder Belastungsdauer wegen der maximalen Intensität rasch zu beenden. Unmittelbar nach Übungsabbruch hat man oft den trügerischen Eindruck als sei man vollkommen frisch und könnte dieselbe Last sofort wieder bewältigen. Durch die hohe zentralnervöse Belastung kommt wenige Stunden nach einer umfassenden Therapie ein Gefühl der Müdigkeit auf und man möchte schlafen. Die typische Ausbelastung liegt ca. zwischen 1 und 5 Wiederholungen oder unter ca. 10 Sekunden Belastungsdauer.
Stufe 6* Supramaximalkraft	vgl. Stufe 5: maximal. Der äußere Widerstand muß so gewählt sein, daß der Patient ihn knapp nicht mehr isometrisch aufhalten kann, die z. B. dynamisch exzentrische Bewegung aber kontrollierbar bleibt (kontrolliertes Nachgeben). Auf keinen Fall darf es zu schnellen, unkontrolliert dynamischen „Abgängen" führen (Verletzungsgefahr!). Typisch für diese Stufe ist auch das reaktive Training.

(* relevant für Prävention und Rehabilitation).

duelle und (zusätzlich) qualitative Beurteilung der Belastungsintensität in der Physiotherapie neben dem verstärkten Einsatz objektiver Belastungsintensitäten trotz gewisser Ungenauigkeiten als relevantes Mittel erweisen. Dazu greifen wir dieses Verfahren auf und differenzieren die Qualifizierung der Belastungsintensität [3.12] in Tab. 3.**1** (s. S. 42) in sechs Stufen. Wir werden damit den verschiedenen Krafttrainingsarten und den damit verbundenen metabolischen wie neurophysiologischen Belastungsbedingungen gerecht. Das heißt, jede einzelne der sechs Stufen ist eindeutig einem physiologischen Belastungsbereich zugeordnet. Die höhere Differenzierung geschieht in dem Sinn, daß z. B. therapeutisch relevante Methoden wie die der dynamisch-lokal-aeroben-Muskelausdauer oder solche zur Verbesserung der intramuskulären Koordination mittels dynamisch-exzentrischer Kontraktionsform berücksichtigt werden.

Die Prozentangaben in Tab. 3.**1** sind sehr vage und überschneidend. Sie dienen nur der Orientierung zum Vergleich mit anderen Literaturquellen.

Zur wirksamen therapeutischen Umsetzung dieser qualitativen sechsstufigen Intensitätsbestimmung ist es sehr hilfreich, daß die Therapeuten eigene praktische Erfahrung in allen sechs Belastungsbereichen im Kraft- und Ausdauertraining mitbringen. Denn beim Trainieren mit den verschiedenen Belastungsintensitäten stellen sich nachvollziehbare und eindeutig unterscheidbare psychophysische Belastungsgefühle ein. Die Therapeuten können auf der Basis dieser Belastungserfahrung dem Patienten das Bewegungs- und Belastungsgefühl vermitteln. Im Idealfall läßt sich durch die Beobachtung des Patienten und der Nachempfindung der gegebenen Belastung der Intensität in etwa kontrollieren und damit richtig einstufen.

Die sechs Stufen lassen sich so begründen, daß jede Stufe bestimmte physiologische metabolische oder neuromuskuläre leistungsbestimmende Parameter repräsentiert. Die auftretenden Belastungsgefühle in den sechs einzelnen Stufen sind in Tab. 3.**2** (s. S. 44) beschrieben.

Darüber hinaus bleiben qualitative Angaben zur Belastungsintensität als interindividuelles Vergleichskriterium zwischen verschiedenen Patientinnen relativ ungenau.

Andere Verfahren der *inneren* Intensitätsbestimmung (z. B. Puls-, Blutdruckmessung) haben im Ausdauertraining eine große, im Krafttraining aber keine Gültigkeit. Sie haben für die Bestimmung der Reizintensität der beanspruchten Muskulatur keine Relevanz [3.13]. Weitere Verfahren sind für die Praxis zu aufwendig (z. B. Base-excess-Bestimmung) [3.14]. Zur schnellen und einfachen Bestimmung von Laktat gibt es mittlerweile transportable Handgeräte mit ausreichender Genauigkeit.

Bei einem gesundheitlich ausgerichteten Ausdauertraining, aber auch beim präventiven Krafttraining, ist die Kontrolle der Herzfrequenz und besonders des Blutdruckes dringend indiziert. Es können systolische Blutdruckwerte von über 300 mmHg auftreten [3.15]. Diese hohen Werte entstehen neben dem belastungsbedingten intramuskulären Druck durch die Preßatmung [3.17]. Die sollte vom Therapeuten entweder antizipiert und richtig instruiert oder erkannt und auf jeden Fall abgestellt werden. Denn Patienten mit einem vorgeschädigten Herz-Kreislauf-System erhalten auf diese Weise eine zu hohe und eventuell sogar kontraindizierte Belastung.

→ **Beachte:** Untersuchungen zur Abgrenzung der verschiedenen Bereiche zeigen, daß je nach Untersuchungsansatz (z. B. dynamisch versus isometrisch oder langsame versus schnelle Bewegungen) wesentliche Überschneidungen zwischen den verschiedenen Bereichen bestehen (siehe Prozentangaben, Tab. 3.1, s. S. 42).

3.2 Belastungsdauer

Die Belastungsdauer

(syn.: Reizdauer) kennzeichnet die Zeit, in der ein einzelner Therapieinhalt oder eine Serie von Therapieübungen auf den Organismus einwirkt [3.18]. Die Belastungsdauer läßt sich als Zeitmerkmal genau erfassen. Letztlich wird die Zeitdauer unmittelbar aufeinanderfolgenden Reize (z. B. Wiederholungen während einer Serie) als Belastungsdauer bezeichnet [3.19].

Quantifiziert wird die Belastungsdauer als zeitliche Angabe in Sekunden, Minuten oder Stunden:

Beispiele:
- eine isometrisch-kontinuierliche Kontraktion während 10 Sekunden Belastungsdauer.
- eine Serie à 10 Wiederholungen in 20 Sekunden Belastungsdauer,
- Elektromyostimulation während 10 Minuten Belastungsdauer,
- Joggen während einer Stunde Belastungsdauer (vgl. Kap. 3.5).

Die Belastungsdauer hängt vom Therapieziel und Therapieinhalt ab: Sie ist kurz bei der Therapie mit maximaler Belastungsintensität oder lang bei der Therapie mit geringer Belastungsintensität.

Anpassungsvorgänge lassen sich nur dann auslösen, wenn die therapeutischen Übungsreize eine

- Mindestbelastungsintensität und eine
- Mindestbelastungsdauer haben.

Über die Belastungsdauer läßt sich generell die Belastungsintensität unter der Bedingung sehr gut steuern, daß eine (annähernde) Ausbelastung des Patienten stattfindet. Denn auf diesem Weg erhält der Therapeut einen direkten Eindruck der Belastung und der damit angesprochenen biologischen Parameter. Damit ist einerseits der zu erwartende Effekt (z. B. Muskelaufbau) und andererseits die nötige Regenerationszeit gut erfaßt.

Die konkrete Beziehung von *Intensität* und *Dauer* schlägt sich in den verschiedenen Trainingsmethoden zur Kraft und Ausdauer nieder. Dabei ergibt sich folgende Faustregel für die Optimierung des Wechselverhältnisses von Intensität und Dauer: Zwischen Intensität und Dauer besteht ein umgekehrt proportionales Verhältnis, das sich in Experimenten als hyperbolische Funktion zeigt (Abb. 3.**1**).

Vergleichbares gilt ebenso in der Relation Belastungsintensität zu Belastungsumfang.

Eine sehr wichtige und keinesfalls zu vernachlässigende Eigenschaft besteht bezogen auf die differenzierte Belastung, in der Zeitdauer der Belastung. Denn mit zunehmender Belastungsdauer verändern sich die leistungsbestimmenden neurophysiologischen Einflußfaktoren in Richtung von sehr intensiver nach geringer Belastung, d. h. von einer Kraft- zu einer Ausdauerbelastung wie folgt:

- beim hochintensiven intramuskulären Koordinationstraining z. B. Frequenzierung und Rekrutierung (Stufe 6 u. 5 in Tab. 3.**1** u. 3.**2**, s. S. 42 u. 43);
- beim Muskelaufbautraining z. B. der dominant anaerob-alaktazide Stoffwechselbereich (Stufe 4 in Tab. 3.**1** u. 3.**2**, s. S. 42 u. 43);
- beim Kraftausdauertraining z. B. die dominant anaerob-laktazide Glykose (Stufe 3 in Tab. 3.**1** u. 3.**2**, s. S. 42 u. 43);
- beim lokalen Muskelausdauertraining z. B. die aerobe Kapazität (Stufe 2 u. 1 in Tab. 3.**1** u. 3.**2**, s. S. 42 u. 43).

Das bedeutet z. B. für ein Muskelaufbautraining: Je deutlicher die optimale Belastungsdauer von 6–30 Sekunden bis hin zu 40–60 Sekunden Belastungsdauer überschritten wird, desto mehr liegen anaerob-laktazide Stoffwechselverhältnisse vor. D. h. es wird nicht mehr die gewünschte Hypertrophie, sondern die laktazide Kraftausdauer trainiert.

Entsprechende experimentelle Untersuchun-

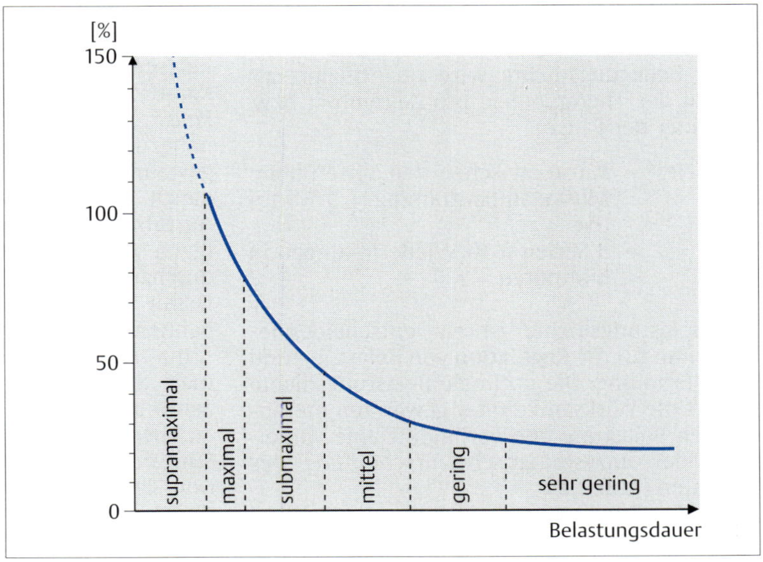

Abb. 3.1 Das Verhältnis von Belastungsintensität und -dauer (schematisch) vgl. Tab. 3.1, s. S. 43 und Tab. 2.2, s. S. 44 [3.20].

gen zeigen, daß für die Belastungsdauer je nach Therapieziel ein Zeitminimum bzw. -maximum fixiert werden kann, um den Therapiereiz zu optimieren:

- Für eine die koordinativen oder sensorischen Fähigkeiten und die Konzentration verbessernde Therapie gilt der Grundsatz, daß nur solange geübt werden darf, wie die Übungsausführung koordinativ einwandfrei bleibt [3.21]. Von dieser Regel gibt es Ausnahmen, die allerdings nur sportliche, jedoch keine therapeutische Bedeutung haben [3.22].
- Die optimale Ausbelastung der Muskulatur, mit dem Ziel die Muskelhypertrophie zu provozieren, liegt im Bereich des anaerob-alaktaziden Stoffwechsels [3.23]. Die mögliche wirksame Belastungsdauer stellen verschiedene Autoren je nach geforderter Belastungsintensität leicht unterschiedlich dar:
  - bis zu 10 Sekunden [3.24] bzw.
  - nicht über 20–25 Sekunden [3.25].
  - Auf keinen Fall darf die Belastungsintensität so gering sein, daß diese eine Belastungsdauer über 40 Sekunden zuließe [3.26].
- Die Verbesserung der maximalen laktaziden Kraftausdauer (für die Alltagsbelastung und Physiotherapie nicht relevant!) liegt im Bereich von 45–90 Sekunden Belastungsdauer, weil hier die maximale Glykolyserate vorliegt [3.27]. Beim Kraftausdauertraining muß die Dauer weit über den Moment des Nachlassens der Kräfte hinausgeschoben werden [3.28]. Diese Art der Kraftausdauer bleibt damit sehr spezifischen Anwendungen im sportlichen Leistungstraining vorbehalten. Aber Kraftausdauer mit mittlerer Ausbelastung ohne maximale Glykolyse bleibt z. B. im Rahmen der komplexen Kraftentwicklung für den therapeutischen Bereich möglich.
- Für ein intramuskuläres Maximalkrafttraining gilt, daß die Belastungsdauer nur so lang sein darf, wie die maximale Belastungsintensität aufrecht erhalten werden kann.

So wie ein hoher Belastungsumfang ohne entsprechende Intensität unwirksam ist, kann eine hohe Intensität ohne entsprechende Wiederholungs- und Serienzahlen keine biologische Anpassung auslösen.

3.3 Belastungsdichte

Belastungsdichte
(syn.: Reizdichte) ist die zeitliche Aufeinanderfolge einzelner Übungen oder Serien. Eine hohe Belastungsdichte liegt bei kurzen Pausen vor, eine niedrige bei langen Pausen. Sie bezeichnet also das zeitliche Verhältnis von Belastungs- und Erholungsphasen innerhalb einer Therapieeinheit [3.29].

Die Belastungsdichte wird quantifiziert als Anzahl der Therapiereize pro Zeiteinheit bzw. als Dauer der Pause:

Beispiele:
- Pause zwischen den Serien beim Muskelaufbautraining = 3 Minuten
- 3 Serien à 10 Wiederholungen in 6 Minuten

Die Belastungsdichte ist ein entscheidendes Kriterium für die Regulation von Belastung und (Teil-)Erholung. Die optimale Belastungsdichte sichert die Wirksamkeit der gewählten methodischen Belastung und verhindert eine vorzeitige oder unsystematische Erschöpfung des Patienten (Abb. 3.**2**).

Bei der Erholung zwischen den Serien sind zwei Pausentypen zu unterscheiden:

- die *vollständige* Pause, welche gänzlich die nervale Ermüdung abbaut, so daß die folgende Belastung mit gleich hoher Intensität absolviert werden kann und
- die *unvollständige* (lohnende) Pause ermöglicht insbesondere metabolische Ausschöpfungs- und Anpassungsprozesse.

Bei der Therapie zur Steigerung der intramuskulären Koordination, der Reaktivkraft oder koordinativer Fähigkeiten ist eine *vollständige Pause* zwingend. Denn die Pause sollte eine nahezu volle Regeneration des Organismus gewährleisten, damit die folgende Übung mit gleich hoher Belastungsintensität, gleichen Ausführungsgeschwindigkeiten oder vollständigen physiologischen Bewegungsamplituden durchgeführt werden kann. Nur auf diese Weise lassen sich „saubere" Bewegungen koordinativ bahnen [3.30].

Im Hypertrophietraining hingegen strebt man die systematische Entleerung des anaerob-alaktaziden Kreatinphosphatspeichers an. Hierbei hilft die *unvollständige Pause* in dem Sinn, daß der Speicher sukzessiv durch Summation der Therapiereize an Volumen abnimmt [3.31].

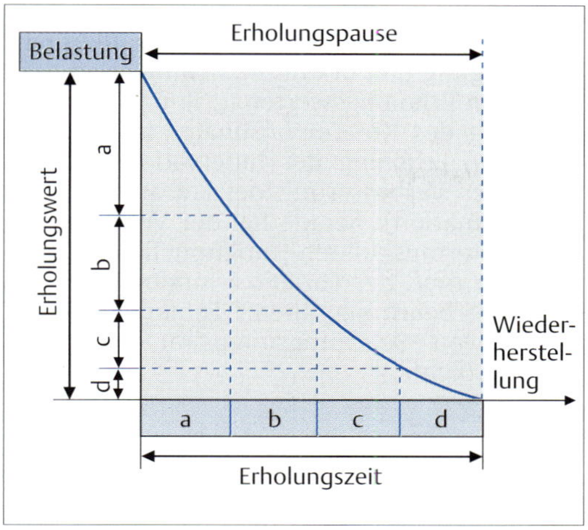

Abb. 3.2 Exponentialkurve der Relation Erholungszeit und dem dabei erreichten Erholungswert [3.32].

Bei einer andauernden Belastung (z.B. 15 Minuten Dauerlauf auf dem Laufband) entfällt die Pause.

Unabhängig vom jeweiligen Therapieziel gilt für die Planung der Belastungsdichte im Rehabilitationsprozeß: Die Pause sollte grundsätzlich lang genug sein. Denn in der Aufbauphase 1 bis 2 benötigt der Patient häufig längere Regenerationszeiten, da er zu Beginn des Trainings intermuskuläre Bewegungsstörungen oder unökonomische Bewegungsmuster aufweist. Da aber die koordinativ einwandfreie Bewegung immer im Zentrum einer therapeutischen Kräftigung steht, gewährleistet die längere Pause eher einen koordinierten und kontrollierten Bewegungsablauf. Mit zunehmender Genesung verschiebt sich das zeitliche Verhältnis von Belastungsdauer zu Belastungsdichte zugunsten der Dauer. D. h. je besser der Leistungszustand des Patienten, desto kürzer können die Pausen bei intervallartiger Belastung (z. B. zwischen den Serien) gewählt werden [3.33]. Dasselbe gilt bei einer Modifikation der Krafttrainingsmethoden wegen eventueller Belastungsbeschwerden. Kann sich ein Patient nämlich innerhalb einer Serie nicht genügend ausbelasten, verkürzt der Therapeut die Pause deutlich, weil eventuell nur eine geringe bis mittlere Ermüdung vorliegt. Die notwendige Ausbelastung erfolgt dann summativ über die Anzahl der Serien. Angaben zu den geeigneten Pausenlängen sind in Kombination mit der jeweiligen Methode gemacht.

3.4 Belastungshäufigkeit

Belastungshäufigkeit

bezieht sich auf die Anzahl der Einzelreize pro Serie oder pro Therapieeinheit [3.34].

Die Belastungshäufigkeit wird quantifiziert als Anzahl der ausgeführten Wiederholungen:

Beispiele:

– 400 Wiederholungen je Serie:	Belastungshäufigkeit = 400
– 10 Wiederholungen × 3 Serien × 4 Übungen:	Belastungshäufigkeit = 120
– 5 Wiederholungen desselben PNF-Musters:	Belastungshäufigkeit = 5
– 3 Wiederholungen je Serie:	Belastungshäufigkeit = 3
– 10 Minuten Dauerbelastung Fahrradergometer:	Belastungshäufigkeit = 1

Die Belastungshäufigkeit steht in enger Abhängigkeit von der Belastungsintensität, -dauer und -dichte:

- *Bei hoher Intensität sind* nur wenige Wiederholungen möglich. Die Belastungsdauer ist dementsprechend kurz.
- *Bei kurzer Pausendauer* (= hohe Belastungsdichte) sind ermüdungsbedingt nur weniger Wiederholungen als bei langer Pausendauer möglich.
- Die Belastungsdauer ist *bei niedriger Intensität* dementsprechend lang.

Die Ausprägung der Belastungshäufigkeit hängt von der angestrebten Beanspruchung und diese wiederum vom Therapieziel ab: Methoden mit sehr hohen Wiederholungszahlen tendieren in Richtung Ausdauer, Methoden mit sehr geringen Wiederholungszahlen mehr in Richtung intramuskuläre Koordination [3.35]. Der Zusammenhang zwischen den einzelnen genannten Parametern entspringt also nicht dem Zufall, sondern klaren Abhängigkeiten.

In der Physiotherapie kommt es häufig bei der Anwendung von Krafttrainingsmethoden, die eine Ausbelastung bedingen, zu einer Entkopplung dieser Zusammenhänge:

- *Keine Ausbelastung:* Eine „Kräftigung" wird willkürlich auf Anweisung des Therapeuten oder zufällig nach Motivationslage der Patienten nach 10 Wiederholungen abgebrochen, ohne daß eine annähernde Ausbelastung stattgefunden hätte, obwohl die Ausbelastung oder eventuell viele weitere Wiederholungen möglich gewesen wären (Fehler: Entkopplung von Belastungsintensität und Belastungshäufigkeit). Dies bedeutet, daß die eigentliche Belastung und damit die biologische Anpassung mit den entsprechenden Parametern und die Regenerationszeit nicht bekannt sind. Ohne deren Kenntnis ist eine Therapie mit einer differenzierten Methode wenig effizient.
- Die *Pausendauer* und damit die Belastungsdichte erhält eine zufällige oder willkürliche Festlegung und orientiert sich nicht an definierten Erholungswerten (z. B. Rephosphorilierung des Kreatinphosphates bei Muskelaufbau, Erholung der Innervationsfrequenz bei der Verbesserung der intramuskulären Koordination). Gerade bei der Verbesserung der intermuskulären (funktionellen) Koordination muß der Patient ermüdungsfrei von der Vorbelastung üben. (Fehler: Entkopplung von Belastungsintensität und Belastungsdichte.)

3.5 Belastungsumfang

Belastungsumfang

(syn.: Therapieumfang) beschreibt die Summe aller Belastungseinzelreize pro Therapieeinheit [3.36].

Der Belastungsumfang wird quantifiziert aus der Dauer und den Wiederholungen aller Belastungen einer Therapieeinheit oder längerer Therapieabschnitte (Mikro-, Makrozyklen). Im Krafttraining ergibt sich der Belastungsumfang aus der jeweiligen Gesamtlast. Der Belastungsumfang bezieht sich bei:

- der therapeutischen Gangschule auf die insgesamt zurückgelegte Strecke [m];
- intermittierenden Übungen (z. B. isometrische Anspannungen) auf die Wiederholungszahl und die Zeit, z. B. 3 Übungen × 5 Wiederholungen × 20 Sekunden = 300 Sekunden;
- einem dynamischen Krafttraining auf die Intensität und Häufigkeit, z. B. 4 Übungen × 3 Serien × 10 Wiederholungen × 5 kg = 600 kg;
- einer Therapieeinheit von 60 Minuten auf die Zeitdauer.

→ Der Kostenträger (Krankenkassen u. a.) schränkt in vielen Fällen den physiotherapeutischen Praxen den Belastungsumfang ein, z. B. 20 Minuten pro Therapieeinheit. Dieser Zustand ist überholungsbedürftig.

Der Belastungsumfang muß seine Ausdehnung auf der Basis eines optimierten, therapiezielorientierten biologischen Belastungsreizes und damit eines patientenadäquat optimierten Verhältnisses von Belastung und Erholung erhalten. Das bedeutet, daß der Belastungsumfang je nach individueller Tagesform des Patienten, aktueller Therapiephase und vorliegender Pathologie und je nach geeigneter Maßnahme sehr stark differieren kann. So sind z. B. ein geringer Belastungsumfang von nur 15 Minuten für EMS oder Ultraschall oder ein großer von bis zu 2 Stunden für ein Krafttraining mit Auf- und Abwärmen denkbar. Eine generalisierende Aussage wie „bei schwer geschädigten Patienten beträgt die maximale Therapiedauer 15 Minuten" [3.37], läßt sich demnach nicht begründen, denn dies hängt elementar von den Therapiezielen, den damit verbundenen Intensitäten der Inhalte und der individuellen Belastbarkeit des Patienten ab.

Letztlich bietet jedoch nur das logisch aufeinander aufbauende, zielorientierte Vorgehen auf biologischer Basis eine maximierte Lösung für alle Beteiligten:

- Der Patient erholt sich von seiner Krankheit – wenn grundsätzlich möglich – schneller, als wenn wegen einer fixen zeitlichen Limitierung der Therapiedauer die Maßnahmen unvollständig abgebrochen würden.
- Die Kosten der Therapie sinken langfristig aufgrund der insgesamt in der Anzahl verringerten Therapieeinheiten, weil ohne zeitliche Einschränkung der effizienteste methodische Weg gewählt werden kann und auf dieser Basis die Rezidivgefahr abnimmt.

Der Umfang der Belastung ist abhängig von:

- der Belastbarkeit des Patienten,
- dem individuellen Erholungstempo,
- der zur Verfügung stehenden Erholungszeit,
- der Therapiehäufigkeit (Therapieeinheiten pro Woche) [3.38].

Die Regenerationszeit der Patienten dauert bei gleicher Belastungsintensität und -dichte um so länger, je größer der Belastungsumfang ist. Bis zur nächsten Therapieeinheit sollte die Regeneration abgeschlossen und die erhöhte Leistungsfähigkeit hergestellt sein.

Selten setzt der Physiotherapeut den Belastungsumfang in der Therapie zu hoch an. Gerade da die geforderte Belastungsintensität oft wegen Schmerzen nicht umzusetzen und nur eine geringe bis mittlere Ausbelastung möglich ist, könnte der größere Belastungsumfang im Sinne einer Ausschöpfung der angestrebten Belastungsparameter bei einem Teil der Methoden berechtigten Eingang in die physiotherapeutische Kräftigungsmethodik erhalten. Dieser Bereich läßt Raum für therapeutische Experimente mit dem Gedanken mehr Übungen, Serien, Wiederholungen oder eine höhere Belastungsdauer einzusetzen und die Serienpause zu verkürzen.

Alle Belastungen sind unter dem Aspekt des Belastungsumfanges so zu gestalten, daß die erwünschte Wirkung gut gesichert wird. Dies ist gewährleistet:

- bei an den momentanen Leistungszustand des Patienten angepaßten Intensitäten und entsprechend großem Umfang. Dies gilt für physische, psychische, koordinative und volitive (den Willen betreffende) Fähigkeiten;
- bei einem Optimum an Wiederholungen bezüglich der Ausbildung und Entwicklung feinster Bewegungskoordinationen;
- beim Erreichen sichtbarer Ermüdungssymptome, wenn eine exakte Ausführung des Bewegungsablaufes nicht mehr möglich ist, d. h. nach relativ großem Umfang;
- wenn die Konzentrationsfähigkeit nachläßt;
- wenn Korrekturanweisungen nicht mehr exakt befolgt werden können;
- wenn die Ermüdung nach dem Abschluß der Therapieeinheit eine gewisse Zeit spürbar bleibt [3.39].

Die Erhöhung des Belastungsumfanges führt normalerweise dazu, daß die Belastungen in späteren Therapieeinheiten besser vertragen werden. Dies gilt als notwendige Basis für die effektive Steigerung der Belastungsintensität [3.40].

3.6 Therapiehäufigkeit

> **Therapiehäufigkeit**
>
> gibt die Anzahl der wöchentlichen Therapieeinheiten an. Sie bezeichnet also das zeitliche Verhältnis von Belastungs- und Erholungsphasen zwischen den einzelnen Therapieeinheiten [3.41].

Die Therapiehäufigkeit wird quantifiziert als Anzahl der Therapieeinheiten pro Woche:

Beispiel: fünf Therapieeinheiten pro Woche (z. B. 2 TE unter Aufsicht der Therapeutin in deren Praxis und 3 TE als Autotherapie zuhause).

Die Anzahl der Therapien pro Woche zeigt klare Abhängigkeiten zu der Leistungs- bzw. Regenerationsfähigkeit des Patienten, den Inhalten der Therapieeinheiten und den damit verbundenen Intensitäten.

Wie häufig und zu welchen Zeitpunkten man die Patienten zur Therapie auffordert (inkl. Autotherapie/Heimprogramm), hängt nicht vom Terminkalender ab, sondern von dem Prinzip einer aufeinander abgestimmten Belastung und Erholung im Rahmen der menschlichen Fähigkeit zur biologischen Anpassung an funktionelle Reize. Die Anzahl der TE pro Woche bzw. pro Tag ist abhängig von:

- der gewählten Belastungsstruktur der therapeutischen Methoden (z. B. intramuskuläre Koordinationsverbesserung oder Grad der Ausbelastung);
- der Spezifik der Pathologie;
- dem Leistungszustand;
- dem biologischen Alter;
- der Therapieperiode;
- der Struktur von Makro- und Mikrozyklen [3.42].

Dies bedeutet, daß zu diesen Parametern Erkenntnisse vorliegen müssen, die über die Belastungsart und die Dauer der darauffolgenden Erholung informieren. In der Regel sind die Belastungsintensitäten physiotherapeutischer Methoden nicht exakt erfaßbar. Sie können außerdem nach praktischer Handhabung extrem stark variieren.

Die folgende grobe Abschätzung der Intensitäten von therapeutischen Maßnahmen erfolgt vergleichend zu sportlichen Methoden, deren Intensität untersucht und bekannt ist. Darüber hinaus kann jeder Therapeut die Belastungsintensität mittels einer einfachen Belastungs-/Beanspruchungs-Beobachtung auf Plausibilitätsebene charakterisieren. Die Belastungsdauer und der Grad der Ausbelastung des Patienten geben zur groben Abschätzung der Belastungsintensität ebenso gute Anhaltspunkte. Dabei können unter dem Aspekt der vielfältigen Ausführung Ungenauigkeiten auftreten:

- *Inhalte mit geringen Belastungsintensitäten* oder physiologisch nicht relevanten Belastungsintensitäten, Belastungen mit laufender Regeneration bzw. sehr kurzen Regenerationszeiten und der Möglichkeit, viele Therapieeinheiten pro Woche miteinander in Kombination durchzuführen. Dabei sind täglich bis zu 6 TE und bis zu 30 TE pro Woche denkbar. Beispiele dafür sind:
  - extensives allgemein- oder lokal-aerobes Ausdauertraining;
  - komplexe Kraftentwicklung mit geringer Ausbelastung;
  - spezielle und differenzierte Kraftentwicklung mit geringer Ausbelastung;
  - präoperative Verhaltensinstruktionen (z. B. Aufstehen aus dem Bett nach Hüfttotalprothese; Gehen an Unterarmgehstützen;
  - Bewegungsvorstellung oder -feedback schaffen mittels Video, Demonstration etc.;
  - Massage, Lymphdrainage, Hydrotherapie, Balneotherapie (Wickel, Fango) etc.;
  - Mobilisation, Stretching;
  - sensorische Stimulation (z. B. orofaziale Stimulation; taktile, visuelle, akustische, kinästhetische Stimulation);
  - Körper-(Psycho-)Therapien (Posturale Integration, Feldenkrais, Alexander, Eutonie etc.);
  - Neurologische Therapieformen (Bobath, Perfetti, Vojta, Doman etc.);
  - Ultraschall, Lasertherapie u. v. a. m.
- *Inhalte mit mittleren Belastungsintensitäten* und größerer Regenerationszeit (ca. 12–72 Stunden) und der dementsprechenden Möglichkeit von 2–7 Therapieeinheiten pro Woche durchzuführen, z. B.:
  - komplexe Kraftentwicklung mit mittlerer bis submaximaler Ausbelastung innerhalb einer Serie;
  - differenzierte Kraftentwicklung mit mittlerer bis submaximaler Ausbelastung (z. B. Muskelaufbautraining) innerhalb einer Serie und über mehrere Serien;
  - spezielle Kraftentwicklung mit mittlerer bis submaximaler Ausbelastung;
  - funktionelle Bewegungslehre nach Klein-Vogelbach (große Variationsbreite: je nach Intensität täglich);
  - Elektromyostimulation (große Variationsbreite: je nach Intensität täglich);
  - Propriozeptive-Neuromuskuläre-Fazilitation (PNF; große Variationsbreite: je nach Intensität täglich),
  - Klapp-Kriechen (große Variationsbreite: je nach Intensität täglich);
  - Wassergymnastik (große Variationsbreite: je nach Intensität täglich) u. v. a. m.
- *Inhalte mit sehr großen Belastungsintensitäten* und Regenerationszeiten (ca. 24–84 Stunden) und der dementsprechenden Möglichkeit von 2–4 Therapieeinheiten pro Woche, z. B.:
  - differenzierte Kraftentwicklung mit submaximaler bis maximaler Ausbelastung innerhalb einer Serie (z. B. Methoden der intramuskulären Koordinationsverbesserung, kombinierte Methoden, Muskelaufbaumethoden); u. v. a. m.

Als Einzelmaßnahme oder insbesondere in der Kombination einiger problemrelevanter Maßnahmen können also mehr oder weniger Therapieeinheiten pro Woche durchgeführt werden. Wie oben ausgeführt, sind extreme Therapiehäufigkeiten von bis zu 30 Therapieeinheiten pro Woche physiologisch denkbar und je nach vorliegender Problematik auch sinnvoll.

Die Regulation der Therapiehäufigkeit zeigt folgende Merkmale:

- Je höher der Leistungszustand steigt, desto kürzer sind die Regenerationszeiten, desto häufiger muß der Patient eine (Auto-)Therapie absolvieren.
- Je schlechter die Fähigkeit zur Ausbelastung bei einer differenzierten Kraftentwicklung ist, desto kürzer sind die Regenerationszeiten, desto häufiger muß der Patient eine (Auto-)Therapie absolvieren.

- Leistungsverbesserungen erfolgen bei gleicher Belastungsintensität um so schneller, je häufiger therapiert wird [3.43].
- Von einer übermäßigen Erhöhung des Belastungsumfanges in den einzelnen Therapieeinheiten ist abzuraten, da die Wirksamkeit der Belastung von einem bestimmten Ermüdungsgrad an abnimmt, der Bewegungsablauf unökonomisch wird und die Verletzungsgefahr steigt.
- Die Beziehungen zwischen dem Umfang der Belastung in einzelnen Therapieeinheiten und der Therapiehäufigkeit sind darüber hinaus von den besonderen Anforderungen einzelner Therapieziele, den zu lösenden Aufgaben, den Trainingsmitteln etc. abhängig.
- Gute Therapieeffekte erzeugt eine Belastung, die eine optimale Ermüdung verursacht.
- Nach einer guten Belastung sollte der Patient in der Lage sein, alltägliche körperliche wie geistige Arbeiten noch zu verrichten.
- Am Morgen nach der Therapie muß der Patient sich frisch und erholt fühlen.
- Nach spätestens 2–3 Tagen sollte das gleiche Belastungspensum wiederum absolviert werden können.
- Grenzbelastungen sind generell zu unterlassen [3.44].

Man muß sich die Tatsache ins Bewußtsein rufen, daß alle **Belastungsnormative**, die Auslösung und Kontrolle der biologischen Anpassung nur für die Muskelphysiologie gelten. Adaptationen in anderen Bereichen (Knochen, Sehnen, Bänder, Knorpel etc.) finden zwar ebenso statt, allerdings kennt man zum einen die indirekte adaptative Auswirkung der „muskelorientierten Reize" auf diese Strukturen nicht. Zum anderen sind ebenfalls direkte optimale Funktionsreize für diese Strukturen nur unzureichend untersucht und deshalb nicht bekannt. Bislang gibt es nur einige konzeptionelle Hypothesen hierzu.

Zusammenfassend läßt sich sagen: Die Belastungsnormative und deren elementar wichtige Abhängigkeit untereinander wird in der Physiotherapie bis jetzt in vielen ihrer Methoden und Maßnahmen zu wenig berücksichtigt. Bei der praktischen, kurzfristigen Leistungssteuerung des Patienten berücksichtigen die Therapeuten diese grundsätzlichen Aspekte der Belastungsbeschreibung und Leistungsentwicklung zu wenig. Bezüglich dieser Problematik sollten in Zukunft Akzeptanz und eine Überarbeitung der therapeutischen Anwendung das Vorgehen bestimmen.

Als wesentliche Hilfestellung für die Umsetzung der einzelnen Belastungsnormative in die Therapie sehen wir die jeweiligen konkreten Angaben zu den einzelnen Methoden und den Trainingsplänen. Bei den Methoden und Trainingsplänen findet also der Therapeut genaue Hinweise, wie die Belastungsnormative einzusetzen sind.

Eine ökonomische Maßnahme die eventuell notwendig steigende Anzahl der Therapieeinheiten pro Patient kostenbewußt durchzuführen, wäre die gehäufte Auto-Therapie des Patienten als Heimprogramm bzw. in den Therapieräumen oder die Gruppentherapie. Dies wird bereits in vielen Praxen oder Therapieformen systematisch angewandt.

4 Therapieprinzipien

Therapieprinzipien
(syn.: -grundsätze, -maxime) sind Gesetzmäßigkeiten mit hoher Allgemeingültigkeit, die bei der Gestaltung des Therapieprozesses zu berücksichtigen sind [4.1].

Unter der Sichtweise, die Leistung eines Patienten optimal steuern zu wollen, sind empirische Beobachtungen des Leistungsverlaufes und seiner bestimmenden Parameter notwendig. So ergeben sich aus vorwiegend sportwissenschaftlichen Abhandlungen notwendige Richtlinien für die Planung und Durchführung einer Therapie. Basiserkenntnis dieser Therapieprinzipien ist das Auslösen einer Störung des biologischen Gleichgewichtes durch gezielte Belastung und der darauffolgenden Erholung. Alle zu treffenden Maßnahmen dienen letztlich diesem einen Ziel, nämlich die Belastung, die Erholung und den Zusammenhang zwischen beiden Kriterien optimal zu beeinflussen, d. h. der optimierten kurz- bis langfristigen biologischen Anpassung des Patienten. Diese gibt also die gesetzmäßige Richtschnur, der die Therapieprinzipien zugrunde liegen und nach der alle Maßnahmen Wirkung zeigen (Tab. 4.**1**).

Zur systematischen Betrachtung bezüglich der biologischen Anpassung unterscheiden wir drei übergeordnete Prinzipien, nämlich diejenigen, welche die

- Anpassungseffekte auslösen,
- erfolgte Anpassung stabilisieren und
- Anpassung in eine spezifische Richtung steuern.

[4.2]

Tabelle 4.1 Übersicht zu den Therapieprinzipien und zugehörigen biologischen Gesetzmäßigkeiten und Einflußfaktoren [4.3]

Bedeutung für das Geschehen	Therapieprinzip (P)	Biologischer Einflußfaktor
Auslösung der Anpassung	▪ P. des wirksamen Belastungsreizes	– Reizstufenregel
	▪ P. der progressiven Belastungssteigerung – allmählich – sprunghaft	– parabolischer Kurvenverlauf des Adaptationsprozesses
	▪ P. der Variation der Therapiebelastung	– Reizstufenregel
Sicherung der Anpassung	▪ P. der optimalen Gestaltung von Belastung und Erholung	– Superkompensation, Heterochronizität der Adaptation
	▪ P. der Wiederholung und Kontinuität	– Deadaptation
	▪ P. der Periodisierung und Zyklisierung	– Phasencharakter des Adaptationsverlaufs
Spezifische Steuerung der Anpassung	▪ P. der Individualität und Altersgemäßheit	– individuelle Adaptation, genetisch begrenzte Anpassungsreserve
	▪ P. der zunehmenden Spezialisierung	– spezifische Adaptation, genetisch begrenzte Anpassungsreserve
	▪ P. der regulierenden Wechselwirkung einzelner Therapieelemente	– Wechselwirkung von spezifischer und unspezifischer Adaptation

4.1 Auslösung der Anpassung

Der wirksame Belastungsreiz

Biologische (therapiebedingte) Anpassungsvorgänge unterliegen bestimmten Gesetzmäßigkeiten. Es besteht eine Beziehung zwischen der Quantität einer Therapie und der Quantität der Auswirkungen. Voraussetzung ist die *Überschreitung einer kritischen Reizschwelle* und somit eine genügend hohe Belastungsintensität. Dieser Globalzusammenhang erfaßt die *Reizstufenregel* (auch: Roux-Regel). Diese beschreibt vier Reizintensitäten mit den entsprechenden biologischen Reaktionen (Tab. 4.**2**).

Der *Schwellenwert des Belastungsreizes* hängt nicht nur von der Stärke des Reizes ab, sondern ebenso wesentlich von der aktuellen Leistungsfähigkeit der betreffenden Person. Ein Patient, dessen Niveau sehr tief ist, benötigt einen vergleichsweise geringen und unspezifischen Reiz (komplexe Kraftentwicklung mit z. B. nur 30% der Maximalkraft), um Anpassungserscheinungen zu zeigen. Demgegenüber muß der hochtrainierte Sportler einen sehr hohen und spezifischen Belastungsreiz setzen (z. B. differenzierte Kraftentwicklung mit mindestens 70% der Maximalkraft), um überhaupt sein Niveau steigern zu können [4.4].

Für wirksame Trainingsreize ist die Aktivierung des sympathisch-vegetativen Nervensystems eine wesentliche Voraussetzung. Der aktive Sympathikus versetzt den Körper in den Zustand erhöhter Leistungsbereitschaft. Er erhöht beispielsweise die Herzfrequenz, die Kontraktionskraft sowie den Sauerstoffverbrauch und erweitert die Bronchien.

Langfristig führen immer gleichbleibende Trainingsbelastungen zu einer Belastungsmonotonie. Die ergotrope (leistungssteigernde) Wirkung des Sympathikus und damit des Trainings nimmt ab.

Man erkennt die Auswirkung dieses Zusammenhanges an dem divergierend parabelförmigen Verlauf der Beziehung von Belastungsquantität und Leistungszuwachs. Bei geringem Belastungsniveau bringt schon eine geringe Belastung ansehnliche Verbesserungen. Dagegen gilt: Je höher der Leistungsstand ist, desto höher muß der Belastungsaufwand sein, um noch minimale Fortschritte zu erzielen (Abb. 4.**1**).

Die Wahl der Belastungsintensität muß durch eine möglichst exakte Information (theoretische Kenntnisse und Belastungsanalyse des Patienten) im jeweils günstigsten Wirkungsbereich angesiedelt werden.

Abb. 4.**2a–c** weist auf das Abflachen des Anpassungseffektes hin, wenn der Trainingsreiz immer der gleiche bleibt. In einem frühen Stadium der Therapie bei schlechter körperlicher Leistungs- und Regenerationsfähigkeit erzielt man relativ einfach gute Anpassungseffekte (Abb. 4.**2a**). Während des weiteren Leistungsfortschritts bleibt die Anpassung auf den gleichen Therapiereiz nur noch im mittleren Bereich und die Regenerationszeit verkürzt sich deutlich (Abb. 4.**2b**). Ist der Patient auf den entsprechenden Therapiereiz angepaßt, kann keine Superkompensation mehr erwartet werden. Die Regeneration erfolgt sehr schnell (Abb. 4.**2c**).

Dies bedeutet, daß es zwingend notwendig ist, die Belastung zu steigern, wenn weitere Anpassungseffekte erwünscht sind.

Progressive allmähliche Belastungssteigerung

Die obigen Darstellungen zur biologischen Anpassung zeigen, daß ausbleibende oder gar gleichförmige monotone Belastungen zur Ver-

Tabelle 4.2 Reizstufenregel nach Roux [4.5]

Charakterisierung der Belastungsintensität	Biologische Anpassung
▪ unterschwellige Reize (= unter der wirksamen Reizschwelle)	– bleiben wirkungslos
▪ überschwellige, schwache Reize	– erhalten das aktuelle Funktionsniveau
▪ überschwellige, starke Reize	– lösen physiologische und anatomische Veränderungen aus
▪ überschwellige, zu starke Reize	– schädigen die Funktion

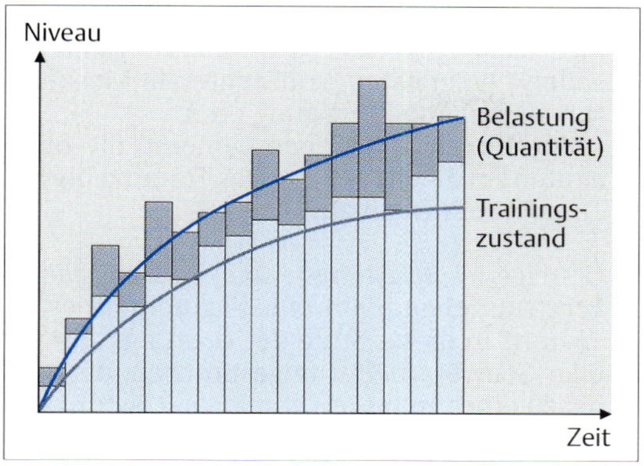

Abb. 4.1 Zunehmende Divergenz zwischen Belastungsniveau und Trainingszustandsniveau im Laufe eines langfristigen Trainingsprozesses [4.6]

minderung und zur Stagnation der Leistungsfähigkeit führen (parabolische Kurve des Adaptationsprozesses). Deshalb kommt bei kurz- bis mittelfristigen Therapieprozessen (Wochen bis Monate) das Prinzip der progressiven allmählichen Belastungssteigerung zur Anwendung [4.7]. Dieses besagt, daß eine therapeutische Belastung systematisch angepaßt bzw. gesteigert werden muß, weil gleichbleibende Therapieanforderungen den Patienten durch seine biologische Anpassung mit der Zeit immer weniger belasten und schließlich ihre leistungssteigernde Wirkung verlieren. Das generelle Ziel besteht darin über eine systematische Steigerung der äußeren Belastungsintensität, die innere Beanspruchungsfähigkeit des Patienten zu erhöhen. Dabei unterscheiden wir zwei systematische Vorgehensweisen:

1. die automatische Anpassung der Belastungsintensität innerhalb einer Methode,
2. die willkürliche Anpassung der Belastungsintensität innerhalb einer Methode und zwischen zwei Methoden.

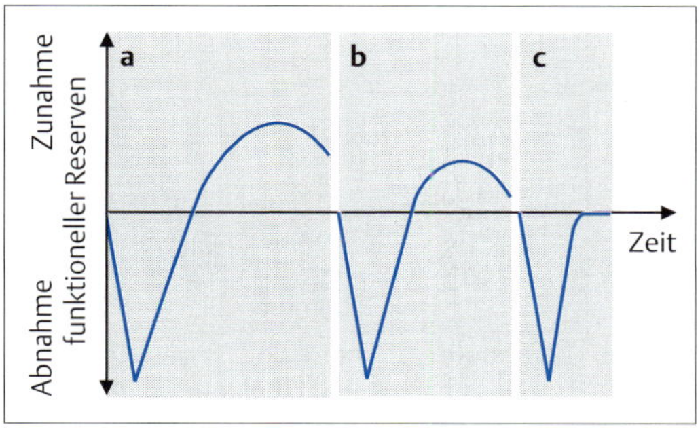

Abb. 4.2a–c Die biologische Anpassung auf den gleichen Trainingsreiz im Lauf des Leistungsfortschrittes.

Automatische Belastungsanpassung der Belastungsintensität innerhalb einer Methode. Sie richtet sich immer nach dem Therapieziel, dem damit verbundenen physiologisch wirksamen Belastungsbereich, dem individuellen Leistungszustand und der Leistungsentwicklung. Damit man immer im belastungstypischen Bereich bleibt, wird unmittelbar an den Leistungsfortschritt die Belastungsintensität angepaßt.

Beispiel 1: Eine Patientin führt ein dynamisches Muskelaufbautraining durch. Der für den Hypertrophiereiz günstige Bereich liegt bei einer Ausbelastung theorie-praxisgemäß zwischen 6 und 15 Wiederholungen. Die Patientin absolviert zu Beginn die Belastung mit 5 kg bei 10 Wiederholungen. Nach wenigen Therapieeinheiten könnte die Patientin mit dem anfänglich gewählten Gewicht von 5 kg bereits deutlich mehr (z. B. 17 Wiederholungen) ausführen. Damit wir aber im hypertrophiewirksamen Bereich bleiben, muß der Therapeut das Gewicht immer unmittelbar erhöhen, so daß die Patientin zurück auf eine Wiederholungszahl kommt, die zwischen 6 und 15 liegt.

Beispiel 2: Ähnliches gilt bei einem aerob-extensiven Ausdauertraining. Eine Patientin fährt auf dem Fahrradergometer mit einer Herzfrequenz von 130 Schlägen pro Minuten bei 75 Watt Leistung. Nach einigen Therapieeinheiten erreicht sie aufgrund ihrer gesteigerten Leistungsfähigkeit (Anpassung des Herz-Kreislaufsystems bei unverändert eingestellten 75 Watt eine Herzfrequenz von nur 125. Um wieder mit einer Herzfrequenz von 130 fahren zu können, muß sie die Belastungsintensität leicht anpassen und deshalb erhöhen (z. B. auf 100 Watt).

Willkürliche Anpassung der Belastung. Hier verwenden wir die Belastungsnormative zur systematischen Veränderung. Das grundlegende Prinzip bei dieser Vorgehensweise ist so zu verstehen, daß zunächst über Therapiehäufigkeits- und Belastungsumfangsanpassung die Belastungskapazität allmählich der aktuellen Leistungsfähigkeit angepaßt wird. Auf diese Weise erhält der Organismus die Möglichkeit, sich langsam und langfristig zu adaptieren. Dies dient für die Veränderung der beiden Folgekomponenten als notwendige Basis. Die Länge der Serienpause berücksichtigt die kurzfristige

Regenerationsfähigkeit innerhalb einer Serie und Therapie. Die Intensitätsanpassung kommt als letzte Maßnahmen da Intensitätssprünge eine schnell steigende Leistungsfähigkeit provozieren und gleichzeitig eine hohe Belastung bedeuten können. Darüber hinaus wird mit der beschleunigten Leistungssteigerung die Leistung instabil und die Anpassung der beteiligten Strukturen stark strapaziert, was nur auf einer gut entwickelten Leistungsbasis entsprechend gut funktioniert.

Wir wählen daher folgende zeitlich-methodische Reihenfolge der Veränderung der Belastungsnormative, die gewährleisten soll, daß ein Patient sich langsam und allmählich – und damit behutsam – steigern soll:

1. Intensität der Belastung (automatisch)
2. Häufigkeit der Therapie pro Woche
3. Umfang der Belastung
4. Dichte der Belastung
5. Intensität der Belastung (willkürlich)

→ Als Eselsbrücke zur Reihenfolge bei der allmählichen Belastungssteigerung dient uns das Wort *IHUDI* (Intensität, Häufigkeit, Umfang, Dichte, Intensität).

Zu jedem dieser Belastungsnormative soll bei den weiteren Erläuterungen eine Abbildung gezeigt werden, die exemplarisch aufzeigt, wie sich das jeweilige Belastungsnormativ unter sich allmählich bessernder Leistungsfähigkeit des Patienten verändern kann. Dazu werden verschiedene Stufen der Leistungsfähigkeit unterschieden:

- *Bedingte Belastungs- und Erholungsfähigkeit:* Gemeint sind hier insbesondere Patienten, die aufgrund ihres Beschwerdebildes (z.B. Schmerzen) in der erkrankten oder verletzten Körperregion nur geringe Belastungen ertragen. Diese unterteilen sich nochmals gemäß der Erholungsfähigkeit in zwei Gruppen:
  - Patienten mit verminderter Belastbarkeit und schlechter Erholungsfähigkeit (z.B. Wundheilungs-, Durchblutungs-, Stoffwechselstörungen) und
  - Patienten mit verminderter Belastbarkeit und guter Erholungsfähigkeit.
- *Normale Belastungs- und Erholungsfähigkeit:* Dies sind relativ untrainierte Patienten, die sich in der betreffenden Körperregion relativ normal belasten und erholen können (z.B. Rückbildungsturnen nach Schwangerschaft, Kräftigung zur Schaffung einer muskulären Balance).

  Oder es kann sich um Patienten handeln, die ihre nicht betroffene Muskulatur trainieren sollen (Synergisten, kontralaterale Muskulatur, allgemeine Kräftigung etc.).

  Weiterhin sind Personen gemeint, die ohne akuten Anlaß ein präventives Training bis hin zum Fitneßniveau absolvieren.
- *Gesteigerte Belastungs- und Leistungsfähigkeit:* Ausgehend von einem guten Fitneßniveau ist in dieser Stufe der Leistungssportler oder Schwerarbeiter angesprochen, der sich bis zu einer außergewöhnlichen Leistungsfähigkeit entwickeln kann.

Der wesentliche Aspekt bei der *Therapiehäufigkeit* pro Woche ist der, daß die Regeneration und Superkompensation bis zur nächsten Therapieeinheit abgeschlossen ist. Im optimalen Fall orientiert sich die Therapiehäufigkeit deshalb an biologischen Kriterien und weniger an einer Therapieplanung nach dem Terminkalender. Trotzdem bieten oft berufliche oder andere Gründe der Planung der Therapiehäufigkeit deutliche Einschränkungen.

Die gesamte Bandbreite der möglichen Therapiehäufigkeiten in Abhängigkeit von der körperlichen Belastbarkeit und Erholungsfähigkeit zeigt Abb. 4.**3**.

Die Bandbreite für die Therapiehäufigkeit kann sehr groß sein.

So gibt es den Patienten mit schlechter Leistungsfähigkeit, dessen pathologische Muskulatur z.B. wegen Schmerz nur gering belastbar ist. Er kann sich von dieser geringen Belastung

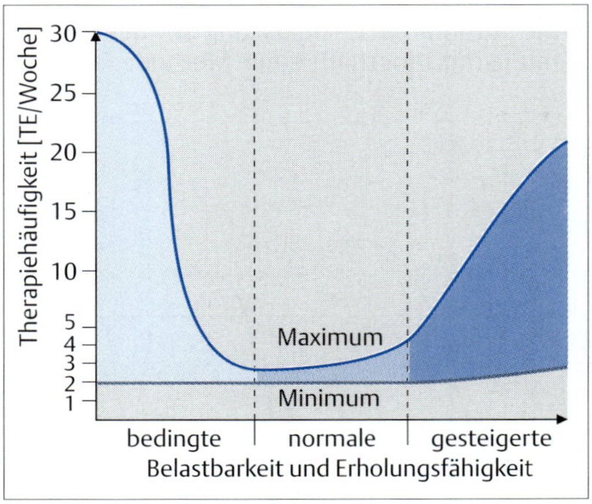

Abb. 4.3 Therapiehäufigkeit in Abhängigkeit von der körperlichen Belastbarkeit und Erholungsfähigkeit.

aber gut erholen. Dieser Patient erhält den Auftrag, diese Belastung neben dem Training bei dem der Therapeut anwesend ist auch als Autotherapie von einmal bis zu 5–6mal pro Tag insgesamt zu absolvieren. Die Therapiehäufigkeit kann in diesem Fall zwischen 5 und 30 pro Woche liegen.

Ein anderer Patient hat eine geringe bis mittlere Belastbarkeit, aber er erholt sich von diesen Belastungen schlecht und nur langsam (z. B. wegen Wundheilungsprozessen, schlechter Durchblutung, Stoffwechselstörungen). In diesem Fall kann er wahrscheinlich nur 2–5 Therapieeinheiten pro Woche absolvieren.

Bei normaler Belastungs- und Erholungsfähigkeit liegt die durchschnittliche Therapiehäufigkeit je nach Maßnahme zwischen 2 und 3. Je besser die Leistungsfähigkeit wird, desto schneller erholt sich die Person. Sie sollte dann häufiger belastet werden (3–5mal pro Woche).

Bei einer gesteigerten Belastungs- und Erholungsfähigkeit (Leistungssportler) nimmt die Belastungsverträglichkeit deutlich zu und die Regenerationszeit verkürzt sich. Bei unterschiedlichen Therapieeinheiten (Ausdauer, Kraft, Beweglichkeit, Koordination) können zwischen 3 und 20 Therapieeinheiten pro Woche möglich werden.

Erst wenn die Möglichkeit die Therapiehäufigkeit zu verändern ausgeschöpft ist, erfolgt als zweite Möglichkeit die Veränderung des Belastungsumfanges. Dies wäre beispielsweise der Fall, wenn die Patientin unmöglich häufiger als dreimal pro Woche insgesamt die Therapie ausführen kann oder ein Patient schon täglich mehrmals trainiert.

Der *Umfang der Belastung* läßt sich über seine einzelnen Größen im Krafttraining variieren. Dazu gehören:

- Anzahl der Übungen,
- Wiederholungen,
- Serien oder
- Intensität.

Zu Beginn der ersten Therapieperiode wird der Therapeut einen Patienten mit geringer Belastbarkeit in der Regel extensiv belasten. D. h., im Rahmen der angewendeten Methode ist

- die Belastungsintensität gering,
- der Grad der Ausbelastung gering bis mittel,
- die Anzahl der Wiederholungen hoch und
- die Anzahl der Serien eher hoch (5–10),
- Übungen kommen nur wenige zur Anwendung (2–4).

Mit sich normalisierender Belastbarkeit und Ausbelastungsfähigkeit nimmt der Belastungsumfang eher ab. Die Belastungsnormative verhalten sich im Rahmen der angewendeten Methode wie folgt:

- die Belastungsintensität und die Wiederholungen liegen im mittleren Bereich,
- der Grad der Ausbelastung ist mittel bis submaximal,
- die Anzahl der Serien sinkt in der Regel auf 3–5.

Bei gesteigerter Leistungsfähigkeit steigt der Belastungsumfang wieder deutlich, denn der Trainierende steigert besonders die Anzahl Serien (4–8). Abb. 4.**4** zeigt den Verlauf des Belastungsumfanges anhand der Veränderung der Serienzahl.

In Abb. 4.**5** (s. S. 58) sehen wir beispielhaft eine allmähliche Erhöhung des Belastungsumfanges mittels Serienzahl. Dies ist für einen Patienten typisch, der relativ normal belastbar ist und sich in der ersten Therapiewoche zunächst mittels zwei Serien die für die Kraftübung notwendige Koordination aneignen will. Die Bewegung hat er schnell erlernt, deshalb erhöht er schon in der zweiten Woche auf 3 Serien. Damit würde er eine optimale und gleichzeitig ökonomische Anzahl von Serien für ein gutes, normales Leistungsniveau erreichen. Da sein Ziel aber ein gutes Fitneßniveau ist, steigert er auf 4 Serien. Mit 4 Serien ist eine gute Leistungsfähigkeit, die deutlich über dem Normalen liegt, gewährleistet. Er wird deshalb dann bei 4 Serien bleiben und den Umfang nicht weiter steigern.

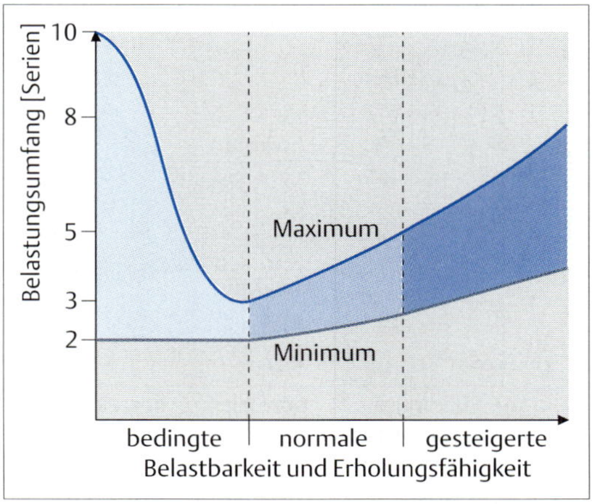

Abb. 4.4 Belastungsumfang in Abhängigkeit von der körperlichen Belastbarkeit und Erholungsfähigkeit am Beispiel der Serien.

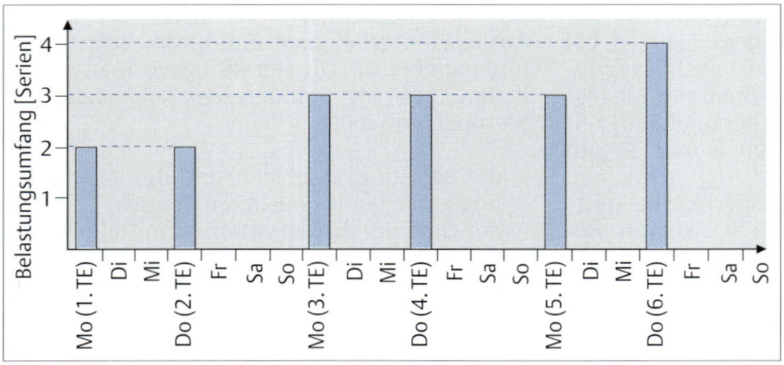

Abb. 4.5 Erhöhung des Belastungsumfanges mittels Serienzahl.

Läßt sich der Belastungsumfang aufgrund der Ermüdung des Patienten nicht weiter steigern, folgt die *Dichte der Belastung*. Diese kennzeichnet die Pausenlänge zwischen den Serien eines Krafttrainings.

Abb. 4.**6** zeigt die Veränderung der Länge der Serienpause in Abhängigkeit von der körperlichen Belastbarkeit und Erholungsfähigkeit am Beispiel des Muskelaufbautrainings. Für andere Krafttrainingsmethoden kann in Analogie hierzu verfahren werden.

Ein Patient mit geringer Belastbarkeit und guter Erholungsfähigkeit kann sich weder hoch intensiv belasten noch vollkommen ausbelasten, d. h., seine Belastung reicht in der Regel nicht aus, um den Muskel im Sinne eines methodischen Trainingsreizes zu ermüden.

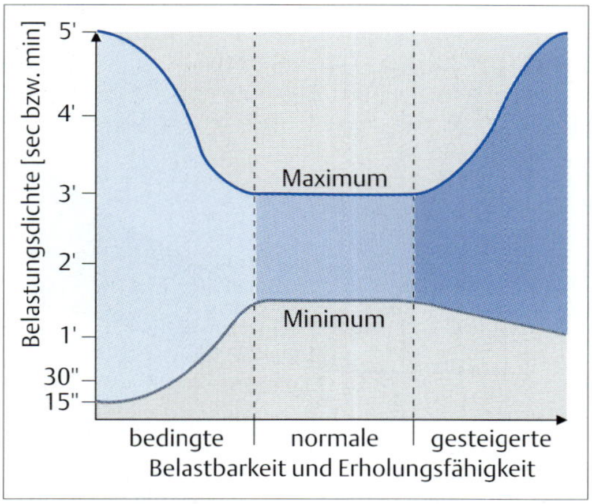

Abb. 4.6 Länge der Serienpause (Belastungsdichte) in Abhängigkeit von der körperlichen Belastbarkeit und Erholungsfähigkeit am Beispiel des Muskelaufbautrainings.

Deshalb kann seine Serienpause extrem kurz sein (15 Sekunden). Diese Zeit reicht dem Muskel sich zu regenerieren.

Ein anderer Patient mit geringer Belastbarkeit und schlechter Erholungsfähigkeit benötigt trotz geringer Belastung eine deutlich längere Pause als normal. Diese kann bis zu fünf Minuten betragen.

Die Pausendauer für normal belastbare Personen mit guter Erholungsfähigkeit liegt zwischen 90 Sekunden und 3 Minuten.

Die gesteigerte Leistungsfähigkeit äußert sich in einem schnelleren Regenerationsverhalten. Die Pause kann unter Umständen bis auf 60 Sekunden verkürzt werden. Bei der vertieften maximalen Ausbelastung kann aber auch hier eine Pausenlänge von bis zu 5 Minuten erforderlich werden.

Zur Anpassung der *Intensität der Belastung* bestehen neben der oben erwähnten automatischen Belastungsanpassung zwei weitere therapeutisch relevante Möglichkeiten:

- Die Intensität steigt im Rahmen innerhalb einer konkreten Methode, z. B. indem innerhalb der extensiven Muskelaufbau (MA)-Methode die Wiederholungen von 15 auf 12 reduziert werden, wobei die Intensität unter dem Aspekt der Ausbelastung steigen muß.

- Im Sinne eines Überganges zu anderen intensiveren Methoden steigt die Intensität z. B. von der extensiven Muskelaufbau-Methode zur Standard-MA-Methode I weiter zur intensiven MA-Methode und schließlich zur kombinierten Methode oder zu den Intramuskuläre-Koordination (IK-)Methoden.

In Abb. 4.**7** stellen wir eine automatische Erhöhung der Belastungsintensität dar. Die Aufgabenstellung für den Patienten lautet: Er soll das

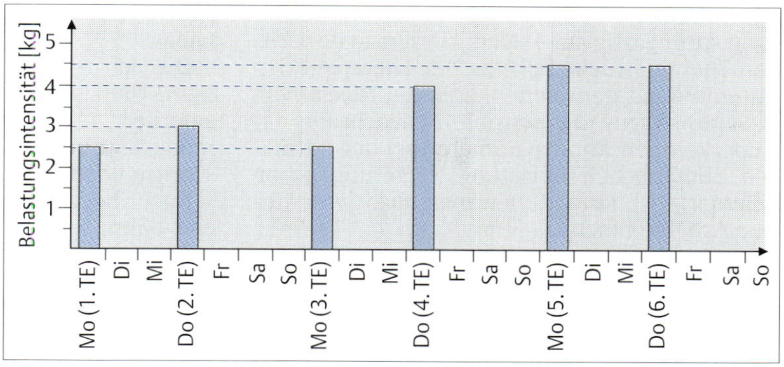

Abb. 4.7 Allmähliche (automatische) Erhöhung der Belastungsintensität.

Gewicht einer Kurzhantel immer so anpassen, daß er mit diesem Gewicht in einer Serie 15 Wiederholungen schafft. So beginnt er mit 2,5 kg und kann sich in bezug auf die Intensität bis zur sechsten TE auf 4,5 kg steigern, obwohl er immer mit 15 Wiederholungen trainiert.

Die allmähliche Belastungsanpassung hat eine hohe Therapierelevanz, da sie dem Körper genügend Zeit läßt, sich kontinuierlich an die Belastung zu adaptieren. Dies betrifft nicht nur die Muskulatur, sondern ebenfalls die Knochen, das Gelenksystem, Bindegewebe, Sehnen etc. Grundsätzlich kann spontan bei geringerer Leistungsfähigkeit die Belastung verringert und bei besonderer Leistungsfähigkeit stark gesteigert werden.

Die Steigerung in kleinen (allmählichen) Schritten ist solange sinnvoll, wie die jeweilige Belastungsart noch eine Leistungsverbesserung provoziert.

Progressive sprunghafte Belastungssteigerung

Bei ungenügender Leistungsentwicklung oder gar Leistungsstagnation ist das Prinzip der progressiven sprunghaften Belastungssteigerung anzuwenden [4.8]. Dieses erweist sich wesentlich wirkungsvoller als die doch relativ langsame und rasch limitierte Leistungsverbesserung bei der allmählichen Belastungssteigerung. In der Physiotherapie läßt sich die sprunghafte Belastungssteigerung als erste gesteigerte Maßnahme einsetzen, wenn der zumeist chronisch therapiebedürftige Patient sich langfristig (über Monate oder Jahre) auf keine andere Weise (mehr) aus seinem homöostatischen Verhalten bringen läßt und keinerlei weitere Fortschritte macht. Hier können höhere koordinative Ansprüche der Übungen, höhere Alltags- wie Berufsbelastungen oder alle Belastungsnormative als „Sprungparameter" benutzt werden.

Am Beispiel in Abb. 4.**8** sehen wir 3 TE pro Woche. Die aktuelle Serienzahl ist drei (montags, 1. TE). Jeweils in der letzten Wochenthera-

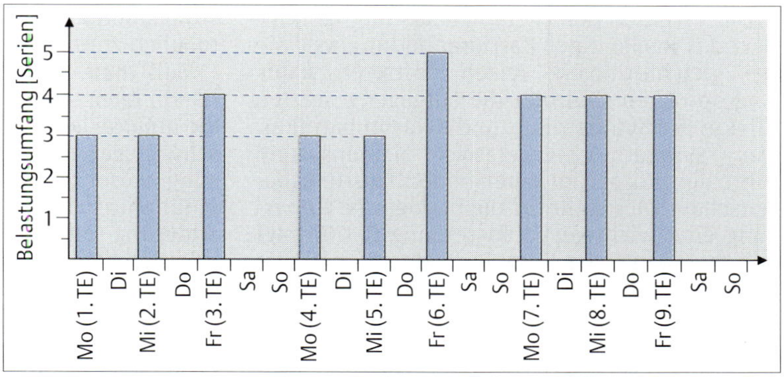

Abb. 4.8 Sprunghafte Belastungssteigerung am Beispiel des Belastungsumfangs.

pieeinheit am Freitag steigt der Belastungsumfang sprungartig auf 4 oder 5 Serien. In der dritten Therapiewoche belastet der Therapeut den Patienten auf dem neuen, höheren Niveau von 4 Serien. Wenn die sensible Beobachtung der Superkompensationsparameter bei der normalen allmählichen Belastungssteigerung schon schwierig ist, so kommen hier noch wesentliche Aspekte hinzu:

- Nach solchen „Sprüngen" benötigt der Organismus immer eine längere Regenerationszeit als normalerweise (in unserem Beispiel 2 Tage übers Wochenende), um sich an das neue Belastungsniveau anzupassen und es zu festigen.
- Die Gefahr der Überforderung während der Therapie und durch zu kurze Pausen zwischen den TE ist groß.
- Die Leistungsstabilität ist zunächst gering.
- Bei Nichtbeachtung der Regenerationszeit und einer zu hohen Intensität kann eine erhöhte Verletzungsanfälligkeit folgen.
- Es muß noch genauer als sonst beobachtet, kontrolliert, getestet werden.
- Um die Stabilität einer durch sprunghafte Belastungssteigerung erreichten Leistung zu gewährleisten, sind längere Zeitspannen notwendig, als bei der allmählichen Belastungssteigerung.

Variation der Therapiebelastung

Besonders bei sehr langfristigen Therapieverläufen über Monate und Jahre hinweg (z.B. Muskeldystrophie, Hemiplegie) gilt aus physischen und nicht zuletzt aus psychischen Gründen als oberste Regel: Keine einförmigen, monotonen Trainingssituationen schaffen, sondern ab einem bestimmten Leistungsniveau stets die Belastungen variieren. Daraus läßt sich das Prinzip der Variation der Therapiebelastung ableiten [4.9].

Die Variation der Therapiebelastung vermindert das Risiko einer Barrierenbildung, wie sie bei gleichförmigen Reizen auftreten kann. Angesprochen sind hier die entgegengesetzten Effekte des Sympathikus und Parasympathikus. Das sympathisch-vegetative Nervensystem führt den Körper zu einer hohen Leistungsbereitschaft. Dies stellt für die biologische Anpassung eine wichtige Voraussetzung dar. Erfolgt der therapeutische Stimulus jedoch langfristig immer gleich, so daß sich keine Abwechslung ergibt, sinkt der leistungsfördernde (ergotrope) Effekt des Sympathikus zunehmend, weil er der Reizstufenregel unterliegt. Die hemmende (trophotrope) Wirkung des Parasympathikus überwiegt.

Die körperliche Anpassungsfähigkeit stagniert. Hier ist also die Variation der Belastung gefordert, unter der sich die vegetative Stimmungslage positiv verändert und Leistungsfortschritte wieder erwartet werden können.

Nach diesem Prinzip arbeitet der Therapeut erst dann, wenn die allmähliche und sprunghafte Belastungssteigerung in ihren Möglichkeiten ausgeschöpft ist und der Patient keine sichtbaren Fortschritte mehr macht.

Variiert werden zunächst alle Einflußgrößen, die unmittelbar auf die Therapieinhalte gerichtet sind, z.B.:

- Belastungsnormative,
- Therapiemethoden (z.B. im Krafttraining Wechsel zwischen Muskelaufbaumethoden, intramuskulären Methoden und Pyramidenmethode oder Wechsel von Techniken aus PNF, Klapp-, Kriechen, Rückengymnastik etc.)
- Belastungsprinzipien,
- Muskelaktionsformen (isometrisch, dynamisch, langsamer und schneller Dehnungs-Verkürzungs-Zyklus),
- Übungen,
- Bewegungsdynamik etc.

Darüber hinaus stehen im ganzheitlichen Sinne alle Parameter zur Variation, mit denen die psycho-physische oder soziale Situation des Patienten zu verbessern ist, z.B.:

- Therapeuten,
- Räumlichkeiten,
- Therapiegeräte,
- Regenerationsmaßnahmen,
- Kuraufenthalte

und beliebige weitere Kriterien.

Die Variationsmöglichkeiten sind schier endlos und verursachen die Unterbrechung der Belastungsmonotonie, um wieder Anpassungen möglich zu machen.

Will man diese Variationen sehr großzügig handhaben, sieht letztlich keine TE so aus wie die andere. Jedoch dürfte die Therapiekontrolle schwieriger und die Abschätzung der Anpassung wesentlich komplexer werden. Deshalb empfiehlt sich zunächst die systematische Veränderung einiger weniger Kriterien. Unumgänglich bleibt die exakte Kontrolle [4.10].

Der Umgang mit der variierenden Belastungsart setzt eine sehr große und vielfältige therapeutische Erfahrung mit entsprechendem Fingerspitzengefühl für die Vorgänge während der Belastung und Erholung voraus. Dieses von außen betrachtet eher chaotische Vorgehen kennzeichnet die hohe therapeutische Schule.

Häufig wird bei Patienten, die keine Fortschritte mehr machen, die Therapie abgeschlossen, ohne den Versuch einer erneuten Homöostasestörung mit nachfolgender Superkompensation durch sprunghafte oder variierte Therapiebelastung gemacht zu haben.

4.2 Sicherung der Anpassung

Optimale Gestaltung von Belastung und Erholung

Um die biologischen Anpassungseffekte vollständig ausnützen zu können, ist es von entscheidender Bedeutung, neben der angemessenen Belastung, die entsprechend der Belastung auftretenden Regenerationszeiten zu kennen. Wir sprechen dabei vom Prinzip der optimalen Gestaltung von Belastung und Erholung.

In diesem Verhältnis sind insbesondere weitgehende Kenntnisse zu den Belastungsnormativen integriert. Für die Regenerationsparameter gibt es für die Therapiepraxis bislang nur wenige objektive Parameter. Denn diese oft physiologischen Merkmale lassen sich zum einen nur labortechnisch beobachten. Zum anderen lassen sich die Ergebnisse aus Tierversuchen nicht ohne weiteres auf den Menschen übertragen [4.11]. Eine interessante Variante der Stoffwechselbeobachtung einschließlich der Belastungs- wie Erholungsphase bietet die Computersimulation, die durch Laborwerte untermauert ist [4.12].

Entscheidend für die biologische Anpassung ist die Wahl einer *geeigneten Belastung* (als Resultat von Belastungsintensität und -umfang) und die *Sicherung der Erholungsphase*.

Dabei gilt für die Erholungsphase:

Merke:

Je besser die aerobe Energiebereitstellung des Patienten, desto günstiger wirkt sich dies auf den plastischen Stoffwechsel und damit auf das Adaptationsresultat und die Regenerationsfähigkeit aus.

Eine gute allgemeine und lokale aerobe dynamische Ausdauerleistungsfähigkeit stellt damit die Basis für jegliche Maßnahme der Physiotherapie dar:

- Die körperliche Ausdauerleistungsfähigkeit geht über das Niveau der alltäglichen Belastung hinaus. Deshalb lassen sich Alltagsbelastungen wesentlich leichter ertragen.
- Die Nachbelastungserholung des Patienten erfolgt schon innerhalb einer Therapieeinheit durch eine extensive allgemein aerobe Belastung (z. B. Fahrradergometer mit Puls 130/min).
- Auch zwischen den Therapieeinheiten wird die Regeneration auf diese Weise beschleunigt, da die aerobe Kapazität schneller günstige Milieubedingungen schafft (z. B. Regeneration des Kreatinphosphats, Aufbau der Glykogenspeicher).
- Eine im aeroben Bereich absolvierte therapeutische Belastung bewirkt schon unmittelbar während der Belastung und nach Belastungsabbruch gute Voraussetzungen für alle aufbauenden Vorgänge [4.13].

Auf der Basis der guten Ausdauerleistungsfähigkeit können größere Therapieumfänge wie mehr Therapieeinheiten absolviert werden. In diesem Sinn regenerationsverbessernd wirken ebenso zusätzliche Maßnahmen.

Für die Physiotherapie wichtige energieliefernde Systeme sind

- für das Ausdauertraining die aerobe Glykolyse (Abb. 4.**9**, s. S. 62) und Lipolyse sowie
- für das alaktazide Maximalkrafttraining Adenosintriphosphat (ATP) und Kreatinphosphat (KP) (Abb. 4.**10a** u. **b**, s. S. 63).

Für diese Parameter stehen folgende dynamische Belastungsverläufe:

Die in Abb. 4.**9** dargestellte Belastung erfolgt auf einem Fahrradergometer. Entsprechend den Simulationsannahmen beträgt die Belastung 100 Watt bei ca. 35% der maximalen O_2-Aufnahme. Es kommt innerhalb der ersten Belastungsminute zu einem Abfall des KP auf ca. 10 mmol/kg. Der pH-Wert steigt als Folge der Kreatinbildung leicht an. ATP, Blut- und Muskellaktat zeigen keine erkennbaren Veränderungen über die Belastungsdauer [4.14]. Es liegen eindeutig aerobe Verhältnisse vor. Die Regeneration erfolgt unmittelbar und fortlaufend.

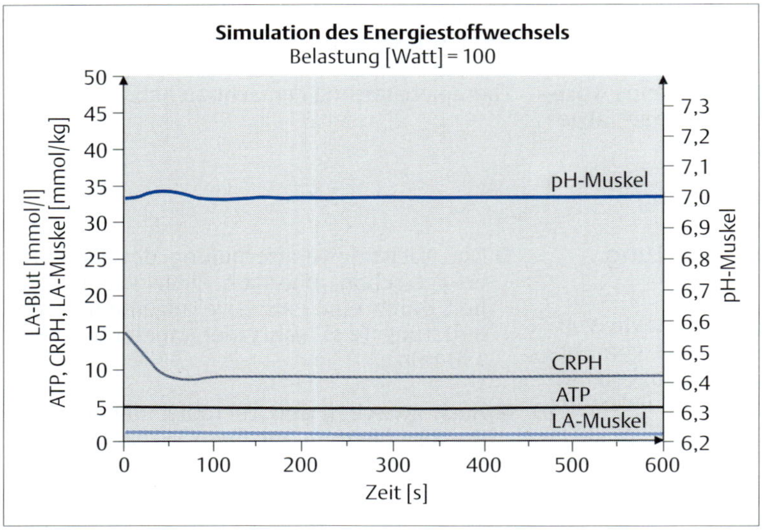

Abb. 4.9 Simulation des Energiestoffwechsels bei einer aeroben Belastung von 10 Minuten Belastungsdauer [4.15].

Die in Abb. 4.**10a** u. **b** dargestellte Belastung entspricht einer Ausbelastung innerhalb des alaktaziden Stoffwechsels (starker Abfall des ATP und KP). Die Arbeit muß nach 23 Sekunden abgebrochen werden. Der ATP-Verbrauch liegt höher als durch die maximale anaerobe Laktatbildung zu decken wäre. Deshalb ist bei einer derartigen Belastung nicht der pH-Wert als Funktion des laktaziden Stoffwechsels limitierend, sondern die Größe des Phosphagenspeichers. Entsprechend der Belastungszeit erkennen wir eine typische Belastungsdauer eines Muskelaufbautrainings.

Die Erholungszeit des Kreatinphosphats zeigt Abb. 4.**11** (s. S. 64). Dieser Darstellung entnehmen wir, daß die 90–95%ige Regeneration des Kreatinphosphats ca. 60 Sekunden dauert. Diese Regenerationszeit entspricht eher derjenigen von Leistungssportlern. Die Halbwertszeit der Kreatinphosphat-Regeneration beträgt je nach körperlicher Leistungsfähigkeit 15–22 Sekunden (Tab. 4.**3**) [4.16]. Für gut belastbare Patienten bis leicht Trainierte darf man aus der Sicht praktischer Erfahrung eher 1 1/2–5 Minuten annehmen [4.17].

Um die Regenerationszeit zwischen den Therapieeinheiten mit Hauptinhalt Kraft genügend zu berücksichtigen, ist besonders die Resynthese und Synthese neuer Proteinstrukturen zu beachten [4.18]. Denn bis zu 24 Stunden nach Therapieende zeigen sich nachweisbare Veränderungen von Parametern des Eiweißstoffwechsels, die als Hinweis auf einen katabolen Muskelzustand zu werten sind.

In den Abb. 4.**12–18** soll anhand einfacher schematischer Darstellungen erklärt werden, wie die Aneinanderreihung von mehreren Therapieeinheiten bei Berücksichtigung bzw. Nicht-Berücksichtigung der Superkompensation aussehen kann.

Neben dem bereits bekannten Effekt der Erholung zeigt die Superkompensation folgende zusätzlichen Aspekte (vgl. Abb. 4.**12**, s. S. 64):

- Das Superkompensationsniveau bleibt nach nur einer Belastung nicht erhalten, sondern bildet sich wieder zurück. Die Kurve schwingt – wenn kein weiterer therapiewirksamer Reiz gesetzt wird – langsam zur Linie des Ausgangsniveaus zum alten dynamischen Gleichgewicht zurück. Der Organismus strebt wieder die Homöostase an.
- Dabei können sich neben dem ersten und höchsten Superkompensationsgipfel noch niedrigere weitere bilden.
- Der optimale Zeitpunkt für einen Belastungsreiz läge also im Höhepunkt des ersten Superkompensationsgipfels. Zu einem späteren Zeitpunkt können die Effekte nur kleiner sein (vgl. Abb. 4.**13**, s. S. 64).

[4.19]

Typisch für die Leistungsentwicklung ist, daß die nächste Therapiebelastung immer zum Zeitpunkt der maximalen Superkompensation erfolgt. Die Leistungsfähigkeit der Patientin steigt kontinuierlich an (Abb. 4.**13**, S. 64).

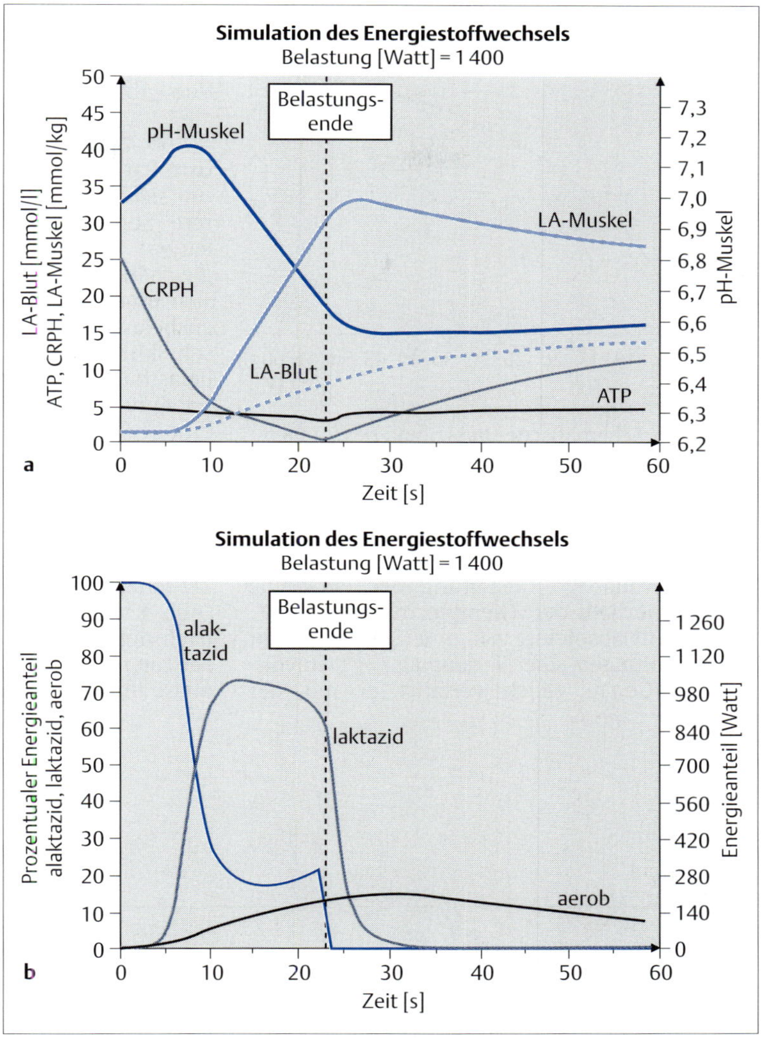

Abb. 4.10a u. b Simulation des Energiestoffwechsels bei einer alaktaziden Belastung von 23 Sekunden Belastungsdauer [4.20].

Tabelle 4.3 ATP-Äquivalente der Kapazität und Leistungsfähigkeit sowie die Halbwertzeiten der Erholung der alaktaziden, laktaziden und aeroben Energiebereitstellung [4.21]

Energielieferndes System	Kapazität (mMol/kg Muskel)	Leistungsfähigkeit (mMol/kg/s Muskel)	Halbwertzeit (t/2) der Erholung
anaerob alaktazid	20	3	15–22 Sekunden
anaerob laktazid	50	1,5	12–15 Minuten
aerob	begrenzt durch Substrate	0,75	bei Erschöpfung der Substrate: Tage bis Wochen

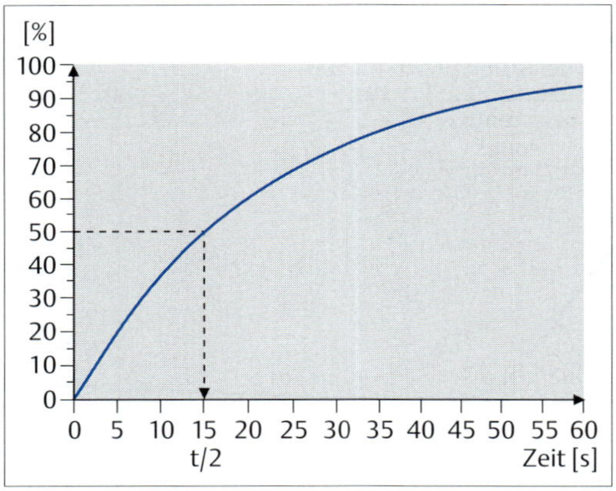

Abb. 4.11 Schematische Darstellung des Zeitverhaltens des Kreatinphosphats in der Erholungsphase [4.22].

Die intervallartige Gestaltung der Belastung findet innerhalb der Therapie in Serien statt: Der Patient absolviert z. B. eine Serie mit acht Wiederholungen, die Serienpause ist unvollständig. Genau gleich verfährt er mit der zweiten und dritten Serie. Erst dann beendet er die Therapie und es erfolgt bis zur nächsten TE die vollständige Erholung und Superkompensation (Abb. 4.**14**).

Abb. 4.**15a** u. **b** zeigt zwei verschieden belastbare Patienten. Genügen Patient A drei Serien, um sich innerhalb einer Serie und über mehrere Serien optimal auszubelasten, benötigt Patient B mehr Serien (bis zu zehn) um die gleich tiefe Ausbelastung zu erreichen. Da er sich innerhalb der Serie nur gering bis mittel ausbelasten kann, benötigt er auch nur eine sehr kurze Pause. Die gegenüber dem normal belastbaren Patient stark verkürzte Pause ist notwendig, damit er sich nicht vollständig erholt. So kann über eine erhöhte Serienzahl die Ausbelastung insgesamt über die Serien erreicht werden.

Bei der zeitlichen Gestaltung und Durchführung der Therapiehäufigkeit sind die Pausen zwischen den Therapien etwas zu groß (Abb. 4.**16**). Die Superkompensation senkt sich nach dem Maximum schon wieder zum alten Leistungsniveau zurück. Die Therapie beginnt quasi immer wieder auf dem gleichen Stand

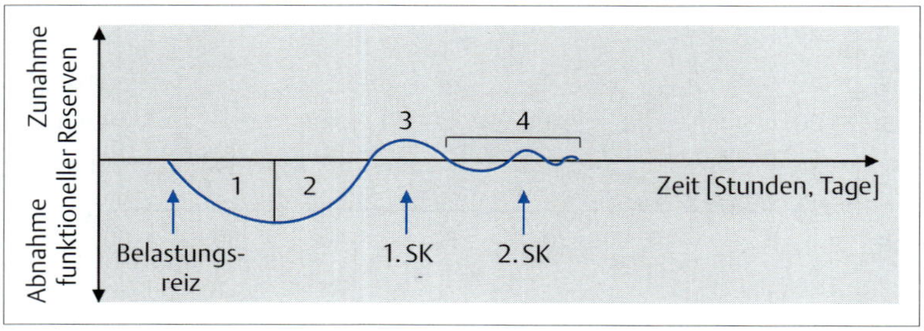

Abb. 4.12 Schematische Darstellung der Superkompensation (SK). Phasen der Veränderung der Leistungsfähigkeit am Beispiel der Glykogendepotvergrößerung:
1 = Phase der Abnahme (katabole Phase)
2 = Phase der Wiederherstellung (anabole oder Kompensationsphase)
3 = Phase der Superkompensation
4 = Phase des Auspendelns (Reversion in Richtung Homöostase) [4.23]

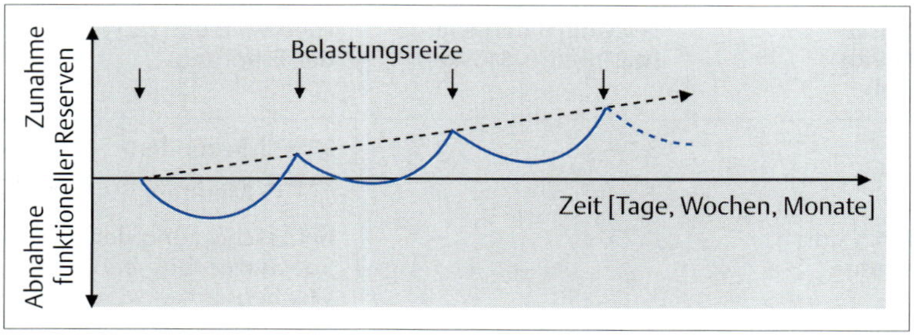

Abb. 4.13 Schematische Darstellung der optimierten Berücksichtigung der Superkompensation [4.24].

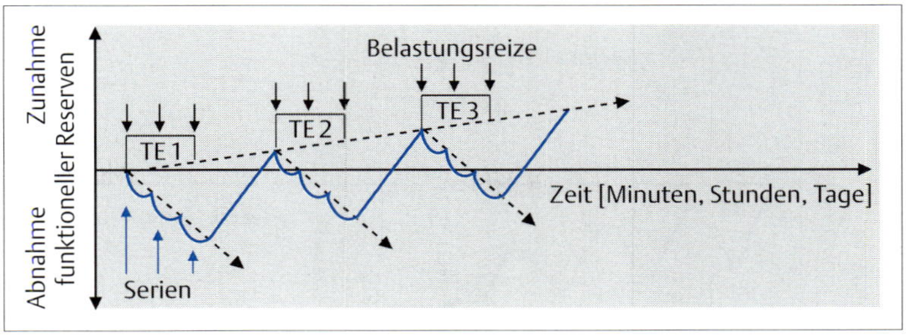

Abb. 4.14 Schematische Darstellung der „summierten Wirksamkeit“ [4.25].

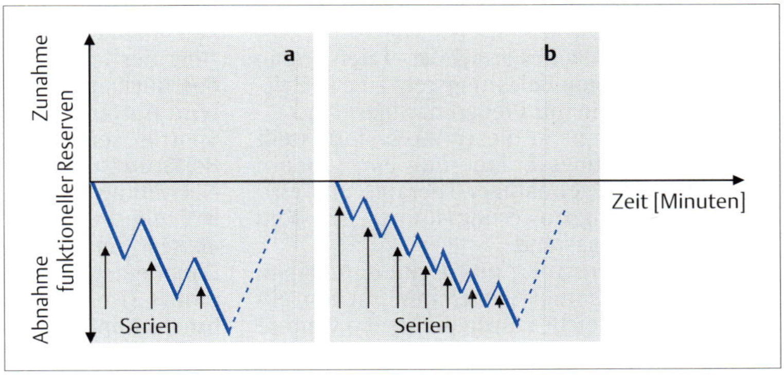

Abb. 4.15 „Summierte Wirksamkeit“ in der Gegenüberstellung von zwei unterschiedlich belastbaren Patienten. a Patient mit der Fähigkeit zur maximalen Ausbelastung, b Patient mit der Fähigkeit zur geringen bis mittleren Ausbelastung.

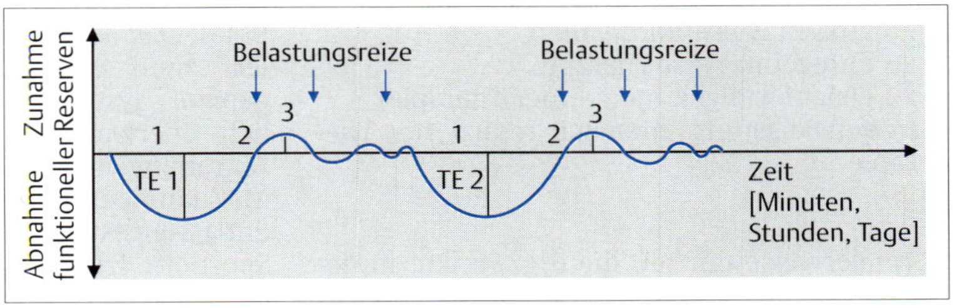

Abb. 4.16 Schematische Darstellung der ausbleibenden Leistungssteigerung [4.26].

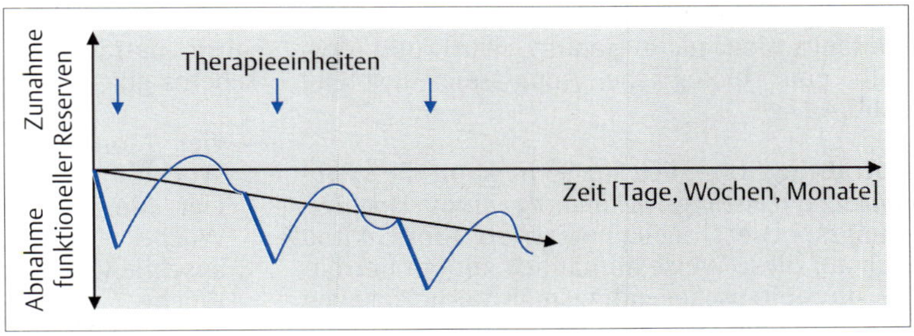

Abb. 4.17 Schematische Darstellung der Leistungsrückbildung [4.27].

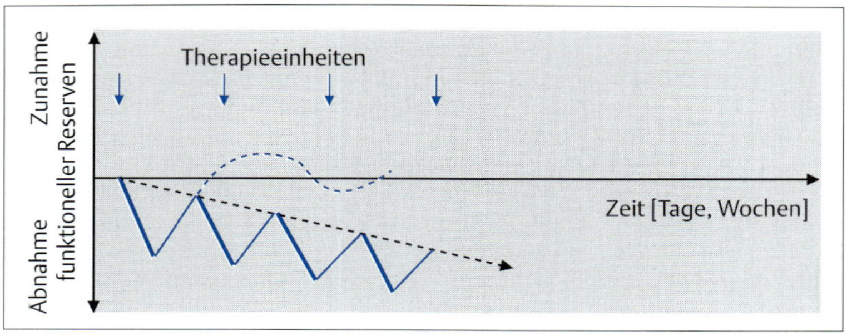

Abb. 4.18 Schematische Darstellung der Leistungsrückbildung durch Übertraining [4.28].

der Leistungsfähigkeit, wie vor der letzten Therapieeinheit.

Ebenfalls wird kein Fortschritt erzielt, wenn man den jeweiligen Belastungsreiz zu den Zeitpunkten setzt, die mit Pfeilen markiert sind.

Fährt der Patient in dieser Weise fort, stellt sich keine Leistungsveränderung ein, sondern er bleibt trotz regelmäßiger Therapie und effizienter Belastungsdosierung immer auf dem gleichen Leistungsstand.

Diese Vorgehensweise macht nur dann einen Sinn, wenn z. B. im Fitneßtraining schon ein gutes Niveau erreicht wurde und keine weitere Leistungssteigerung erwünscht ist. So kann man z. B. mit regelmäßig zweimaligem Training pro Woche das aktuelle Fitneßniveau erhalten.

Leistungsrückbildungen treten auf bei

- zu langen Therapieunterbrechungen,
- zu großen Pausenintervallen,
- zu unregelmäßiger Therapie,
- zu gleichförmiger, monotoner Therapie,
- in der Belastungsintensität reduzierter Therapie

[4.29].

Normalerweise dürften die o. g. Punkte in der Physiotherapie unerwünschte Effekte sein, die einerseits unvermeidbar aufgrund der vorliegenden Pathologie entstehen können. Liegt andererseits kein zwingender Grund vor, gilt diese Vorgehensweise als grober Planungsfehler in der Therapie, weil die vorhandene Superkompensation nicht genutzt wird und deshalb eine biologische Anpassung ausbleibt (Abb. 4.**17**).

Abtraining. Lediglich im Sport kann die *systematische Leistungsrückbildung* eines Hochleistungssportlers, der seine Karriere abbricht und sich auf diese Weise allmählich auf ein normales physiologisches Alltagsmaß zurückbringen möchte, einen Sinn erhalten.

Der Prozeß der planmäßigen, über längere Zeit dauernden, kontinuierlichen Verminderung der körperlichen Belastung mit dem Ziel der Rückanpassung an die Alltagsbelastungen wird Abtraining genannt. Hierbei reduziert der Sportler seine Belastungsintensität und seinen Belastungsumfang, sowie die Nahrungszufuhr. Notwendig wird dies, weil es nach abruptem Beenden des Hochleistungstrainings zu einem *akuten Entlastungssyndrom* kommen kann. Dabei entstehen insbesondere vegetative Symptome (Herzrhythmusstörungen, Schweißausbruch, Kopfschmerzen, Unruhe, Angst, Schlafstörungen, Schwindelattacken etc.).

Die Rückbildung der organischen Anpassungserscheinungen vollzieht sich unterschiedlich schnell. Normalerweise bilden sich Organsysteme, die sich schnell anpassen ebenso schnell wieder zurück (z. B. Muskelhypertrophie). Das Abtraining des Hochleistungssportlers muß ebenso wie das Aufbautraining geplant, systematisch durchgeführt und ärztlich überwacht werden. Insofern stellt das Abtraining eine präventiv physiotherapeutische Maßnahme dar. Zur Verhinderung eines akuten Entlastungssyndroms sollte mit erkrankten Sportlern frühzeitig ein bewegungstherapeutisches, sofern möglich ein mobilisierendes Übungsprogramm durchgeführt werden.

Für das Abtraining eignen sich alle Ausdauersportarten, Sportspiele oder forciertes Wandern (Walking). Dessen Dauer kann ein bis fünf Jahre betragen. Als einfaches Abtrainingsschema gilt:

- vier Monate zehn Stunden Training pro Woche,
- vier Monate sechs Stunden Training pro Woche,
- anschließend drei Stunden Training pro Woche

[4.30].

Übertraining: Typisch für das Übertraining ist das Setzen von Belastungen in nicht erholtem Zustand, d.h., die Therapieeinheiten folgen ohne abgeschlossene Regeneration zu dicht aufeinander (Abb. 4.**18**). Ein Phänomen, das bislang eher dem Sport vorbehalten scheint. Trotzdem muß die wohlmöglich deutlich verlängerte Regenerationszeit unter pathologischen Bedingungen vom Therapeuten hinsichtlich eines frühzeitigen Wiederbelastens kontrolliert werden (z. B. bei Diabetes mellitus, Durchblutungsstörungen).

Wiederholung und Kontinuität

Schon am Beispiel der Superkompensation zeigt sich, daß ein einzelner Therapiereiz zwar schon Anpassungen auslösen kann, auf die Dauer aber eine ganze Reihe von Reizen über Tage, Wochen und evtl. Monate bis Jahre zur allmählichen Leistungserhöhung notwendig sind. Das heißt, die Belastung ist systematisch und regelmäßig immer wieder bis zum Erreichen des erwünschten Erfolges zu wiederholen.

Bei einer biologischen Anpassung reagieren einige Funktionssysteme relativ rasch (z. B. Enzyme, Stoffwechsel, Muskulatur) andere eher träge (z. B. hyaliner Gelenkknorpel, Knochensubstanz). Soll therapeutisch ein stabiles Leistungsniveau des Patienten erreicht werden, so wäre es sinnvoll, das betreffende komplette Funktionssystem auf ein gleichmäßiges Anpassungsniveau zu bringen. Dies ist wichtig, damit nicht insbesondere die schnell adaptierbaren Komponenten zu Ungunsten der langsamen eine Dysbalance schaffen (z. B. starke Muskulatur, aber noch nicht angepaßter hyaliner Gelenkknorpel).

Bleiben die trainingswirksamen Reize über einen längeren Zeitraum aus, stellen sich Rückbildungen aller nicht belasteten funktionellen Systeme ein (Deadaptation). Dies betrifft jedes Leistungsniveau. Es treten keine Leistungssteigerungen mehr auf. Dabei kann das Ziel auch die Leistungserhaltung sein. Bei einer bereits vollzogenen Anpassung kommt es während dieser Phase ebenso zu einem Stabilitätsverlust in den steuernden Strukturen des zentralen Nervensystems.

Die Konsequenz ist eine regelmäßige Therapie oder Autotherapie des Patienten über mehrere Wochen, Monate oder Jahre hinweg.

Im Sinne eines *präventiven Trainings* läßt sich grundsätzlich für jeden Menschen eine Belastung auf Fitneßniveau (leicht über Alltagsbeanspruchung) empfehlen.

Berücksichtigt werden sollten folgende Komponenten:

- ein bis zwei Trainings pro Woche;
- funktionelle Kraft (z. B. im Sportspiel; auch Muskelaufbau);
- aktive Beweglichkeit: durch dynamische Kräftigung eines Agonisten über seinen vollen Bewegungsumfang wird der dazugehörige Antagonist ebenso über seinen vollen Bewegungsumfang mitbewegt und dadurch aktiv und funktionell gedehnt;
- allgemeine und lokale aerobe dynamische Ausdauer (Wandern, Sportspiel etc.);
- koordinativ-mentale Anforderungen (Sportspiel etc.).

Periodisierung und Zyklisierung

In der Regel ist es bei Patienten notwendig, die Leistungsentwicklung über größere Zeiträume zu planen. Da der Heilungsprozeß z. T. sequentiell abläuft, ergeben sich für die therapeutische Begleitung unterschiedliche aufeinanderfolgende Perioden von unterschiedlicher Zeitdauer.

In der Therapie ergibt sich aus den Anforderungen an den Patienten eine bestimmte Reihenfolge, die sich im Stufenmodell zum Krafttraining z. B. wie in Tab. 4.**4** abgebildet

Tabelle 4.4 Stufenmodell zum Krafttraining [4.31]

6.	Entwicklung vielfältiger, situationsunabhängiger und funktioneller alltäglicher wie sportlicher Kraftqualitäten
5.	Steigerung der neuromuskulären Kraftaspekte (allmählicher Übergang von Muskelaufbauintensität zur intramuskulären Koordination)
4.	Vergrößerung des Muskelquerschnitts (Muskelaufbautraining)
3.	Allgemeines und lokales aerob dynamisches Muskelausdauertraining
2.	Aktivierung, Bahnung (Intermuskuläre Koordination)
1.	Verbesserung der Sensorik (besonders Propriozeption)

Tabelle 4.5 Zeitliche Darstellung der sensomotorischen und konditionellen Aspekte eines rehabilitativen Trainings (sequentielle und zeitsynchrone Periodisierungsabschnitte)

Senso-motorische Wahrnehmung
Normalisierung der pathophysiologischen Gelenkstrukturen und Neurodynamik
Intermuskuläre Koordination
Regenerationsförderung
(Auto-) stabilisation
Anatomisch-funktionelle Kraftqualitäten
Alltäglich-funktionelle Kraftqualitäten
Eventuelle Entwicklung sportlicher Kraftqualitäten

	Maximalkraft (MK)			
Atrophieprophylaxe	**Muskelaufbau (MA)** Sportliche Anforderungen	**Kombinierte Methode (KM)**	**Intramuskuläre Koordination (IK)**	**Sportartspezifische Kraft** (Spezielle Kraftentwicklung: Schnellkraft, Kombinationen von Kraft und Ausdauer, Reaktivkraft)
	Alltägliche Anforderungen	**Alltags-, berufs- oder fitnessspezifische Kraftqualitäten** (Allgemeine und spezielle Kraftentwicklung)		
Therapieverlauf				**Tage / Wochen / Monate / Jahre**

gestaltet. Sie stellt diesen chronologischen Ablauf so dar, daß die Anforderung in jeder Stufe ein gewisses Niveau erreichen müsse und gleichzeitig als Voraussetzung gilt, um die nächstfolgende Stufe angehen zu dürfen. Man gewinnt aber wegen der Stufendarstellung einen ausschließlich sequentiellen Eindruck, der die zeitliche Überschneidung oder Gleichzeitigkeit (Synchronizität) der verschiedenen Entwicklungsstufen nicht aufzeigen kann.

Um den zeitlichen Ablauf und die Synchronizität der eingesetzten Methoden zu skizzieren, steht Tab. 4.**5**.

Sensorik. Zunächst überprüft der Therapeut bei seinem Patienten als Basis für jede weitere Bewegungsmaßnahme die Sensorik. Er erfaßt, ob der Patient sich selber gut spürt und vor allem seine Lage und Stellung seiner Körperteile im Raum wahrnimmt. Die Verbesserung der sensorischen Wahrnehmung muß bei diesbezüglichen Defiziten als eigenständiger Therapieinhalt eingesetzt werden. Der Therapeut schafft damit die notwendige Voraussetzung für die folgenden Therapieinhalte. Denn ohne adäquate sensorische Informationsaufnahme und -verarbeitung kann kein sinnvolles Bewegungstraining stattfinden.

Im weiteren Therapieverlauf ergeben sich in der Regel entsprechende sensorische Stimuli durch die weiteren Übungen und Methoden. Die spezifische sensorische Stimulation kann dann bei ausreichender Qualität als eigenständiger Therapieinhalt eventuell entfallen.

Gelenkstrukturen und Neurodynamik. Parallel zur Sensorik strebt der Therapeut von Beginn an bei Bedarf die Normalisierung der pathophysiologischen Gelenkstrukturen und Neurodynamik an. Diese kann zunächst passiv verbessert werden. Liegen die Ziele in einer Frühphase häufig in der Wundheilung (z.B. Adhäsionsprophylaxe), so steht später die Erweiterung des Bewegungsumfanges im Vordergrund. Im Laufe der Zeit steigert zusätzlich zum passiven Bewegen die Kontraktion des Agonisten *aktiv* den Bewegungsumfang des Antagonisten. Abwechselnd und sich ergänzend dauert die aktive wie passive Beweglichkeitsverbesserung über den gesamten therapeutischen Prozeß hin an. Dabei kann mit zunehmender aktiver Beweglichkeit die passive vernachlässigt werden. Dies wäre nicht der Fall, wenn die passive Beweglichkeitsförderung den besseren und schnelleren Effekt erwarten läßt. Im günstigen Fall verbessert sich aber die aktive Beweglichkeit weiterhin durch das Kraft-, intermuskuläre Koordinations- oder Ausdauertraining, indem dynamische Bewegungen konzentrisch wie exzentrisch über den gesamten (evtl. weiter zunehmenden) Bewegungsumfang durchgeführt werden. Das Bewegungstraining muß aber über alle Phasen der Rehabilitation erhalten bleiben, damit möglichst negative Effekte des Krafttrainings (z.B. erhöhter Gamma-Tonus) sich nicht manifestieren.

Intermuskuläre Koordination. Ein nächster Schritt wäre die Verbesserung der intermuskulären Koordination, also des Zusammenspiels verschiedener agonistisch-antagonistisch oder synergistisch arbeitender Muskeln oder Muskelgruppen. Hierbei kommen mehr oder weniger komplexe anatomisch-funktionelle, alltäglich-funktionelle oder beweglichkeitseinschränkende Aspekte zur Geltung. Dabei kann der Weg über zunächst isometrische zu quasiisometrischen dann zu dynamischen Bewegungen gehen. Auf der Basis einer sich verbessernden bis guten Eigenwahrnehmung und Beweglichkeit nehmen die Anteile und der Umfang der intermuskulären Koordinationsübungen zu.

Regeneration. Können im weiteren Therapieverlauf Bewegungen dynamisch und zyklisch absolviert werden, liegt es auf der Hand, mit dem Patienten die Regeneration zu fördern. Dabei gibt es typische passive physiotherapeutische Maßnahmen (Massage, Heiße Rolle, Sauna etc.). Aktive Maßnahmen wie das allgemeine und lokale extensive aerob dynamische Ausdauertraining zur Verbesserung der Ermüdungswiderstands- und Regenerationsfähigkeit sind aber wesentlich effizienter. Gleichzeitig lassen sich mit der aktiven Bewegung die Propriozeption, Beweglichkeit und intermuskuläre Koordination weiterhin schulen.

Stabilisation. Mit der (Auto-)Stabilisation beabsichtigt der Therapeut einen zunächst komplexen Kräftigungseffekt in der Muskulatur der betroffenen, pathologischen Körperregion. Mittels einer indirekten, oft isometrischen (widerlagernden) oder quasi-isometrischen, langsamen dynamischen Belastung trainiert er die abgeschwächte Muskulatur mittels synergistischen Muskelketten oder Overflow. Als Voraussetzung für die Autostabilisationsphase muß die Sensorik, die Beweglichkeit und die intermuskuläre Koordination (mindestens isometrisch) gesehen werden.

Erst nach dieser indirekten, vorbereitenden und komplexen Kräftigungsphase oder bei entsprechender Belastbarkeit (z.B. tolerierbarer Schmerz, Wundheilung abgeschlossen) sollte die Muskulatur direkt isometrisch, quasi-isometrisch oder dynamisch belastet werden. In der Regel kommen dann die komplexen und die Methoden zum Muskelaufbau zur Anwendung. Die Phase der Autostabilisation geht dann zu Ende bzw. wird durch diese Folgebelastungen und -bewegungen ausreichend mittrainiert.

Kraftqualitäten. Die Entwicklung von *anatomisch-funktionellen* Kraftqualitäten orientiert sich, wie der Name sagt, an der anatomischen Funktion von Muskeln. Dabei werden die Muskeln spezifisch bewegt und belastet, wie es ihrer anatomischen Funktion entspricht. Mit diesem Behandlungsziel ist es möglich, unabhängig von jeder alltäglichen Funktion einzelne Muskeln relativ isoliert und situationsunabhängig anzusprechen und zu trainieren. Verbessert werden sollen in der Regel das neuromuskuläre Zusammenspiel und die Trophik. Die anatomisch-funktionelle Kraftqualität findet man häufig im Zusammenhang mit einem Autostabilisations- und Muskelaufbautraining. Die Phase geht spätestens dann zu Ende, wenn das Muskelaufbautraining abschließt und nur noch alltäglich- und sportlich-funktionelle Bewegungen erforderlich sind.

Im Gegensatz dazu geht es bei der Verbesserung *alltäglich-funktioneller* Kraftqualitäten um Bewegungen, die in der Krankheitsphase, im Alltag und Berufsleben des Patienten wichtig sind. In der Krankheitsphase sind dies zumeist Entlastungsbewegungen, die neu erlernt werden müssen (Bewegungsverhalten im Spitalbett. Gehen an Stöcken etc.). Später soll der Patient so früh wie möglich seine Selbständigkeit wiedererlangen, indem er sein normales Bewegungsrepertoire ausführen kann (Stehen, Sitzen, Gehen, Treppensteigen etc.). Die räumlich-zeitliche Struktur und der Krafteinsatz dieser Bewegung müssen beim therapeutischen Üben genau eingehalten werden.

Über die alltäglich-funktionellen Bewegungen hinaus benötigt der Patient eventuell eine *sportliche* Kraftqualität, bei der er disziplinspezifische Bewegungen mit entsprechender Intensität absolvieren will (Tennis, Joggen, Fitneßparcour, Skifahren etc.). Die Ausrichtung auf diese Tätigkeiten muß die Therapeutin berücksichtigen und den Patienten auf seine sportlichen Belastungen im Hinblick auf die koordinativ-technische Anforderung wie auf die Belastungsintensität vorbereiten. Im Normalfall bedeutet dies, daß eine gewisse Belastbarkeit des Patienten schon vorliegen muß, um mit relevanten Belastungsreizen in die Phase einsteigen zu können. Der normale Weg einer Belastungssteigerung dürfte über die komplexe zur differenzierten Kraftentwicklung gehen.

Atrophieprophylaxe. Eine Atrophieprophylaxe (besser: Hypotrophieprophylaxe) wird möglicherweise bereits zu einem frühen Zeitpunkt bei einer längeren Ruhigstellung notwendig. Dies kann zu diesem frühen Zeitpunkt unter Umständen realisierbar sein (z.B. isometrisch mittels Kokontraktion), wenn keine Muskelschwäche, mangelnde Sensorik oder intermuskuläre Koordination vorliegen und die Beweglichkeit, der Schmerz oder die Wundheilung keine limitierenden Faktoren sind.

Muskelaufbautraining. Für die meisten Patienten dürfte mit dem Muskelaufbautraining zur Verbesserung der Muskelmasse und der Kraft die höchste Intensitätsstufe im rehabilitativen Krafttraining erreicht sein. Patienten erreichen mit dem Muskelaufbautraining langfristig eine normale bis deutlich gesteigerte Muskelkraft. Mit dem Muskelaufbautraining erreichen diese gleichzeitig ein ausgeprägtes Niveau an intramuskulärer Koordination.

Zielt die Belastungsanforderung der Patienten nach der Rehabilitationsphase auf das normale *Alltags-, Berufs-* oder günstigerweise *Fitneßniveau*, lassen sie wahrscheinlich das belastungsintensivere weiterführende Training mittels der kombinierten Methode (KM) und der intramuskulären Koordination (IK) aus. Für ihre persönlichen zukünftigen Belastungsanforderungen ist diese Intensitätssteigerung zum einen nicht notwendig, zum anderen für Untrainierte bei nicht langjähriger adäquater Trainingsanpassung mit einer gewissen Überlastungs- und Schädigungsgefahr verbunden.

Notwendig ist aber in der Regel, daß die Beinmuskulatur, wenn sie betroffen sein sollte oder lange stillgelegt war, eine zu geringe Reaktivkraft hat, um Alltagsbewegungen wie Treppengehen, hohe Stufen abwärts überwinden (Bahn, Bus) gut zu bewältigen. Diese müßte dann im Rahmen des speziellen weiteren Krafttrainings entwickelt werden (Reaktivkraft, anaerob-alaktazide Reaktivkraftausdauer und im Rahmen komplexer Methoden).

Nur Sportler, deren Ziel die deutlich erhöhte *(leistungs-) sportliche Anforderung* ist, werden den Weg der weiteren willkürlichen Intensitätssteigerungen über die kombinierte Methode und die intramuskulären Koordinationsmethoden gehen. Zumeist findet in diesem Moment der Übergang von der Therapie zum sportlichen Training statt. Denn letztlich möchten Sportler in ihrem weiteren sportartspezifischen Training den stark erhöhten Belastungen z. B. in Richtung Schnellkraft, Reaktivkraft oder Kraftausdauer standhalten. Die ausgeprägte Maximalkraftentwicklung bildet dazu die notwendige Voraussetzung.

Beachte:

Zur zeitlichen Dauer der einzelnen Therapieinhalte und des gesamten komplexen Therapieverlaufes können besonders unter pathologischen Bedingungen keine konkreten Angaben gemacht werden, da diese von Fall zu Fall individuell ist und extrem variieren kann.

Normalerweise kommt auf dem in Tab. 4.**5** (s. S. 68) beschriebenen Weg der Periodisierung des Maximalkrafttrainings bei sportlichen Anforderungen das Muskelaufbautraining zuerst, dann das kombinierte Training und schließlich die intramuskuläre Koordination. Dies stellt eine willkürliche Belastungssteigerung dar, die Belastungsintensität nimmt damit immer weiter zu.

Genau umgekehrt zur „normalen" Periodisierung des Maximalkrafttrainings geht man z. B. bei Patienten mit zentralen oder peripheren neurologischen oder anderen langfristigen Kraftproblemen vor, deren Muskulatur zunächst extrem bis stark abgeschwächt ist (M1–M3) (Tab. 4.**6**).

➡ Periphere Läsionen der Nerven treten häufig auf durch die intraoperativ notwendigen Ischämiebedingungen (mündl. Mitteilung Schmidbleicher 1997).

Zur Maximierung der willkürlichen Muskelaktion, bieten sich IK-Methoden an. Denn auf diese Weise wird eine hohe Nervenimpulsrate erzeugt. Dadurch nimmt die harmonische Axonversorgung über den Axonplasmastrom zu. Dieser ist für die Reparatur des Axons mitverantwortlich, was bei einer peripheren Nervenläsion (s. ➡) sehr zur Heilung beitragen

Tabelle 4.6 „Umgekehrte" Periodisierung des Maximalkrafttrainings bei extrem schwacher Muskulatur (z. B. bei einer peripheren Nervenläsion)

	Maximalkraft (MK)		
Therapiemethoden	Intramuskuläre Koordinationsmethoden (IK)	Kombinierte Methode (KM)	Muskelaufbau (MA)
Muskelkraft	M1 – M3	M3 – M4	ab M4
	Therapieverlauf →		**Wochen / Monate**

würde [4.32]. Eine zusätzliche Schädigung aller beteiligten aktiven wie passiven Strukturen durch die normalerweise sehr intensiven IK-Methoden muß nicht befürchtet werden. Denn die Belastbarkeit des Patienten ist absolut gesehen sehr gering. Bei einer Kraft von M1–M3 liegt die muskuläre Kraft deutlich unter der normalen Kraft. Selbst wenn ein Muskel zu diesem Zeitpunkt seine (supra-)maximale Kraft entwickeln kann, bewegt er damit z. B. bestenfalls das entsprechende Körperteil dynamisch gegen die Schwerkraft (= M3). Eine Überlastung des aktiven wie passiven Bewegungsapparates muß deshalb nicht befürchtet werden, obwohl der Patient sich maximal anstrengt. Die äußere Belastungsintensität ist dafür zu gering.

Je mehr die Kraft des Patienten aber wieder zunimmt (M2 → M3 → M4 etc.), desto höher würde bei der weiteren Anwendung von IK-Methoden die absolute äußere Belastung. Deshalb reduziert der Therapeut im Laufe der Therapie die Intensität in dem Maß, wie die äußere Belastbarkeit steigt. Er verringert die Intensität willkürlich, indem er von der IK-Methode zur kombinierten Methode und weiter zur Muskelaufbaumethode wechselt. Dieses systematische Reduzieren der absoluten äußeren Intensität schließt eine schädigende Wirkung des Krafttrainings weitgehend aus.

Beachte:

Diese Art der Periodisierung und Belastungsgestaltung gilt nicht für Akutpatienten (z. B. postoperative Gefahr eines Sekundärtraumas), Patienten mit einer starken reflektorischen Schmerzhemmung (z. B. bei intraartikulärem Hydrops) oder solche, die auf Kraftbelastungen mit pathologischen Irradiationen und Spastik (z. B. Hemiplegiker) reagieren.

Mit dem Muskelaufbautraining trainiert der Therapeut den Patienten weiterhin, bis er eine normale bis leicht gesteigerte Kraft und eine genügende Muskelmasse aufweist. Für den untrainierten Patienten reicht dies vollkommen aus, weil er „nur“ den alltäglichen Anforderungen gerecht werden muß.

Ein Sportler würde nach dieser „umgekehrten“ Periodisierung die normale Periodisierung durchlaufen: Nach dem Muskelaufbau steigert er wieder mittels kombinierter Methode und weiter in Richtung intramuskulärer Koordination, um schließlich zu seiner sportartspezifischen Kraftanforderung zu kommen. Den vollständigen Ablauf stellt Tab. 4.**7**. Es handelt sich dabei um die Erweiterung der Tab. 4.**6**.

Beim gleichzeitigen Training unterschiedlicher konditioneller Faktoren innerhalb einer Therapieeinheit oder einer Therapiephase müssen verschiedene Faktoren berücksichtigt werden. Das Folgende gilt allerdings nur, wenn es das Training derselben Muskelgruppe betrifft, in der Regel die Beinmuskeln:

- Das Training der Beweglichkeit paßt gut zu allen Konditionsfaktoren und bietet keine Beeinträchtigung dieser Faktoren. Beim Training der Reaktivkraft sollte die Beweglichkeit nur zum Schluß der Therapie erfolgen und nicht zu Beginn.

- Das extensive und intensive aerobe Ausdauertraining bietet in der Kombination mit einem Muskelaufbautraining keine Probleme.

- Hingegen entsteht beim gleichzeitigen Training von extensiver und intensiver aerober Ausdauer und der Reaktivkraft ein physiolo-

Tabelle 4.7 Umgekehrte mit nachfolgender normaler Periodisierung für sportlich ambitionierte Patienten

Therapiemethoden	Intramuskuläre Koordination (IK)	Kombinierte Methode (KM)	Muskelaufbau (MA)	Muskelaufbau (MA)	Kombinierte Methode (KM)	Intramuskuläre Koordination (IK)	Sportartspezifische Anforderung (Schnellkraft, Kraftausdauer)
Muskelkraft	M1 – M3	M3 – M4	ab M4	normale Kraft	stark gesteigerte Kraftfähigkeiten (sportliches Training)		
	Therapieverlauf →						**Wochen / Monate**

gischer Widerspruch: Ausdauer spricht die Muskelfasertypen I, IIc und IIa an, hingegen gilt das Reaktivkrafttraining besonders dem Fasertyp IIb. Das Ausdauertraining reduziert durch seine langsame und gering intensive Belastungsart den gewünschten Reaktivkrafteffekt. Die Lösung besteht hier in einem nicht gleichzeitigen, sondern Nacheinander-Training in einzelnen Therapiezyklen.
Beispiel: Zwei Wochen Ausdauer, zwei Wochen Reaktivkraft, zwei Wochen Ausdauer, zwei Wochen Reaktivkraft etc.

4.3 Spezifische Steuerung der Anpassung

Individualität und Altersgemäßheit

Da eine körperliche Leistung von vielen Einflußfaktoren bestimmt wird, kann eine nach außen identische Leistung sich aus sehr unterschiedlichen inneren Faktoren ergeben: z. B. kann eine Patientin mit einem schlechten Kraftniveau (M3), aber hoher Motivation, die gleiche Leistung erzielen, wie eine andere Patientin mit dem besseren Kraftniveau, aber schlechterer Motivation.

Das Prinzip der Individualität und Altersgemäßheit hat wesentliche Aspekte der *persönlichen Leistungsfähigkeit* zu berücksichtigen:

- den Grad der aktuellen Belastbarkeit und Beschwerden (Art der Verletzung, Operationsart etc.);
- die altersabhängige, biologische Leistungsfähigkeit als stark anlagebedingte körperliche Leistungsfähigkeit (motorische Begabung, Konstitutionstyp, Trainierbarkeit etc.);
- die Phasen motorischer wie sensibler Entwicklung. Dem Therapeuten müssen die entwicklungsgemäßen Zeitabschnitte erhöhter oder verminderter Anpassungsfähigkeit (Trainierbarkeit) bezüglich der konditionellen und koordinativen Leistungen bekannt sein.
- Die geistig-seelischen patientenspezifischen Kriterien wie Leistungsmotivation, Temperament, Intelligenz etc.

[4.33].

Biologisch läßt sich dieses Prinzip mit der individuellen Anpassungsfähigkeit (Adaptabilität) über die verschiedenen Lebensaltersphasen hinweg begründen. D. h., bei äußeren quantitativ und qualitativ gleichwertigen Belastungsreizen zeigt jeder Patient eine individuelle Reizverarbeitung (innere Beanspruchung). In der Wechselwirkung von Organismus und Umwelt zeigen die entsprechenden Erbanlagen eine eigene Entfaltung (Genexpression).

Erst die Ausschöpfung der altersabhängigen und individuellen Möglichkeiten und Gegebenheiten eines Patienten versetzt den Therapeuten in die Lage, die höchstmögliche Spezialisierung aller therapeutischen Maßnahmen im Sinne des Patienten einzuleiten und ausschließlich an diesen anzupassen.

Das bedeutet für die therapeutische Praxis, daß

- die individuellen Fähigkeiten und Neigungen des Patienten bekannt sein müssen,
- nicht gegen diese Fähigkeiten und Neigungen gearbeitet werden darf,
- eine Spezialisierung von Beginn der Therapie an, zu berücksichtigen ist.

[4.34].

Zunehmende Spezialisierung

In Abhängigkeit von der Belastungsspezifität der Anforderungen an unsere Patienten im Alltag, Berufsleben oder Sport unterscheiden wir zwei Anpassungsarten:

- *unspezifische* Anpassung, die mehr der allgemeinen Voraussetzung für körperliche Leistungen dient, z. B. funktionell-anatomische (morphologische, biomechanische) Anpassungen oder allgemeine aerob-dynamische Ausdauer;
- *spezifische* Anpassung, die der konkreten alltäglichen, beruflichen oder sportlichen Anforderung entspricht. Diese liegt in der vom Bewegungsablauf geprägten Funktionsmuskulatur begründet, z. B. lang andauernde sitzende Tätigkeit (= lokale aerob-statische Ausdauer).

Mit der bewegungsspezifischen Anpassung ist im Therapieverlauf rechtzeitig zu beginnen, da die Anpassungsreserve des erwähnten Adaptationsmodells beschränkt ist. Für Alltags- und Fitneßbelastungen reicht es völlig aus, in großem Umfang eine relativ breite unspezifische und in geringem Umfang eine spezifische Anpassung zu erhalten. Eine allzu große Ausprägung einer unspezifischen Anpassung sollte bei körperlich anstrengenden Berufen, bei denen in komplexen Körperstellungen gearbeitet werden muß (z. B. Bauberufe) oder dem (leistungs-) sportlichen Bereich nicht angestrebt werden, da dies zu Lasten einer hohen spezifischen Anpassung ginge.

Das Prinzip der zunehmenden Spezialisierung hat aus diesen Gründen eine besondere Bedeutung bei der Behandlung von Sportlern, kann aber ebenso für Patienten mit körperlich anstrengenden Berufen relevant werden. Für die Therapie bedeutet dies:

- Innerhalb der Belastungsstufe (Präventions-/Vorbereitungsstufe, Rehabilitationsstufe, Stufe der gesteigerten Leistungsfähigkeit) gibt es im therapeutischen Zeitplan einen zunehmenden Anteil der speziellen Therapie gegenüber der allgemeinen Therapie; d. h. für den Patienten dominant belastungsspezifische (evtl. sportliche) Bewegungen nehmen anteilmäßig zu.

- Im Verhältnis zwischen alltags- und berufsspezifischer Belastung eine Ausrichtung einzunehmen, welche die bedeutungsvolleren spezifischen Bewegungen repräsentiert (z. B. berufsbedingtes Heben von schweren Lasten).

- Zunehmende Vorrangigkeit der Therapieinhalte der leistungsbestimmenden konditionellen Fähigkeiten und technomotorischen Fertigkeiten im Rahmen der übrigen optimalen Therapiemaßnahmen.

[4.35].

Regulierende Wechselwirkung einzelner Therapieelemente

Bei diesem Therapieprinzip geht es um die dosierte und gezielte Abstimmung der einzelnen therapeutischen Maßnahmen bezüglich der konditionellen Komponenten untereinander und des konditionell-koordinativen Verhältnisses. Das Prinzip stützt sich auf der Annahme, daß konditionelle und koordinativ-technische Fähigkeiten sich gegenseitig bedingen. Sie sind daher stets aufeinander abgestimmt zu entwickeln. Bei Entscheidungen für eine bestimmte Methode ist zu berücksichtigen, daß sich bestimmte Methoden niemals isoliert auf einzelne Leistungsbedingungen, sondern immer komplex auf den Leistungszustand auswirken.

Dies bezieht sich zum einen auf die Reihenfolge der Maßnahmen, zum anderen auf deren anteilmäßigen Umfang in der Therapie. Denn die einzelnen Komponenten können sich gegenseitig positiv wie negativ beeinflussen:

Positivbeispiel: Bei einer chronischen Instabilität des Sprunggelenkes müssen therapeutisch zunächst besonders die propriozeptiven Defizite beachtet werden. Die gleichzeitige Muskelkräftigung nimmt an Umfang direkt proportional mit der Verbesserung der Propriozeptivität zu [4.36].

Negativbeispiel: Das Muskelaufbautraining bewirkt aufgrund der Faserverdickung einen deutlich erhöhten Muskeltonus. Um die Verkürzung der Muskulatur als Folge höherer Muskelspannung zu vermeiden, sind begleitend zum Krafttraining unbedingt Dehnübungen notwendig [4.37].

4.4 Methodisch-pädagogische Prinzipien

- Prinzip der *Abstimmung der Therapieentscheidungen:* Therapieentscheidungen bedürfen in der Regel der Abstimmung zwischen zum Teil divergierenden Vorgaben, die sich vor allem aus spezifischen Leistungsanforderungen, entwicklungsgemäßen Besonderheiten und individuellen Bedürfnissen ergeben.

- Prinzip der *Effektivitätsorientierung des Therapiehandelns:* Therapiehandeln soll im Hinblick auf die vorgegebenen Leistungsziele immer einen möglichst hohen Wirkungsgrad erreichen.

- Prinzip der *permanenten Steuerung und Regelung der Therapie:* Um ein angestrebtes Leistungsziel in einem vorgesehenen Zeitabschnitt zu erreichen, ist auf der Basis ständiger Vergleiche (Befund/Wiederbefund) zwischen geplantem und tatsächlich erreichtem Leistungszustand, eine kontinuierliche Anpassung anfallender Therapieentscheidungen an kurz-, mittel- und langfristige Sollvorgaben notwendig.

- Prinzip der *Orientierung an Therapiezielen:* Therapieziele sollen für Patienten immer auf für sie attraktive Ziele ausgerichtet sein, die

in überschaubaren Zeiträumen erreichbar sein können.
[4.38]

Neben den Prinzipien, die sich mit Therapieaufbau, -organisation und inhalt-methodischer Gestaltung der Therapie befassen, existieren *pädagogische* Prinzipien. Eine Auswahl der für die Therapie relevanten pädagogischen Therapieprinzipien soll hier dargestellt werden [4.39]:

- Prinzip der *Bewußtheit des Therapiehandelns:* Das Handeln in der Therapie und der Zusammenhang dieses Handelns mit den übrigen alltäglichen Handlungen und Lebensbedingungen müssen dem Therapeut und dem Patienten ständig bewußt gemacht werden, damit bewußte Handlungen entstehen.

- Prinzip der *Gesundheitserhaltung und -sicherung:* Handlungsentscheidungen sind so zu fällen, daß sie keine Gefahr für die Gesundheit von Patient und Therapeut nach sich ziehen. Alle Maßnahmen sollen der Prävention oder Rehabilitation und damit der Sicherung der Gesundheit dienen.

- Prinzip der *Orientierung des Therapiehandelns an den Bedürfnissen und Interessen des Patienten:* Therapiehandeln soll sich an den Bedürfnissen und Interessen der Patienten orientieren.

- Prinzip der *Selbstverantwortlichkeit des Patienten:* Handlungskonzeptionen und -entscheidungen sollen so angelegt sein, daß sie die Selbstverantwortlichkeit des Patienten fördern. Sie sollen deshalb vorwiegend auf der Basis eines umfassenden Dialogs zwischen Therapeut und Patient getroffen werden. Bei den Handlungsentscheidungen sollen die moralischen und ethischen gesamtgesellschaftlichen Rahmenbedingungen Berücksichtigung finden.

- Prinzip der *anschaulichen Präsentation und Nachvollziehbarkeit von Handlungsentscheidungen:* Handlungsentscheidungen sollen den Beteiligten anschaulich und transparent präsentiert werden und von ihnen in ihrem Ablauf und in ihrer Bedeutung nachvollziehbar sein.

5 Organisatorischer Ablauf der Therapieeinheit

Jede Therapieeinheit läßt sich in drei wesentliche Bestandteile gliedern:

1. *Einleitender Teil* (Aufwärmen und Dehnen)
2. *Hauptteil* (inhaltlicher Schwerpunkt
3. *Therapieausklang* (Abwärmen und Lockern)

Als unmittelbare Randbedingungen sind der einleitende Teil, die Serienpause und der Therapieausklang maßgeblich an der Effizienz der Belastungsgestaltung innerhalb der Therapie beteiligt.

Die Gestaltung eines möglichen Hauptteils mit Krafttraining wurde schon kurz und exemplarisch vorgestellt. Die wesentlichen weiteren Aspekte für die wirkungsvolle Ausführung des Hauptteils liegen im Aufwärmen und Dehnen, der Gestaltung der Serienpause und im Abwärmen und Lockern. Das ganze ist als funktionelle Einheit zu betrachten und deshalb zwingend miteinander verbunden. Der Einfluß dieser Teile einer Therapie auf die Effizienz eines Trainings, die körperliche Leistungsfähigkeit und Erholungsfähigkeit bzw. Regenerationsoptimierung, d.h. auf den Patienten als Ganzes, soll im Folgenden dargestellt werden.

Die ausführliche Darstellung der inhaltlichen Schwerpunkte im Hauptteil erfolgt in den weiteren Büchern dieser Reihe: Rehabilitatives Krafttraining, Rehabilitatives Ausdauertraining, Rehabilitatives Beweglichkeitstraining und Rehabilitatives Konditionstraining.

5.1 Einleitender Teil (Aufwärmen und Dehnen)

Neben dem inhaltlichen Schwerpunkt der TE haben zwei der drei Teile der Therapieeinheit aufwärmende und/oder abwärmende Inhalte.

In der grundlagen- und praxisorientierten wissenschaftlichen Literatur wird der Sinn des Aufwärmens und Abwärmens immer wieder neu diskutiert und dies mit zum Teil recht gegensätzlichen Ergebnissen. Da Untersuchungen insbesondere im Sport – und hier besonders zu Schnelligkeits- und Schnellkraftanforderungen – vorliegen und insofern nur schwerlich in den Bereich der Therapie zu übertragen sind, verzichten wir hier auf deren eingehende Diskussion. Vielmehr sollen die vielfältigen Wirkungen des Aufwärmens und deren unterstützende Anwendungen für die Therapie zur Verstärkung des optimalen Effektes deutlich werden. Dies geschieht anhand von Grundlagenuntersuchungen.

Aufwärmen

Unter diesem Sammelbegriff versteht man alle aktiven und passiven, allgemeinen und speziellen Bewegungs- und Dehnungsübungen, Tätigkeiten und Maßnahmen zu Beginn der Therapie, die der individuellen Herstellung einer optimalen psychophysischen Verfassung des Patienten dienen [5.1].

Dem Aufwärmen kann man vier wesentliche Wirkungen zuschreiben:

- Verbesserung der allgemeinen organischen Leistungsbereitschaft,
- Verbesserung der koordinativen Leistungsbereitschaft,
- Optimierung der psychisch-mentalen Leistungsbereitschaft,
- Schutz vor Verletzungen

Obwohl in der Literatur zumeist der Begriff „Aufwärmen" auftritt, ist die Anzahl der verwendeten Synonyme vielfältig: Aufwärmbarkeit, Erwärmung, Erwärmen, Einarbeiten, Warmmachen, Warm up, Warming up, Einlaufen, Einturnen etc. Zum Teil beziehen sich die Autoren auch auf mentale Aspekte: mentales Aufwärmen, mentale Vorbereitung, psychische Erwärmung.

Arten des Aufwärmens

Laut Definition sind die Wirkungen des Aufwärmens auf grundsätzlich unterschiedlichen Wegen zu erreichen. Man unterscheidet daher idealtypisch verschiedene Arten des Aufwärmens:

- allgemeines,
- spezielles,
- passives und
- aktives Aufwärmen.

Diese Einteilung läßt sich durch das mentale Aufwärmen ergänzen. Mischformen sind zulässig [5.2].

Allgemeines Aufwärmen. Es hat als wesentliches Ziel die Erhöhung der Körpertemperatur und die psychische Einstimmung des Patienten auf die bevorstehende Belastung. Es erfolgt durch den Einsatz vieler und großer Muskelgruppen (z. B. Fahrradfahren, Kurbelergometer, Laufband, gymnastische Übungen, Aerobic). Dabei müssen die gewählten Bewegungsformen zu diesem Zeitpunkt noch nicht von der Bewegungsstruktur und -dynamik her mit den nachfolgenden trainingsspezifischen Übungen übereinstimmen.

Die Intensität bleibt grundsätzlich im allgemeinen Aufwärmen zunächst aerob. Sie steigert sich aber allmählich von einer zu Beginn extensiven zu einer am Ende des allgemeinen Aufwärmens intensiven aeroben Belastung (z. B. Puls 120–130 auf 140–150).

Die auszuführenden Dehnübungen bleiben ebenso eher bewegungsunspezifisch und orientieren sich an den großen Muskelgruppen und Bewegungsebenen des Körpers.

Psychische und mentale Besonderheiten der einzelnen Patienten bleiben zu diesem Zeitpunkt noch weitgehend unberücksichtigt. Das allgemeine Aufwärmen dürfte also grob gesagt, für alle Patienten relativ ähnlich aussehen. Deshalb ist eine Anwendung in Gruppen (Rückenschule, Schwangerschaftsgymnastik etc.) gut denkbar, obwohl die Einzelanwendung in der Physiotherapie überwiegt.

Spezifisches Aufwärmen. Es hat zum Ziel, die psychophysische Aktivierung des Patienten auf die Belastungen im Hauptteil der Therapieeinheit vorzubereiten. Dabei liegt ein Hauptgewicht darauf, die später geforderte Belastungsintensität und -dynamik allmählich annähernd zu erreichen. Besonders bei nachfolgenden Belastungen, die ein maximales neuromuskuläres Koordinationsmuster (z.B. IK-Methoden) verlangen, sollte die annähernd maximale Belastung (Intensität oder Bewegungsgeschwindigkeit) schon im spezifischen Aufwärmen vorkommen.

Beispiel: Eine Patientin soll ein IK-Training mit 5 Wiederholungen absolvieren. Zum speziellen Aufwärmen nimmt sie aber genau die Intensität, mit der sie die 5 Wiederholungen ausführt, macht aber nur jeweils eine oder zwei Wiederholungen. Sie bereitet also die kommende Belastung im Hauptteil mit genau den gleichen Übungen mit hoher Intensität vor, belastet sich aber nicht aus.

Ein anderes Hauptgewicht ist in der höchstmöglichen koordinativen Übereinstimmung der Übungen im Hinblick auf das folgende Training zu sehen. Dazu werden Übungen verwendet, die bezüglich der Bewegungsstruktur und -dynamik den späteren Bewegungen verwandt oder gar identisch sind. Insofern kann man auch von einem *funktionellen* Aufwärmen sprechen.

Beispiel 1: Ein Patient steigt auf einer kleinen Kiste auf und ab, um das Treppensteigen zu imitieren.

Beispiel 2: Ein Patient sucht mit Hilfe der Therapeutin die richtige Intensität für eine Kraftübung: In der 1. Serie sind deutlich mehr als 10 Wiederholungen möglich, in der 2. Serie immer noch wenige mehr als 10 möglich. In der 3. Serie findet der Patient die Intensität, mit der er genau 10 Wiederholungsübungen absolvieren kann. Auf diese Weise findet ebenfalls ein spezifisches und funktionelles Aufwärmen mit einem fließenden Übergang zum eigentlichen Krafttraining statt.

Die Dehnübungen richten sich speziell auf die Muskeln, die individuell verkürzt bzw. verspannt oder an der Belastung beteiligt sind oder später belastet werden. Dabei sind die Agonisten zur Entwicklung der maximalen Kraft leicht vorzudehnen (= mittlere Vordehnung, ca. auf 20% über der Ausgangslänge = optimaler Wirkungsgrad [5.3]). Die Antagonisten dürfen etwas intensiver als die Agonisten gedehnt werden, damit sie aufgrund einer eventuellen Verspannung oder Verkürzung den Agonisten nicht an der Kraftentwicklung hindern (reflektorische reziproke Inhibition). Die Bewegungsamplitude wird dabei größer, und man kann mit der optimalen Bewegungsamplitude üben.

Das Individuum muß im speziellen Aufwärmen mit seinen ganz persönlichen Vorbedingungen, eventuellen Belastungsverträglichkeiten und -möglichkeiten stark in den Mittelpunkt der Überlegungen zum Aufwärmen gestellt werden. Das spezielle Aufwärmen muß die Synthese aus physischer und psychischer Voraussetzung und Zielorientierung des Patienten sein. Entsprechend individuell und subjektiv patientengerecht ist dieser Teil zu planen, so daß jedes spezifische Aufwärmen für jeden einzelnen Patienten anders aussieht. Die Anwendung in Gruppen dürfte deshalb schwieriger sein. Die häufigste Art der Therapie dürfte aber die Einzelbehandlung sein.

Aktives und passives Aufwärmen. Hier liegt eine weitere Differenzierung beim Aufwärmen. Das aktive Aufwärmen führt der Patient selbst mittels aktiver Bewegungen aus. Beim passiven Aufwärmen werden die Muskeln des Patienten von außen erwärmt ohne sein aktive Mithilfe. Dies geschieht durch hyperämisierende Maßnahmen und Mittel z. B. Massagen, Bäder, Wikkel, spezielle Wärmebekleidung (Thermoanzüge), Kurzwellenbehandlung, Startfluids etc.

Über die Wirksamkeit von passiven Maßnahmen liegen unterschiedliche Untersuchungsergebnisse vor, zusammenfassend kann aber festgestellt werden [5.4]:

- Der leistungssteigernde Effekt des passiven Aufwärmens allein ist relativ gering. Die Durchblutungssteigerung in der Muskulatur liegt deutlich niedriger als beim aktiven Aufwärmen, denn die Wärme entsteht nicht im Muskel selbst, sondern sie wird ihm mit dem Blut zugeführt. Das aktive Aufwärmen erhöht die Temperatur doppelt so hoch wie das passive.

- Das passive Erwärmen kann unter Umständen bei nicht oder schlecht belastbaren Patienten für sich alleine stehen oder eine sinnvolle Ergänzung zum aktiven Aufwärmen sein. Insbesondere betrifft das eine lokal spezifische zusätzliche Erwärmung (z. B. Heiße Rolle, Ultraschall, Massage, Fango) in der Therapie zur Vorbereitung einer verbesserten Dehnfähigkeit von Muskeln, Sehnen und Bändern. Passive Maßnahmen führen normalerweise im Vergleich mit einer aktiv erreichbaren Aufwärmwirkung zu einer ungünstigen Blutverteilung und einem Blutdruckabfall. Deshalb wären sie als Vorbereitung für eine Bewegungstherapie mit vorwiegend dynamischen Belastungen eher ungünstig [5.5]. Therapeutisch relevant für eine Mobilisation sind aber der sich einstellende Muskeltonusabfall, die Spasmolyse und die allgemeine Entspannung.

- Ein eventueller Nachteil des passiven Aufwärmens ist es, daß ein Patient meint, „warm" zu sein und dies aber nur einem oberflächlichen Effekt in der Muskulatur gleich kommt, der nicht die tiefere Muskulatur oder gar den Körperkern erreicht.

Außerdem kommt es zu keinerlei Bahnungseffekten als Vorbereitung der neuromuskulären Erregungsübertragung.

Mentales Aufwärmen. Dies setzt der Patient ein, um Bewegungsabläufe „vorzubahnen". Die gedankliche Auseinandersetzung und das Durchspielen bereits eingeübter Bewegungsabläufe bereitet die neuromuskuläre Erregungssteuerung und -übertragung durch geringe Nervenimpulsfrequenz mit geringer Amplitude vor. Dies gelingt aber wirklich nur dann, wenn die Bewegungsabläufe weitgehend automatisiert sind.

Insofern setzt sich dieses Verfahren klar von einer Schaffung einer Bewegungsvorstellung neuer, bislang unbekannter Bewegungsabläufe ab.

Physiologische und psychologische Wirkungen des Aufwärmens

Der zentral erwünschte Effekt des Aufwärmens ist – wie der Name schon sagt – die Erhöhung der Körpertemperatur, der viele positive Effekte folgen:

- Anstieg der Muskel- und Körperkerntemperatur,
- Beschleunigung des Stoffwechsels,
- Erhöhung der Leistungsfähigkeit des Nervensystems,
- Erhöhung der Kontraktionsgeschwindigkeit der Muskulatur,
- Verringerung der Verletzungsgefahr im Bereich der Muskeln, Sehnen und Bänder auf längere Sicht,
- Verringerung der Gelenkbelastung,
- Verringerung des initialen O_2-Defizits,
- Ausgleich des Übungsdefizits durch „Einarbeiten",
- psychische Einstimmung [5.6].

Etwas differenzierter zeigt Tab. 5.**1** (S. 78) die *physiologischen* Wirkungen des Aufwärmens. Neben den physiologischen werden die mehr *psychologischen* Wirkungen des Aufwärmens beschrieben.

Anzustreben ist hier ein optimaler Aktivierungsgrad. Dies gewährleistet ein Maximum an Leistungsfähigkeit (Yerkes-Dodson-Gesetz; [5.7].

Offensichtlich liegt in diesem Bereich der sympathikotonen bzw. vagotonen Regulation ein wesentlicher nicht zu vernachlässigender Anteil des Aufwärmens. Denn sowohl eine

Tabelle 5.1 Physiologische Wirkungen und Ziele des Aufwärmens [5.8]

Wirkungsbereich	Parameter	Spezifische Wirkung beim Aufwärmen
Stoffwechsel	▪ Körpertemperatur	– steigt auf optimale 38,5–39,5°C – Ökonomisierung der Energieversorgung
	▪ Laktatkonzentration unter Belastung	– sinkt – später einsetzende Übersäuerung – höhere Leistung bei 2 und 4 mmol/l
	▪ Sauerstoffaufnahme	– steigt im submaximalen Bereich bzw. O_2-Bedarf vermindert, d. h. O_2-Aufnahme/O_2-Bedarf effizienter
	▪ ATP-Produktion	– steigt
	▪ Hämoglobin (auch: Myoglobin)	– gibt mehr O_2 ab – dissoziiert schneller
Herz-Kreislauf und Atmung	▪ Atem- und Herzzeitvolumen	– Frequenz steigt, Volumen steigt – erhöhter und beschleunigter pulmonaler Gasaustausch – erhöhter und beschleunigter Transport der Atemgase – erhöhter und beschleunigter Gasaustausch im Gewebe – Atemäquivalent sinkt (→ verbesserte Atmungsökonomie) – ohne Aufwärmen oft Dyspnoe (Atemnot, Kurzatmigkeit)
	▪ Gesamtlungen- und Atmungswiderstand	– sinkt um ca 13%
	▪ Belastungs-EKG	– ohne Aufwärmen häufig unterdrücktes ST-Segment als Reaktion auf plötzliche intensive Blutdrucksteigerung, mit Aufwärmen keine anormalen Veränderungen – Verkürzung der unökonomischen Primärphase des steilen Herzfrequenzanstieges, d. h. schnellere Umstellung der Herzfrequenz auf die Bedarfsgröße (→ Sekundärphase)
	▪ Herzdurchblutung	– steigt mit Aufwärmen (ohne Aufwärmen kann es auch am gesunden Herzen zu einer kurzzeitigen ischämischen Reaktion kommen)
	▪ Muskeldurchblutung	– sinkt im Bereich weniger beanspruchter Muskelregionen und der Verdauungsorgane (Vasokonstriktion im Magen-Darm-Trakt, in der Leber und Milz) – steigt durch Vasodilatation in der Arbeitsmuskulatur bis zum Sechsfachen des Ausgangswertes (→Temperaturerhöhung) – Abnahme der inneren Reibungswiderstände (Viskosität) – Arterien- und Arteriolenerweiterungen sowie Kapillareröffnungen in der Arbeitsmuskulatur (→ optimierte Durchströmungsbedingungen)
	▪ Blutdruck	– zu Beginn der Belastung kurze Senkung, sonst proportional zur Belastung (großer Einfluß der psychischen Aktivierungslage)
Bewegungsapparat	▪ Gelenkknorpel	– unmittelbar Zunahme der Gelenkknorpeldicke (Aufschwemmung) – Zunahme der Synovialflüssigkeit (erst ab ca. 5 min.) – Verminderung der Synovialisviskosität – nachlassende Gelenksteifigkeit bei rheumatischen Patienten
	▪ Bindegewebe	– optimale Zunahme der Elastizität und Plastizität der kollagenen Fasern
	▪ Muskulatur	– erhöhte Kraft, Schnelligkeit, Ausdauer, Beweglichkeit – verringerte visköse und elastische Widerstände – geringere Verletzungsgefahr (Muskelkater, -risse) insbesondere für Antagonist – geringere Krampfneigung

Tabelle 5.1 Physiologische Wirkungen und Ziele des Aufwärmens [5.8] Fortsetzung

Wirkungsbereich	Parameter	Spezifische Wirkung beim Aufwärmen
Neurodynamik	Muskeltonus	– schnellere Entspannungs- und Kraftentwicklungsfähigkeit von Agonist und Antagonist (→ verbesserte intermuskuläre Koordination) – optimierte Voraktivierung und belastungsgerechter Muskeltonus – verbesserte Dehnfähigkeit
	Nervenleitung	– Nervenimpulsgeschwindigkeit steigt – Empfindlichkeit der Rezeptoren an Haut, Muskeln und Sehnen steigt – verbesserte komplexe Koordination (Bewegungsökonomie, -gefühl, Reaktionsfähigkeit, Aufmerksamkeit und Wahrnehmung etc.)

Überaktivierung als auch eine Minderaktivierung können das Ergebnis deutlich schmälern.

Das physische und das gezielte und dosierte physische Aufwärmen kann folgende Wirkungen erzielen: [5.9]

- Zustand der Wachheit, Konzentration, Arbeitsbereitschaft, Motivation, Einstimmung, Gewöhnung an die Lern- und Belastungssituation;
- Regulation des Erregungsgrades (Beruhigung bzw. Aktivierung durch Aufwärmritual);
- psychischer Rückhalt;
- Mobilisierung von Reserven

Neben der rein physischen Aktivität besteht eine weitere Möglichkeit in der mentalen Vorbereitung.

Mentales Training

ist die planmäßige, systematische, wiederholte, intensive gedankliche Vorstellung eines Bewegungsablaufes, ohne gleichzeitigen praktischen Vollzug, mit dem Ziel der Verbesserung dieses Bewegungsablaufes (innere Realisation). Durch mentales Training kann sich der Lernvorgang beschleunigen. →

Intensives Vorstellen und Bewegen (Antizipation) ruft entsprechende neurophysiologische Reaktionen hervor. Mentales Training hilft vorwiegend beim Verbessern von Bewegungsfertigkeiten, die einen hohen Grad von Bewegungskoordination und Bewegungskombinationen verlangen und wird in der Regel mit praktischem Training kombiniert. Gleichzeitig kann es die psychische Vorbereitung durch Vorausdenken bestimmter Situationen beeinflussen (Planung des Bewegungsverhaltens durch Selbstprogrammierung) [5.10].

→ Bei dieser Definition liegt eine starke Überschneidung zum ideomotorischen Training vor.

Die intensive kinästhetische Vorstellung eines koordinativen Bewegungsablaufs bewirkt Mikroinnervationen innerhalb der tatsächlich beanspruchten Muskulatur und deren Steuerungsorganen. Es entsteht ein Bewegungsmuster, das die Koordination im real aktiv ausgeführten Bewegungsablauf verbessert.

In diesem Sinn kann das Mentale Training sowohl zur Vorbereitung im Sinne eines Aufwärmens als auch zur Verbesserung eines gekonnten Bewegungsablaufes zur Automatisierung oder dessen Flexibilisierung eingesetzt werden. Grundsätzlich läßt sich dieses Verfahren in allen Gebieten der Physiotherapie einsetzen. In beiden Fällen bietet sich die verstärkte Anwendung im Bereich Physiotherapie-Neurologie im Sinne einer sensiblen Bahnung ohne pathologische Irradiationen auszulösen, wie dies häufig bei Bewegungen vorkommt, an.

Die praktische Durchführung ist denkbar einfach: Die Patientin muß sich den zu erlernenden Bewegungsablauf so präzise wie möglich vorstellen. Dies betrifft alle Bewegungsparameter (zeitlicher Ablauf, räumliche Ausprägung etc.) Sie läßt dabei einen Film vor ihrem inneren Auge ablaufen, in dem sie selbst die Darstellerin ist.

Funktionen des Aufwärmens

In der Physiotherapie gilt das Aufwärmen normalerweise der Vorbereitung auf die Therapieinhalte im Hauptteil der Behandlung. In Abhängigkeit von diesem Inhalt muß das Aufwärmen gestaltet werden. Dabei kommen in Frage [5.11]:

Aufwärmen vor einem Sensorik- und/oder Koordinationstraining. Hierbei geht es um die differenzierte Wahrnehmung und Bahnung entsprechend spezifischer Bewegungsmuster. Im Vordergrund der Betrachtung steht die Dosierung des Aufwärmens, d.h. der Belastungsumfang und die Belastungsintensität der einzelnen vorbereitenden Übungen. Der Erwärmungsprozeß muß gerade soweit optimiert sein, daß alle organischen Funktionen zwar gut angesprochen aber nicht vorermüdet sind. Dies hätte eine verminderte Leistungsbereitschaft zur Schulung und Ausprägung koordinativer Prozesse zur Folge.

Aufwärmen vor einem Konditionstraining (besonders Kraft). Hier stehen die optimale Aktivierung des Herz-Kreislauf-Systems, die maximale neuromuskuläre Erregungsübertragung und die Verminderung der Verletzungsgefahr durch Dehnung und Lockerung im Zentrum der Planung. Für Kraftbeanspruchungen gilt als sicher, daß ein Aufwärmen einen positiven Effekt aufweist, und ein vorgedehnter Muskel mehr Kraft entwickelt als ein ungedehnter.

Aufwärmen im mental-kognitiven Bereich. Oft kann es für Patienten schwierig sein, sich auf eine eventuell unangenehme Belastung (ungewohnt, schmerzhaft, Nervosität, Angst etc.) einzustellen und dafür zu motivieren. Das Aufwärmen kann in diesem Fall eine Hilfestellung sein, die „richtige“ Einstellung zu finden.

Die psychischen Auswirkungen des Aufwärmens sind abhängig von der Persönlichkeitsstruktur des Patienten und von den besonderen Umständen, unter denen das Aufwärmen stattfindet.

Die unmittelbar auf das Aufwärmen folgende Belastungsfähigkeit sowie die subjektive Beanspruchung des Patienten gibt Auskunft darüber, ob das Aufwärmen gut oder zu hoch dosiert war.

Aufwärmzeit und Dauer des Aufwärmeffektes

Um es vorwegzunehmen, für die Therapie gibt es bislang keine Richtlinien, die eine optimale Vorbereitung garantieren. Deshalb sollen bezüglich der Dauer an dieser Stelle wesentliche Punkte diskutiert werden. Der Therapeut plant dann je nach Therapieziel seine Vorgehensweise.

Bei ca. zwei Minuten *Aufwärmzeit* sind bei aktiver Bewegung bereits 50% des Aufwärmeffektes erreicht. Nach 15 Minuten erreicht die Muskeltemperatur einen Anstieg um ca. 2°C. Ein 30minütiges Aufwärmprogramm bewirkt, daß sich die Körpertemperatur adäquat erhöhen konnte. Diese wirkt dann längerfristig auf die Muskeltemperatur stabilisierend [5.12]. Einige Autoren halten ein Aufwärmen im Rahmen von 5 bis 15 Minuten für ausreichend [5.13], andere gehen mit 10–60 Minuten und durchschnittlich 20–45 Minuten deutlich darüber hinaus [5.14].

Ein in der Praxis gut beobachtbarer Parameter, das leichte Schwitzen, wird oft als Punkt der ausreichenden Temperaturerhöhung beschrieben [5.15]. Er darf jedoch nicht als Garantie für ein genügendes Aufwärmen angesehen werden [5.16].

Die *Ruhephasen* **ohne** aktive Bewegungsübungen zwischen Aufwärmen und Hauptteil oder innerhalb des Hauptteils sollen relativ kurz sein (ca. 1–5 Minuten), damit der Körper nicht abkühlt. Oder um den Aufwärmeffekt für die Dauer der Therapie behalten zu können, sollte der Patient eine Trainingskleidung tragen, die Wärmeverluste gering hält. Da es im therapeutischen Bereich oft nicht möglich ist, angekleidet zu bleiben, muß die Raumtemperatur entsprechend hoch sein (z.B. zwischen 25° und 28°C).

Bleibt dies unberücksichtigt, kann der Aufwärmeffekt nachlassen und damit seine unterstützende Qualität verlieren. Eine fünfminütige passive Pause führt auf diese Weise schon zu einem wesentlichen Verlust des positiven Aufwärmeffektes [5.17].

Die Zeitdauer des Aufwärmeffektes bleibt unter optimalen Bedingungen (z.B. Klima, Kleidung, Zeitdauer des Aufwärmens) bis zu 30–45 Minuten erhalten [5.18] und der Temperaturabfall kann durch leichte zusätzliche körperliche Bewegung lange kompensiert werden (bis 80 Minuten) [5.19].

Der gesamte Aufwärmvorgang (Dauer des Aufwärmens und dessen Wirkung) ist von vielen einzelnen Faktoren abhängig:

- der Art der angewendeten Übungen,
- der Intensität,
- dem Umfang des Aufwärmens,

– dem körperlichen, geistigen psychischen und leistungsmäßigen Zustand des Patienten,
– dem „Patiententypus“: Der Patient kommt mehr oder weniger schnell in Schwung.

Dabei spielen die Randbedingungen eine wesentliche Rolle:

- *Pathologie*: Art und Ausmaß der vorliegenden Vorschädigung und sonstige Leistungsbeeinträchtigungen müssen berücksichtigt werden [5.20].
- *Alter*: Bei Kindern ergibt sich die ergotrope Umstellung relativ rasch, die Verminderung der Verletzungsgefahr ist von untergeordneter Bedeutung. Mit höherem Lebensalter bedingt sich ein langsameres und längeres Aufwärmen [5.21].
- *Tageszeit*: Am Vormittag ist das Aufwärmen gegenüber dem Nachmittag oder Abend zu verlängern [5.22].
- *Luftfeuchtigkeit*;
- *Außentemperatur*: Bei tiefen Temperaturen benötigt das Aufwärmen mehr Zeit, möglicherweise eine langsamere Bewegungsausführung, aber nicht unbedingt eine höhere Intensität [5.23].
- *Kleidung*: Warme Kleidung reduziert den Wärmeverlust.
- Zusätzliche aktive *Bewegung*: Diese kompensiert und verlängert den Aufwärmeffekt.

Der heutige normale therapeutische Zeitrahmen würde meistens schon alleine durch die notwendige Dauer eines gründlichen und umfassenden Aufwärmens gesprengt, und das ohne die weitere Berücksichtigung des Hauptteils und des Therapieausklanges. Deshalb schlagen wir für die Zukunft grundsätzliche Vorgehensweisen vor:

- Die zeitliche Einteilung der Therapiedauer muß nach individuellen und leistungsoptimierenden Aspekten neu eingeteilt werden.
- Solange dies nicht möglich ist, kann der Patient nach einer umfassenden Instruktion und Kontrolle des Aufwärmens durch den Therapeuten das Aufwärmen in den Therapieräumen selbständig ausführen. Dies bedarf so nur zu Anfang des Therapiezyklus einmal den kurzen zeitlichen Einsatz des Therapeuten zur Instruktion des Patienten.
- Sind ökonomische Gründe (Zeit, Platzangebot, Geräte etc.) zwingend, sollten mindestens 5 Minuten in das Aufwärmen investiert werden.

[5.24].

Für die Planung und Ausführung des Aufwärmprogramms sind folgende Punkte wichtig:

– *Praktikabilität*: Sind die Übungen in der Praxis anwendbar?
– *Ökonomie*: Steht der für das Aufwärmen erforderliche Zeitaufwand im angemessenen Aufwand zur Übungswirkung?
– *Funktionalität*: Sind die Übungen physiologisch unbedenklich?
– *Effektivität*: Bewirken die Übungen tatsächlich den gewünschten Erfolg?

[5.25].

5.2 Inhalte der Serienpausen

Durch die hohe Kraftbelastung während des Krafttrainings erreicht die Therapeutin beim Patienten eine gezielte und dosierte Ermüdung (Ausbelastung). Von dieser Ermüdung erholt sich der Patient in der Serienpause relativ rasch. Deshalb definieren wir:

Ermüdung

ist eine vorübergehende (reversible) Herabsetzung der Leistungsfähigkeit [5.26].

Neuere Erkenntnisse zur muskulären Ermüdung beschreiben diese als komplexes Geschehen, in der sich Ursache und Folgen nicht immer klar trennen lassen. Folgende Ursachen werden bislang in der Diskussion favorisiert:

- Störungen der Erregungsfortleitung an der Muskelzellmembran wegen ungenügender Leistung der Na-K-Pumpe (Elektrolytverschiebung);
- Störungen des Ca^{2+}-Regulationsmechanismus für die elektromechanische Kopplung in der Muskelzelle (Ca^{+2}-Defizit zwischen den Myofibrillen wegen verzögerter Rückresorption in die Vesikel);
- Transmitterermüdung, vor allem des Azetylcholins an der motorischen Endplatte (wegen Verzögerung in der Rückresorption);
- Transmitterermüdung im Zentralnervensystem (Gaba, Glutamat) als Ursache für zentrale Ermüdung.
- Auf der metabolischen Seite kommt es zur Anreicherung von H^+-Ionen, die eine hem-

mende Wirkung auf die Ca^{2+}-Aktivität zur Brückenbildung besitzen sollen (besonders im laktaziden Kraftausdauertraining). Damit wäre eine Aktin-Myosin-Brückenbildung stark beeinträchtigt, obwohl ausreichend Ca^{2+} und ATP vorhanden sind.

- Eine Erschöpfung der energiereichen Phosphate wird nur noch selten als Ursache angeführt [5.27].

Die Serienpausen im Krafttraining können recht unterschiedliche Dauer aufweisen. Zum einen sind sie so kurz (z. B. 15 Sekunden), daß sie nur Zeit für eine Pause ohne zusätzliche Maßnahmen lassen. Oder sie dauern 1 1/2–10 Minuten an. In diesem Fall lassen sich die verschiedenen regenerationsunterstützenden Maßnahmen gut einsetzen.

Tabelle 5.2 Regenerations- und zusätzliche Ziele und Maßnahmen zur inhaltlichen Gestaltung der Serienpause im therapeutischen Training

Regenerationsziele	Passive und aktive Maßnahmen
▪ kurzfristige, vollständige oder unvollständige Regeneration (zentral wie peripher: neuromuskuläre Erregungsübertragung, Regeneration der Stoffwechselspeicher: ATP- und KrP-Resynthese, Elektrolytverschiebung, Ca^{2+}-Defizit, Transmitter etc.)	– Entlastung – Lockerung (Schüttelungen, Selbst- oder Fremdmassage) – allgemeine und lokale aerob-extensive Belastung
▪ Erhaltung oder Steigerung der Durchblutung zur Unterstützung der Schnellregeneration (Stoffwechselversorgung und Abtransport von Stoffwechselendprodukten)	– allgemeine und lokale aerob-extensive Belastung (z. B. leichte Gymnastik, Fahrradergometer, Minitrampolin)
▪ Verbesserung der komplexen Gewebeelastizität (muskuläre Beweglichkeit von Agonist und Antagonist, Neurodynamik, neurale Strukturen, Sehnen, Bänder, Gelenkkapseln, Faszien, Narben, Verklebungen etc.)	– Dehn- und Mobilisationstechniken (z. B. Agonist mittelstark vordehnen, Antagonist dehnen, Mobilisieren neuraler Strukturen, Fasziendehnung) – Massagetechniken (z. B. Narbenmassage, Verklebungen lösen)
▪ Steigerung der agonistischen Kontraktionsbereitschaft	– kontralaterale Belastung – PNF-Muster (mit Stretch) – Dehnen des Agonisten
▪ Senkung des antagonistischen Muskeltonus	– Dekontraktion – Antagonist dehnen – autogen entspannen – durch intensive Belastung ermüden – hubarme Bewegungen ausführen – neuromuskuläre Therapie – Lockerung (Schüttelungen) – Selbst- oder Fremdmassage
Zusätzliche Ziele	**Maßnahmen**
▪ Schmerzafferenzen gering halten	– Entlastung – Entspannung: passive Bewegungen, Massage, Autogenes Training – Triggerpunktmassage – Dehnen – TENS – Eisanwendung/Heiße Rolle – Lokalanästhetikum/Analgetika u. v. a. m.
▪ Bewegungsvorstellung verbessern	– Korrekturhinweise – ideomotorischer Bewegungsnachvollzug – Bewegungsvorbild (Video, Demonstration etc.)
▪ Aktivierungszustand regulieren	– motivieren – entspannen – Angst reduzieren

Die Ziele der Pauseninhalte sind einerseits relativ ähnlich zu denen im Aufwärmen, andererseits betreffen sie generell die Beschleunigung der kurzfristigen Regeneration und dienen in der Therapie wesentlich der Schmerzbekämpfung und Korrektur des Patienten. Die verschiedenen Ziele und Maßnahmen für die Serienpausen sind in Tab. 5.**2** aufgelistet.

Anhand der Vielzahl der relevanten Maßnahmen erkennt man, daß die gezielte inhaltliche Gestaltung der Serienpause zur kurzfristigen Leistungsverbesserung innerhalb einer Therapieeinheit einen maßgeblichen Anteil beitragen kann.

5.3 Therapieausklang (Abwärmen und Lockern)

Zur Maximierung der biologischen Anpassung in und nach einer Therapie beachtet man, daß die sinnvolle Belastung nicht nach dem Therapiehauptteil einfach aufhört. Oft begegnet man noch der Erwartung, daß sich der Körper selbsttätig erholt. Natürlich ist der Organismus so eingerichtet, daß er sich ohne unterstützende Maßnahmen regeneriert, aber die Regeneration (kurz- und mittelfristige anabole Kompensations- oder Superkompensationsphase) kann durch verschiedene Maßnahmen entscheidend beschleunigt werden. Auf diese Weise bringt man das erhöhte Aktivierungsniveau unmittelbar in der TE in kürzerer Zeit wieder auf das Normalniveau, oder die nächste Therapieeinheit erfolgt schneller, als wenn die Regenerationszeit ohne irgendwelche regenerationsverbessernden Maßnahmen verbracht würde (Abb. 5.**1**).

Der Einsatz dieser Maßnahmen beginnt unmittelbar in der Therapie nach dem Hauptteil. Wir nennen diesen Therapieteil Therapieausklang. Der Inhalt ist das Abwärmen und Lockern.

Therapieausklang

(Abwärmen und Lockern) Der Zeitraum bezeichnet die kurze Zeit nach dem Hauptteil einer Therapieeinheit mit allen aktiven oder passiven Maßnahmen. Das Abwärmen und Nachbereiten kann wie das Aufwärmen sowohl allgemein wie spezifisch, aktiv (z. B. Austurnen) als auch passiv (Massage, Duschen, Sauna etc.) erfolgen. Es zielt auf die beschleunigte Umstellung von katabolen auf anabole Prozesse und Unterstützung und Einleitung der Regeneration schon innerhalb der Therapieeinheit [5.28].

Das Abwärmen wird in der Literatur bislang selten angetroffen. Im englischen Sprachraum findet man synonym verwendete Begriffe wie Cool-down oder Warm-down, je nach praktischer Tätigkeit Begriffe wie Auslaufen, Ausfahren etc. oder globaler gefaßt Entmüdung, Nachbereitung und Entspannung.

Arten des Abwärmens

Entsprechend der Definition und ähnlich dem Aufwärmen unterscheidet sich das Abwärmen in die Arten:

- allgemeines,
- spezielles,
- aktives und
- passives Abwärmen

[5.29].

Allgemeines Abwärmen. Es beinhaltet dynamische Ganzkörperübungen mit niedriger Intensität. Die Dauer liegt bei ca. 10 bis 20 Minuten. Hier bietet es sich im Rahmen einer ökonomischen Therapieeinteilung an, den Patienten ein allgemein aerob-*extensives Ausdauertraining* ausführen zu lassen. Dies kann er nach einer kurzen einmaligen Instruktion selbständig.

Zur Erinnerung: Die extensive Ausdauerbelastung birgt für die Rehabilitation zwei positive Effekte in sich:

- die Beschleunigung der Regeneration und
- die Verbesserung der aeroben alltagsgerechten Leistungsfähigkeit.

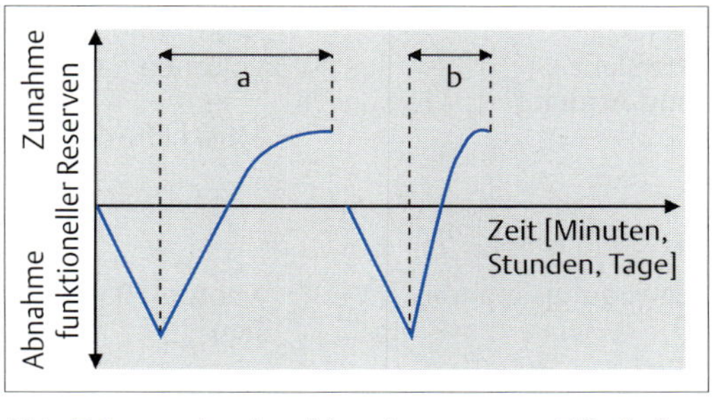

Abb. 5.1 a u. b Beschleunigung von Wiederherstellungsvorgängen bei gezielter Beeinflussung durch aktive Maßnahmen während der Phase der Kompensation [5.30].

Beim allgemeinen Abwärmen kommen alle Übungen in Frage, die große Muskelanteile einbeziehen (in der Therapie oft auf Ergometern ausgeführt): Gehen, Laufen, Schwimmen, Fahrradfahren, gymnastische Übungen etc. Die Intensität ist von Anfang an niedrig oder verringert sich erst allmählich von Beginn bis zum Ende des Therapieausklanges. Sie darf geringer sein als die Intensität während des Aufwärmens (z. B. Puls 110–120).

Diese Form des allgemeinen Abwärmens beinhaltet gleichzeitig das **aktive Abwärmen**, da der Patient die genannten Übungen durch Eigenaktivität absolviert.

Spezielles Abwärmen. Es unterscheidet sich in den Anforderungen deutlich von denen beim Aufwärmen. Es ist nicht vorrangig die funktionell-koordinative Übereinstimmung mit der Zielübung gesucht, sondern vielmehr eine funktionell-anatomische. Dafür gibt es mehrere Gründe:

- Eine nochmalige Belastung mit der Zielübung könnte für den Patienten zu viel sein und zur Überlastung des ohnehin schon stark beanspruchten Binde- und Stützgewebes führen. In diesen Fällen muß das Abwärmen mittels Bewegungen anderer Strukturen erfolgen, so daß es gleichzeitig zu einer Schonung und Durchblutung bzw. „Durchsaftung" der vorher hochbelasteten Strukturen beiträgt [5.31]. Dies wird in genügendem Maße durch das allgemeine Abwärmen erreicht.

- Beim Abwärmen ist darauf zu achten, daß z. B. eine intensive Therapie zur Entwicklung der Koordination nicht mittels anderer, dem Hauptinhalt entgegengesetzter Inhalte abge-

Tabelle 5.3 Physiologische Wirkungen und Ziele des Abwärmens [5.33]

Wirkungsbereich	Parameter	Spezifische Wirkung des Abwärmens
Stoffwechsel	ATP, KP, Glykogen, Triglizeride	– beschleunigte Resynthese unter aerob-extensiven Bedingungen – beschleunigte Deckung des O_2-Defizits
	Körpertemperatur	– günstige leicht erhöhte Temperatur (38–39°C) zur Ausschwemmung von Metaboliten und zur Aufrechterhaltung des Enzymsystems – anfangs schneller, später langsamer Temperaturrückgang
	Hormone	– Adrenalin, Noradrenalin werden schneller eliminiert – Sekretion reduziert
	pH-Wert	– beschleunigte Normalisierung des Säure-Basen-Haushaltes
	Flüssigkeitshaushalt	– beschleunigte Umverteilung
Herz-Kreislauf und Atmung	Atem- und Herzzeitvolumen	– sinkt
	Muskeldurchblutung	– Durchblutung der Peripherie zur allmählichen Abkühlung – O_2-Versorgung und Stoffwechselmetabolitenabtransport
Bewegungsapparat	Knorpel, Bandscheiben	– mehrminütige Entlastung führt zur Flüssigkeitsaufnahme – extensives Durchbewegen führt zur Aufrechterhaltung des Gelenkstoffwechsels und zur Erholung
	Muskeltonus	– Verringerung des ermüdungsbedingt hohen Tonus

schlossen wird. Die Lerneffekte könnten vermindert, postmentale Erregungen unterdrückt werden, denn einsetzende Behalteneffekte vermindern sich, wenn der Therapeut während des Therapieausklanges Inhalte setzt, die sich in ihren räumlich-zeitlichen und dynamischen Merkmalen kaum unterscheiden oder völlig entgegengesetzt sind. Die Therapie mindert auf diese Weise ihren möglichen Effekt [5.32].

Beispiel 1: Schulung des Gehens auf horizontaler Ebene versus Schulung des Gehens auf geneigter Ebene/Treppe.

Beispiel 2: Schulung des Gehens versus Abwärmen auf dem Fahrradergometer.

- Im speziellen Abwärmen überwiegt anteilmäßig das *extensive Dehnen*. Dies ist im Abwärmen mehr im Sinn eines Lockerns und einer Tonusreduktion zu verstehen, als im Sinn eines besonderen Dehntrainings mit dem Ziel einer effektiven Steigerung der maximalen Bewegungsamplitude. Das Senken des Muskeltonus folgt auf der Übungsebene mehr funktionell-anatomischen Gesichtspunkten, da sich das Dehnen weniger auf die Koordination mehrer Muskeln oder Muskelschlingen bezieht als auf die Einzelbetrachtung der verspannten oder verhärteten Muskulatur [5.34].

Für die extensive Dehnung (Lockerung) gilt es zu beachten, daß diese nicht unmittelbar nach der intensiven Belastung im Zustand der Ermüdung erfolgt. Denn die Muskelspindeln sind zu diesem Zeitpunkt relativ stark irritiert. Schon bei leichten Dehnungen tritt eine frühzeitige Dehnungshemmung ein (Schmerz, reflektorische Abwehrspannung) [5.35].

Während des allgemeinen Abwärmens tritt die notwendige Erholung ein, so daß das Dehnen mit leichter zeitlicher Verzögerung einzusetzen ist.

Im Rahmen des speziellen Abwärmens eignen sich ebenso die verschiedenen Übungsmuster des PNF zur Optimierung des Aktivitätsgrades und des Muskeltonus [5.36]. Diese sind im Rahmen eines Abwärmens allerdings relativ arbeitsaufwendig.

Zum allgemeinen und speziellen Abwärmen gehört als Nebeneffekt der körperlichen Aktivität aber auch als gesonderte Maßnahme die mentale Nachbereitung und psychische Regeneration.

Passives Abwärmen. Es beinhaltet physikalische Maßnahmen wie Massage, warme Bäder, Duschen, Sauna etc.

Ein wesentlicher Bestandteil der passiven Erholung und dies insbesondere nach intensiven koordinativen Beanspruchungen wie z. B. IK-Training ist der (Nacht-)*Schlaf* [5.37]. Ein Mangel an Schlaf läßt die sensomotorische Leistungsfähigkeit deutlich sinken [5.38].

Physiologische und psychologische Wirkungen des Abwärmens

Die allgemeinen Ziele des Abwärmens können so formuliert werden:

- beschleunigte Resynthese des gesamten Stoffwechsels sowie beschleunigter Abbau von Stoffwechselendprodukten;
- Entspannung der Muskulatur durch Verringerung des ermüdungsbedingten erhöhten Muskeltonus;
- psychische Entspannung.

Das Abwärmen beabsichtigt eine Verkürzung der Wiederherstellungszeit durch die zeitliche Beschleunigung und eine qualitative Verbesserung der Regenerationsprozesse [5.39].

Dies äußert sich bezogen auf einzelne physische Bereiche wie in Tab. 5.**3** dargestellt.

Die psychischen Effekte des Abwärmens liegen einerseits als Nebeneffekt der physischen Aktivität vor. Andererseits läßt sich mit besonderen Verfahren (autogenes, ideomotorisches, mentales Training, neurolinguistische Programmierung (NLP) etc.) der Überaktivierungszustand nach dem Therapiehauptteil zu einer Normalaktivierung regulieren.

6 Struktur und Kontraktionsvorgang der quergestreiften Muskulatur

In Anbetracht der Tatsache, daß dem Bewegungsapparat vor allem die Bewältigung von mechanischen Aufgaben übertragen ist, kommt der die nötige Kraft entwickelnden Struktur (Muskel) größte Bedeutung zu. Damit der Mensch im definierten biologischen Sinn überhaupt Kraft erzeugen kann, braucht er ein funktionsfähiges Nerv-Muskelsystem. Diese Anforderung bedingt einen komplizierten *morphologischen Aufbau der Muskelstruktur* und eine *differenzierte Muskelphysiologie* (neuromuskulär und morphologisch). Die Natur bewältigt dies durch spezialisiertes Muskelgewebe. Dabei ist nicht nur von Bedeutung, daß die immerhin 424 quergestreiften Muskeln des menschlichen Skelettsystems als größtes parenchymatöses Organ ca. 42% der gesamten Körpermasse ausmachen [6.1], sondern auch, daß die Muskulatur das entscheidende Bindeglied im muskuloskeletalen System für Statik und Motorik ist. Die Fähigkeit des Systems, Kraft zu entwickeln, ist von unterschiedlichen biologischen Bedingungen wie Muskelstruktur, Energiebereitstellung, biochemischen Prozessen und der Steuerung und Erregbarkeit (intra- und intermuskulären Koordination) abhängig. In den folgenden Kapiteln soll vertieft auf diese Bedingungen eingegangen werden.

Zur Kraftentwicklung steht die Muskulatur als zentrales Element in einem physiologisch biomechanischen System. Sie bedient sich zum Kraftaufbau dem Prinzip der Muskelaktion, also dem Versuch des Muskels sich zu verkürzen. Damit meinen wir die Annäherung zweier Punkte, die über ein oder mehrere Gelenke miteinander verbunden sind. Um dieses durch den Muskel realisierte Verkürzungsprinzip besser verstehen zu können, wählen wir einerseits die Darstellung der morphologischen Struktur (Mikrostruktur) und deren Erregungs- und Dosierungsmöglichkeiten bzw. Steuerung (Koordination).

6.1 Mikrostruktur

Die mikroskopische Betrachtung zeigt den zellulären Aufbau der Muskelstruktur (Abb. 6.**1 a–d**, s. S. 88). Die Muskelzelle (syn. Muskelfaser) kann bis zu 15 cm lang sein und dabei lediglich 10–100 μm Durchmesser haben. Eine Besonderheit im Vergleich zu anderen Zellen sind die vielen durch amyotische Teilung entstandenen, randständigen Kerne [6.2].

Im **Sarkoplasma** liegen die in großer Anzahl parallel angeordneten Myofibrillen (100 bis mehrere 1000). Jede **Myofibrille** enthält wiederum Tausende von sogenannten **Muskelfilamenten**. Dabei handelt es sich um zwei deutlich voneinander unterscheidbare Eiweißstrukturen. Sie bilden durch die sich wiederholende longitudinale Einlagerung in den Myofibrillen die kleinste kontraktile Einheit, das *Sarkomer* (ca. 1,5 μm lang). Ein Sarkomer enthält einerseits Aktinfilamente, bestehend aus dem spezifischen Muskeleiweiß Aktin, den regulatorischen Troponin-Proteinen und Tropomyosin. Die Aktinfilamente sind in sich schraubenförmig verdreht (Abb. 6.**2**, s. S. 89). Andererseits ergeben die Myosinfilamente eine wichtige Struktur des Sarkomers. Es sind 300–400 parallel angeordnete Myosinmoleküle, die so ineinander verdrillt sind, daß die Köpfchen an ihren Enden seitlich herausragen. Räumlich gesehen liegen immer sechs Aktinfilamente, verankert in den Z-Scheiben, um ein Myosinfilament.

Durch die strenge Parallelität der Sarkomeranordnung entsteht die charakteristische Querstreifung, welche als namengebend für die Skelettmuskulatur angesehen werden kann (syn. quergestreifte Muskulatur, willkürliche Muskulatur).

Das Sarkoplasma ist weiterhin reich an Glykogen, glykolytischen Enzymen, ATP und Kreatinphosphat.

Die Myofibrillen werden von einem enganliegenden **sarkotubulären System** umgeben. Es handelt sich dabei um ein zweigeteiltes dreidimensionales Röhrensystem. Das Röhrensystem besteht wiederum aus einem transversalen und

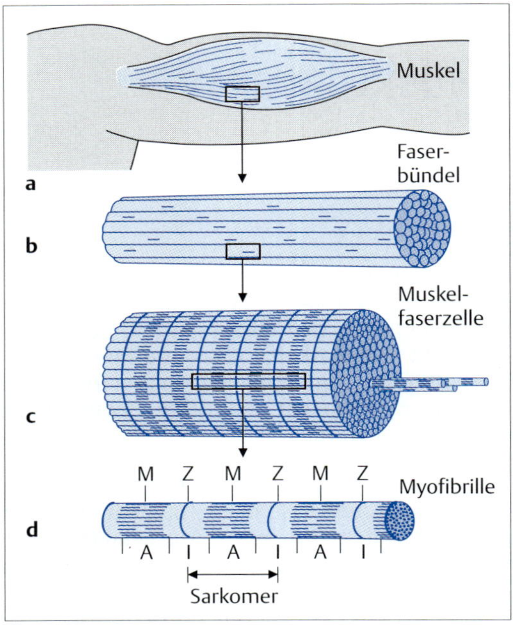

Abb. 6.1 a–d Histologischer Aufbau der quergestreiften Skelettmuskulatur. Der M. biceps des Oberarmes (a) enthält eine große Anzahl an Faserbündeln (b), welche sich wiederum aus vielen Muskelfasern (c) zusammensetzen. Jede Muskelfaserzelle ist ausgefüllt mit Myofibrillen (d), die vom Sarkoplasma umspült werden. Die kleinste Organisationseinheit ist das Sarkomer. M = M-Linie (H-Band); Z = Z-Linie (Z-Scheibe); I = isotrope Bande (I-Band) [6.2].

einem longitudinalen System. Das transversale System kommuniziert mit dem Extrazellulärraum [6.4].

Elektromechanische Kopplung und Erregungsübertragung

Elektrische Impulse (Aktionspotentiale), mittels des motorischen Nervs an die Muskulatur geleitet, bewirken eine mechanische Spannungsentwicklung. Damit diese Übertragung erfolgen kann, braucht es ein Kopplungselement (elektromechanische Kopplung).

Erstes Schaltelement ist die *motorische Endplatte*. Sie setzt beim Eintreffen von Aktionspotentialen Azetylcholin frei, welches an der ganzen Muskelfaser ein elektrisches Potential hervorruft. Dieser elektrische Impuls breitet sich über das transversale System aus. Dabei handelt es sich um eines der beiden Röhrensysteme (sarkotubuläres System), die sich im Sarkoplasma befinden (Abb. 6.**3**, s. S. 90). Die Systeme (transversales und longitudinales System) sind voneinander getrennt. Auf Höhe der Z-Streifen stehen sie in engem Kontakt zueinander. Das transversale System leitet den elektrischen Reiz ins Innere der Muskelfaser und erhöht dabei die Kalziumpermeabilität der Membran des in großer Konzentration Kalziumionen speichernden longitudinalen Systems. Dabei strömen die Kalziumionen in den freien Raum zwischen den Muskelfibrillen aus. Mit dieser Kalziumfreisetzung beginnt die mechanische Spannungsentwicklung in den Sarkomeren [6.5].

Kontraktionsvorgang

Die Kontraktion eines Muskels geschieht auf der Ebene der kleinsten motorischen Einheit, dem Sarkomer. Von Grund auf besteht eine starke *Affinität* der Myosinköpfchen zu den Einraststellen auf den Aktinmolekülen. Sie entsteht vermutlich durch den kleinen Abstand zwischen Myosinköpfchen und den Einraststellen (ca. 5 μm). In Ruhe wird jedoch die Anlagerung der Myosinköpfchen an die Aktinfilamente durch die Troponinkugeln verhindert. Durch den Einfluß des Nervenimpulses und dessen Reaktionen auf die intrazelluläre Kalziumionenkonzentration lagern sich die Troponinmoleküle so um, daß die Einraststellen auf den Aktinfilamenten frei werden. Jetzt können die Myosinköpfchen an die Aktinfilamente anheften. Es entsteht eine Bindung im Sinne einer *„Brücke"*. Sobald nun die Myosinköpfchen eine schnelle *Kippbewegung* im Halsabschnitt des Myosins um einige Nanometer in Richtung Sarkomermitte macht, führt diese Bewegung dazu, daß Aktin und Myosin ineinandergleiten. Für die Kippbewegung der Myosinköpfchen, welche das teleskopartige Ineinandergleiten in Richtung Mitte der Sarkomere bewerkstelligt, benötigt es Energie. Mit dieser Kippbewegung der Myosinköpfchen hat sich das Sarkomer lediglich um ca. 1% verkürzt. Damit ist eine geringe mechanische Spannungsentwicklung hervorgerufen worden [6.6].

Die beiden Schritte (Brückenbildung und Kippbewegung) vollziehen sich nun bei jedem neu eintreffenden Aktionspotential. Nach einem Nervenimpuls bleibt eine gewisse Zeitspanne, bis die Muskelfaser auf einen neuen Reiz reagieren kann. In dieser Zeit lösen sich die bestehenden Brücken wieder, und die frei gewordenen Einraststellen werden erneut blokkiert. Dieser Vorgang benötigt ebenfalls Energie.

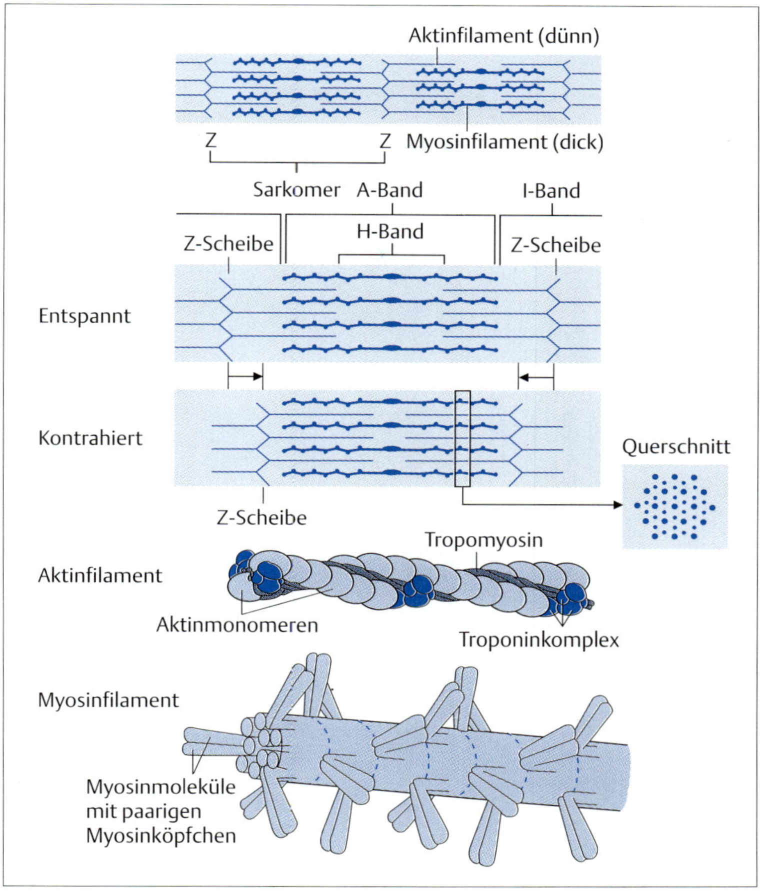

Abb. 6.2 Die Struktur der kontraktilen Proteinmoleküle [6.7].

Aus diesem Zusammenhang geht hervor, daß dem Freigeben der Einraststellen für die Myosinköpfchen auf den Aktinfilamenten eine entscheidende Bedeutung im Bezug auf die Tonusregulation bzw. Relaxation zukommt. Wie beschrieben, gilt als der entscheidende Faktor in dieser Beziehung die *Kalziumionenkonzentration* (= IZR). Ist nicht genügend Kalzium vorhanden, verhindern die Troponin- und Tropomyosinmoleküle durch ihre Umlagerung die Brückenbildung, was einer Spannungsverminderung gleichkommt. Ist der Abtransport des Kalziums aber erfolgt (aktiv), vergehen ca. 10–100 ms, bis sich die Querbrücken lösen. Erst dann kann der nächste Nervenimpuls das erneute, um eine Einraststelle weitere „Nachfassen" nach dem *Tauziehprinzip* in Gang bringen. Weil die Zeit zwischen Bindung von Aktin und Myosin und dem Loslassen (Refraktärzeit) so kurz ist, daß die Spannungsentwicklung noch nicht nachgelassen hat, bewirkt ein neuer Nervenimpuls, je kürzer er auf die Refraktärzeit folgt, eine *Spannungssummation*.

Es kommt auch zu einer IZR-Zunahme, weil mit jedem Nervenimpuls die IZR ansteigt und innerhalb der Refraktärzeit ebenfalls nicht auf ihre Ausgangskonzentration zurückgeht. Die Nervenimpulsfrequenz ermöglicht somit die dosierte Variation der Kontraktion von einer Einzelzuckung bis zum vollständigen Tetanus, was einer Dauerverkürzung gleichkommt. Dank sogenannter *Superposition*, trifft die folgende Erregung auf noch nicht völlig relaxierte Sarkomere ein (Abb. 6.**4**). Um eine starke Spannungsentwicklung, die im Maximum bei einer 30%igen Verkürzung der Ruhelage eines Sarkomers entsteht, zu erreichen, muß dieser Reaktionszyklus rasch und hintereinander phasenverschoben zu den anderen noch geschlossenen Brückenverbindungen erfolgen. Dadurch entsteht eine ruderartige Bewegung der Myosinköpfchen, die mit jedem Ruderschlag (ca.

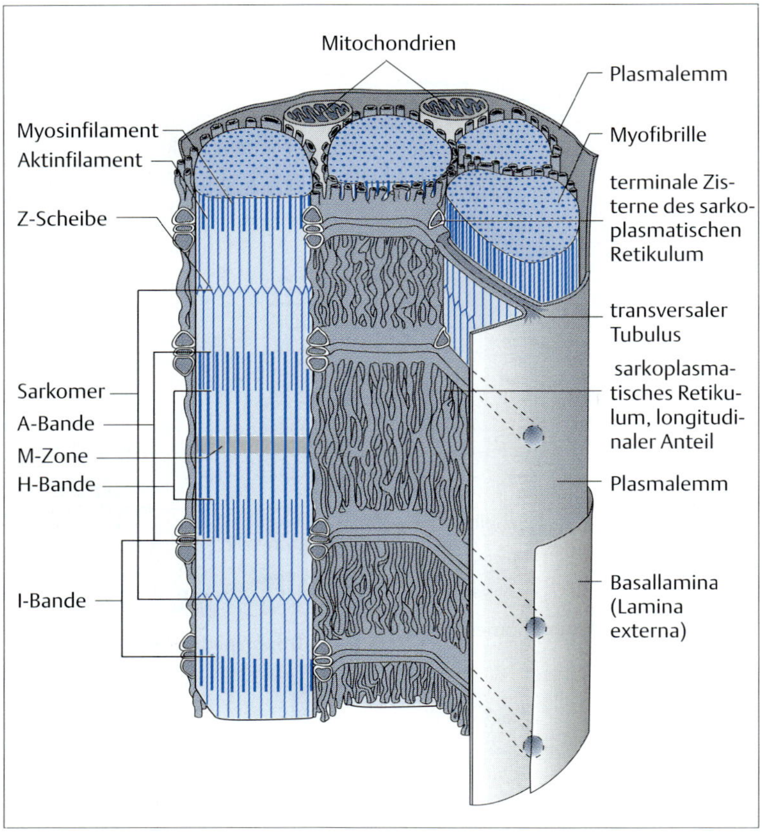

Abb. 6.3 Aufbau des sarkoplasmatischen Retikulums der Muskelzelle als transversales und longitudinales Tubulussystem [6.8].

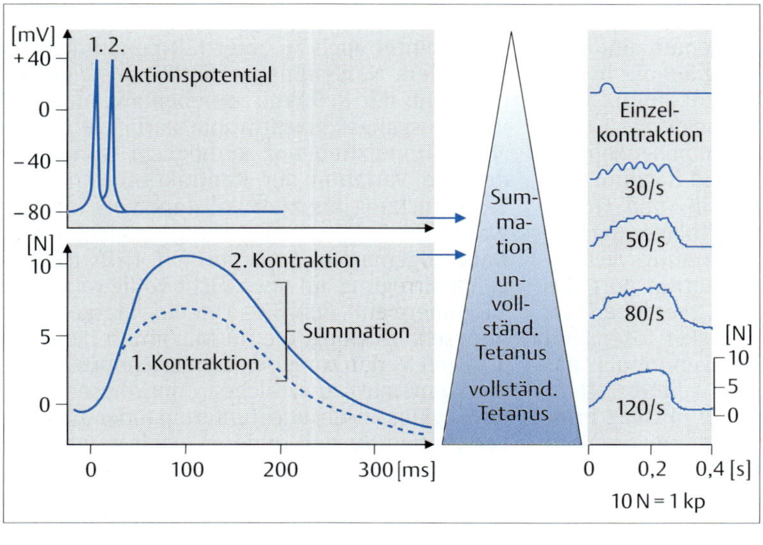

Abb. 6.4 Summation bei verschiedenen Reizfrequenzen (30, 50, 80, 120/s) [6.9].

50/Sekunde) die Sarkomerenden bzw. die Z-Scheiben annähern [6.10].

Dem Kalzium kommt eine weitere wichtige Reaktionseigenschaft zu. Nämlich der Besonderheit, daß das Kalzium ein Enzym in den Myosinköpfchen aktiviert (ATPase), welches unter Freisetzung großer Energiemengen mittels Spaltung von ATP (Adenosintriphosphat) die Kippbewegung der Myosinköpfchen ermöglicht (Enzymaktivierung). Die Kalziumionenkonzentration in der Mikroumgebung des Sarkomers wird reguliert, indem die aktiven Pumpsysteme des sarkoplasmatischen Retikulums das Kalzium in das longitudinale Tubulussystem aufsaugen und speichern. Wogegen bei jeder Muskelaktivierung das Kalzium schlagartig wieder aus dem longitudinalen Tubulussystemen fließt und die Filamente umschwemmt [6.11].

6.2 Makrostruktur

Die Übertragung der Kontraktionskraft auf das Skelett erfolgt durch Anheftung der Muskulatur an zwei oder mehrere Knochen- oder Knorpelelemente. Eine Ausnahme bilden einige mimische Gesichtsmuskeln, die an der Haut ansetzen. Durch die zum Teil erheblichen Unterschiede in der Anordnung der kontraktilen Fasern im Muskel, sowie die Gestaltung der Sehnen, ergeben sich verschiedene Muskelformen. Die Muskelformen entwickeln sich nach deren Funktionsfähigkeit. So zum Beispiel sind gefiederte Muskeln bedeutend stärker als spindelförmige.

Zwei makrostrukturelle Faktoren spielen bei der Kraftentwicklung eine wesentliche Rolle:

- Wieviele Fasern über die Sehne direkt am Knochen angreifen. Das heißt, mit Zunahme der Faseranzahl nimmt die potentielle Kraft zu.
- Die Faseranordnung.

Gefiederte Muskeln haben den Vorteil großer Kraftentwicklung trotz kleinen Platzbedarfs (z. B. Haltearbeit), spindelförmige Muskeln können sich dafür in Zugrichtung stark verkürzen (z. B. große Bewegungsausschläge). Abb. 6.**5a–i**) stellt anschaulich diese Unterschiede dar.

Jede Muskelfaser ist von einer elastischen Bindegewebshaut (Endomysium) umgeben (Abb. 6.**6**). Ein Bündel von etwa 10–50 solcher Muskelfasern werden von einer weiteren elastischen Hülle umgeben (Perimysium). Die Enden gehen in Sehnengewebe über und bilden somit das kraftübertragende Glied auf den Ansatz bzw. Ursprung des Muskels. Nun enthält aber ein Muskel in der Regel eine Vielzahl solcher Muskelfaserbündel, welche ihrerseits von einer straffen, bindegewebigen Haut (sog. Muskelfaszie) umgeben sind [6.12].

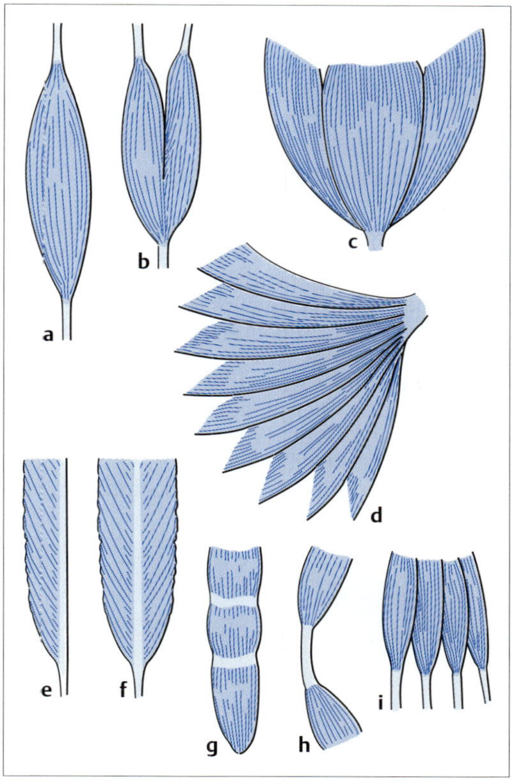

Abb. 6.5a–i Die verschiedenen Muskelformen und ihre Charakteristiken:
a einfacher spindelförmiger Muskel mit Muskelbauch und Sehnen
b zweiköpfiger Muskel (M. biceps brachii)
c dreiteiliger Muskel (M. deltoideus)
d vielfach gezackter Muskel (M. serratus anterior)
e einseitig gefiederter Muskel
f doppelseitig gefiederter Muskel
g Muskel mit sehnigen Einschiebungen (Insertion, z. B. M. rectus abdominis)
h zweibäuchiger Muskel (M. hyoideum)
i mehrsehniger Muskel
[6.13].

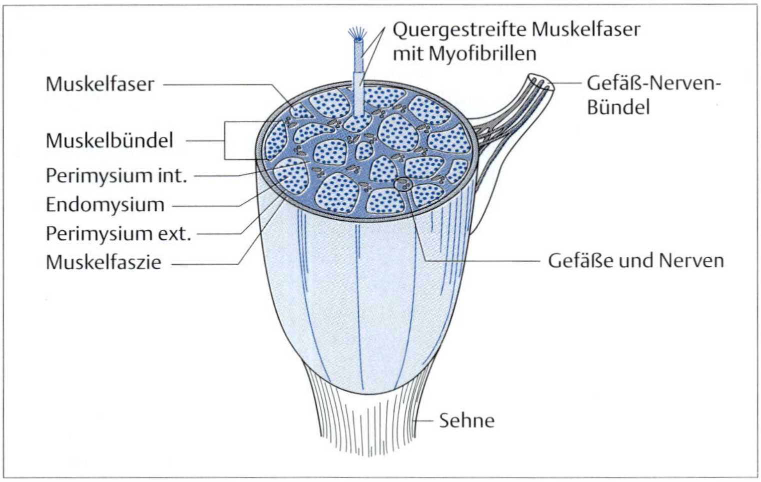

Abb. 6.6 Aufbau des Skelettmuskels [6.14].

6.3 Energiebereitstellung

Vorbedingung jeder aktiven Bewegung ist die Kontraktionsfähigkeit eines oder mehrerer Muskeln. Die Muskelkontraktion als physikalische Arbeitsverrichtung braucht dementsprechend physiologisch Energie. Die Energie ist als Fähigkeit definiert Arbeit zu verrichten. Sie steht dem Körper mit Hilfe des Energiestoffwechsels, auch Energiemetabolismus genannt, zur Verfügung. Unter Energiestoffwechsel versteht man im allgemeinen die gesamten Vorgänge des Abbaus und der Umwandlung von Substraten mit der Intention der Energiebereitstellung [6.15].

Sämtliche Prozesse, die in einer Zelle Energie verbrauchen, benötigen ein und denselben **Energieträger**, das **ATP** (Adenosintriphosphat) (Abb. 6.**7**). Dabei handelt es sich um ein Adenosinmolekül, das mit zwei Phosphatmolekülen verbunden ist. Die Bindungen sind außerordentlich energiereich. Mittels hydrolytischer Spaltung der Phosphatmoleküle vom Adenosinmolekül kann zweimal Energie frei werden [6.16].

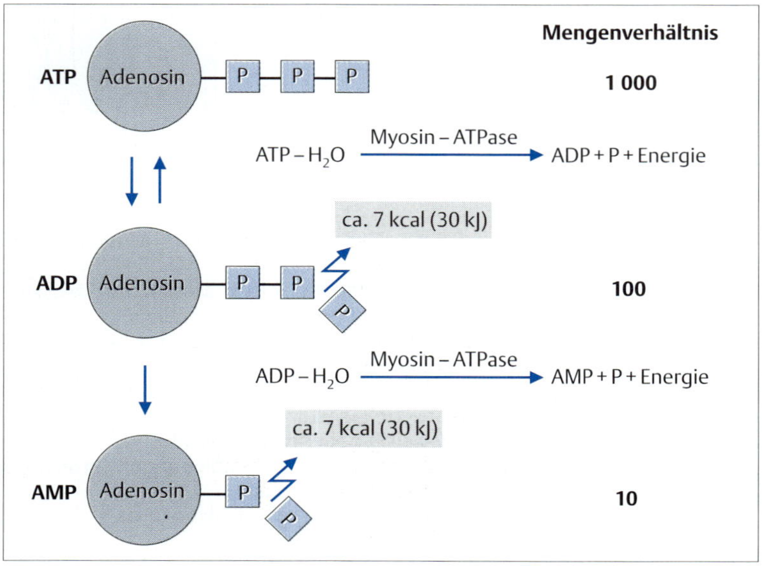

Abb. 6.7 Energiebereitstellung beim Abbau von Adenosintriphosphat (ATP) zu Adenosindiphosphat (ADP) und Adenosinmonophosphat (AMP) mit den entsprechenden Mengenverhältnissen in der Muskelzelle [6.17].

In bezug auf die Muskelzelle heißt das, die freigewordene Energie steht für die kontraktilen Zellorganellen zur Kontraktion zur Verfügung (Abb. 6.**8**). Die Umwandlung von chemischer in mechanische Energie erfolgt immer nur durch das Adenosin*tri*phosphat (ATP)-Adenosin*di*phopshat (ADP)-System. Die Spaltung nennt man hydrolytisch, weil sie immer mit Wasser (H_2O) erfolgt. Der Hauptgewinn erfolgt aus der Spaltung von ATP zu ADP und zu einem wesentlich geringeren Teil von ADP zu Adenosinmonophosphat (AMP).

Dieses System könnte den Kontraktionsvorgang jedoch nur ca. 2–3 Sekunden mit Energie versorgen. Demzufolge dienen alle anderen Energieträger, also das Kreatinphosphat, Kohlenhydrate, Fette und Proteine zur Resynthese des ATP. Die Resynthese von ADP zu ATP erfolgt auf drei Wegen:

- anaerob alaktazid → über Kreatinphosphat (s. Kap. 6.3.1)
- anaerob laktazid → über die Glykolyse (s. Kap. 6.3.2)
- aerob → über Zitronensäurezyklus und Atmungskette (Kap. 6.3.3) [6.18].

Das **Kreatinphosphat** ermöglicht auf direktem Wege eine sehr schnelle Resynthese des ATP ohne Bedarf von Sauerstoff, d. h. anoxidativ mittels Kreatinase

$$(KrP + ADP \xrightarrow{Kreatinase} ATP + Kreatin).$$

Bei Spitzenbelastungen funktioniert die ADP-Resynthese auf folgendem Weg:

$$2\ ADP \xrightarrow{Myokinase} ATP + AMP$$ [6.19].

Das Kreatinphosphat seinerseits wird über glykolytische und oxidative Prozesse resynthetisiert.

Bei näherer Betrachtung der Energiebereitstellung in der Muskelzelle fällt auf, daß grundsätzlich ein Hauptsystem zur Energieumwandlung (ATP-ADP-System) und drei Systeme für die Wiederherstellung zur Verfügung stehen (aerob, anaerob laktazid, anaerob alaktazid). Die Belastungsintensität und Dauer bestimmen dabei die Bereitstellungsart. Gleichzeitig spielen Faktoren wie Energieanforderung pro Zeiteinheit und die Substratreserven eine wesentliche Rolle.

Merke:

Prinzipiell wird nur durch die Spaltung im ATP-ADP- und ADP-AMP-Zyklus Energie für die Kontraktion frei! Alle anderen Systeme dienen dazu, ATP zu resynthetisieren! [6.20].

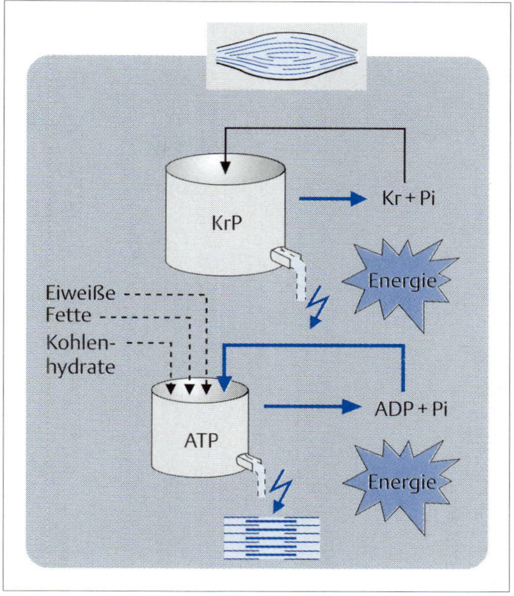

Abb. 6.8 Die Muskelzelle kann ihre Energie nur aus der hydrolytischen Spaltung des ATP beziehen. Die durch die Spaltung von Kreatinphosphat (KrP) freiwerdende Energie wird zur Resynthese von ATP aus ADP und P benützt [6.21].

Tabelle 6.**1** veranschaulicht, wie sich die Wahl der geeigneten Stoffwechsellage nach dem ATP-Verbrauch pro Zeiteinheit richtet (max. Einsatzdauer). Die Unterscheidung in aerobe und anaerobe Stoffwechsellage beruht darauf, daß Energie mit oder ohne Sauerstoff verbraucht wird. Weiter läßt sich die anaerobe Energiebereitstellung in laktazide oder alaktazide unterscheiden [6.22].

Anaerobe alaktazide Energiebereitstellung

Darunter verstehen wir eine Stoffwechselform, die bei großen Energiemengen pro Zeiteinheit sehr rasch Energie für die Muskelkontraktion bereitstellt. Sie bewerkstelligt dies durch Hydrolyse der energetischen Bindungen der Phosphatreste des ATP.

Weil der Vorrat an ATP in der Muskelzelle sehr beschränkt ist, ATP für das Funktionieren jeder Zelle aber eminent wichtig ist, setzt die ATP-Resynthese durch den Abbau des intrazellulären *Kreatinphosphats* sofort ein. Solange genügend Kreatinphosphat im Reaktionsraum der Myofibrillen vorhanden ist, kann die ATP-Konzentration in der Zelle konstant gehalten

Tabelle 6.1 Die Energiespeicher und Systeme für die ATP-Resynthese der Muskelzelle, deren energetische Flußraten und Schlüsselenzyme [6.23]

Energiebereitstellung	Substrat	Max. Flußrate (Mikromol/g/sek)	Durchsatz in % des Maximums (Verfügbarkeit)	Menge in Phosphatresten (–P) pro kg Muskel	max. Einsatzdauer	Resynthese
anaerob alaktazid	Kreatinphosphat (KrP) Gesamt-Phosphatmenge (P)	1,6–3,0	100	ca. 20–25 mmol ca. 30 mmol	6–8 Sekunden 7–10 Sekunden (–30 Sek. dominant)	$KrP + ADP \xrightarrow{Kreatinkinase}$ ATP + Kreatin
anaerob laktazid	Glykogen (Glukose	1,0	30	ca. 270 mmol	40–90 Sekunden	$Glukose \xrightarrow{Phosphorfruktokinase\ (Pyruvat)} 2\ ATP + Laktat$
aerobe Glykolyse aerobe Lipolyse (Fettabbau in der Betaoxidation)	Glykogen (Glukose) Triglyzeride (Fette)	0,5 0,25	15 7,5	ca. 3000 mmol ca. 50000 mmol	45–90 Minuten mehrere Stunden	$Glukose + O_2 \xrightarrow{Zitratsynthetase\ (Acetyl\text{-}CoA)} ATP + CO_2 + H_2O$ $Glukose + O_2 \xrightarrow{fettreaktivierende\ Thiokinasen\ (Acetyl\text{-}CoA)} ATP + CO_2 + H_2O$

werden. Selbst bei sehr hohen Belastungen, allerdings nur über einige Zeit (ca. 10 Sekunden), kann die ATP-Resynthese durch Kreatinphosphatabbau die Energiebereitstellung aufrecht erhalten.

Das Enzym Kreatinphosphatkinase steuert über den ATP-Verbrauch den Kreatinphosphatabbau.

Heck [6.24], zeigt, daß für die 90–95%ige Regeneration des Kreatinphosphats nach Ausbelastung, ein Zeitbedarf von ca. 90 Sekunden nötig ist. Nach ungefähr 15–20 Sekunden ist die Halbwertszeit der Kreatinphosphatregeneration je nach körperlicher Leistungsfähigkeit jedoch bereits erreicht. Für Untrainierte dauert das „Auffüllen" des Kreatinphosphats allerdings wesentlich länger. Man darf zwei bis fünf Minuten annehmen [6.25].

Anaerobe laktazide Energiebereitstellung

Diese Energiebereitstellung ist eine Stoffwechselform, bei welcher **Glykogen** im Muskel, genauer genommen im Reaktionsraum Zellplasma, aus dem Blutkreislauf abgebaut wird. Der Abbau erfolgt ohne Sauerstoff, dafür unter Bildung von **Laktat** (anaerobe Glykolyse). Durch den relativ hohen Energiefluß pro Zeiteinheit setzt diese Energiebereitstellung bei maximaler laktazider Ausbelastung bereits nach ca. 5 Sekunden ein, also parallel zur anaerob alaktaziden Energiebereitstellung. Nach ca. 40–60 Sekunden erreicht sie ihre maximale Intensität [6.26].

Der Abbau des Glykogens geschieht vorerst, indem es in zwei Schritten phosphoryliert wird. Erst nach weiterem stufenweisem Abbau zu Pyruvat bilden sich 4 mmol ATP pro Mol Glukose. Über den ganzen Prozeß gesehen bleiben hingegen nur 2 mmol ATP übrig, weil die initiale Phosphorylierung des Glukosemoleküls zwei ATP verbraucht (Abb. 6.**9**).

Dieser Abbau der Glukose setzt $NADH_2$ frei. Der Sauerstoff in den Mitochondrien oxidiert das H von $NADH_2$ zu Wasser. Das NADH dient als Protonen-Träger. Steht zum Abbau des produzierten $NADH_2$ genügend Sauerstoff zur Verfügung, besteht ein Gleichgewicht zwischen Produktion und Oxidation des $NADH_2$. Hauptprodukt ist aber das Pyruvat, welches ein Wasserstoffpaar des $NADH_2$ übernehmen kann, so

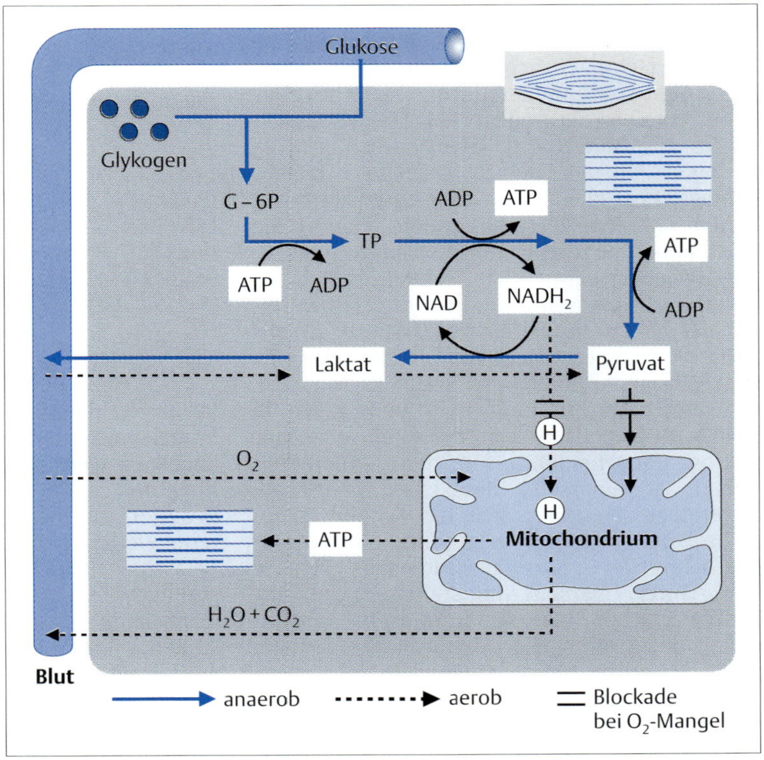

Abb. 6.9 Anaerobe und aerobe Glykolyse zur Energiebereitstellung in der Muskelzelle (G-6P = phosphorylierte Glukose, TP = phosphorylierte Triosen) [6.27].

daß NAD entstehen kann (sog. aerobe Glykolyse). NAD-Bildung heißt aber in gleichem Maße auch Laktatbildung (Pyruvat + H_2 = Laktat) [6.28].

Betrachten wir nun die Ansammlung des Laktats etwas näher, finden sich im Wesentlichen *zwei Mechanismen*, die in Tab. 6.**2** (s. S. 99) aufgezeigt sind.

Dadurch, daß Laktat rasch ins Blut diffundiert, kann weiterhin Energie durch anaerobe Glykolyse produziert werden. Die Intensität dieses Prozesses kann aber nicht beliebig ansteigen. Verschiedene Puffer wie Hydrogencarbonat, Hämoglobin, Plasmaeiweiß und Phosphate, versuchen einen Abfall des pH-Wertes im Blut zu kompensieren. Gelingt es dem *Puffersystem* bei voller Aktivität der anaeroben Glykolyse nicht, das Laktat genügend abzubauen, sinkt der pH-Wert. Die Normalisierung des pH-Wertes verringert sich durch aktive Regeneration, beispielsweise mit einer Laktatkonzentration von ca. 12 mmol/l, von 15 Minuten bei passivem Verhalten, bis auf 12 Minuten bei einer aeroben Belastung mit einer Pulsfrequenz von 120–140. Wenn intrazellulär der pH-Wert auf ca. 6,5 abgefallen ist, erliegt die anaerobe Glykolyse durch die weitgehend eingeschränkte *Enzymaktivität* praktisch vollständig, was dem Ausfall der anaerob laktaziden Energiebereitstellung gleich kommt. Der Mechanismus der *Enzymhemmung* ist so betrachtet eine Art Selbstschutzeinrichtung. Zu starke Übersäuerung hätte eine Zerstörung der intrazellulären Proteinstrukturen zur Folge.

Wie in Abb. 6.**10a** u. **b** ersichtlich, ist die Halbwertszeit des Laktatabbaus intensitätsabhängig. Bei einer Belastungsintensität mit hohem Laktatwert (ca. 10 mmol/l) dauert die Laktatabnahme relativ lang (15 Minuten) bis sie um 50% abgenommen hat. Handelt es sich um Laktatwerte um 5 mmol/l, liegt die Halbwertszeit der Laktatelimination bei 5 Minuten. Sehr hohe Werte, wie etwa 20 mmol/l, brauchen bis zum 50%igen Abbau bereits ca. 25 Minuten. Erst nach einer Erholungsphase von ca. 30–60 Minuten normalisiert sich die Azidose wieder restlos. Entscheidend für den schnelleren Abbau ist einerseits der Trainingszustand, andererseits verkürzt sich die Erholungszeit, wenn körperliche Arbeit im Sinne einer geringen bis mittleren (aeroben) Intensität geleistet wird. Durch Übersäuerung stellt sich die subjektive Erschöpfung ein. In diesem Zustand erliegt das System, die Leistung fällt drastisch ab. Die aerobe Leistungsfähigkeit der nicht direkt an der Funktion beteiligten Muskulatur spielt eine wichtige Rolle. Verantwortlich für die möglichst rasche Erholung ist die Glukoneogenese v. a. durch die in der Leber stattfindende Umwandlung von Laktat in Glukose und der aerobe Laktatabbau im Herzmuskel [6.30] (Abb. 6.**11**).

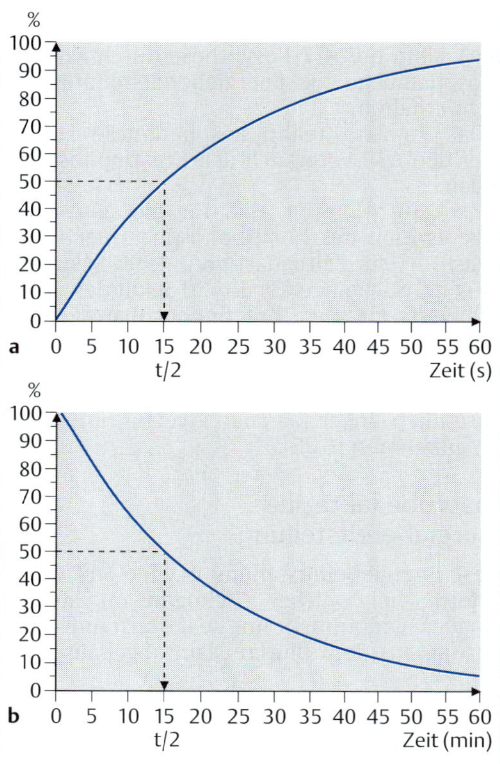

Abb. 6.10a u. b Schematische Darstellung des Zeitverhaltens des Kreatinphosphats (a) und des Laktats (b) in der Erholungsphase [6.29].

Aerobe Energiebereitstellung

Wenn Kohlenhydrate und Fette unter Verbrauch von Sauerstoff komplett zu H_2O und CO_2 abgebaut werden, läuft die Energiebereitstellung auf aerobem also oxidativem Weg im Reaktionsraum Mitochondrium ab. Sogar Proteine werden bei Hunger bzw. extremer Dauerbelastung für die aerobe Energiebereitstellung genutzt. Obschon in fast unbeschränkter Menge Ressourcen im ganzen Körper zur Verfügung stehen, bildet diese Stoffwechselform pro Zeiteinheit wenig ATP.

Ausgangsstoff zur ATP-Bildung ist Acetyl-Coenzym A (Acetyl-CoA). Der Abbauort des Acetyl-CoA zu CO_2 liegt innerhalb der Mito-

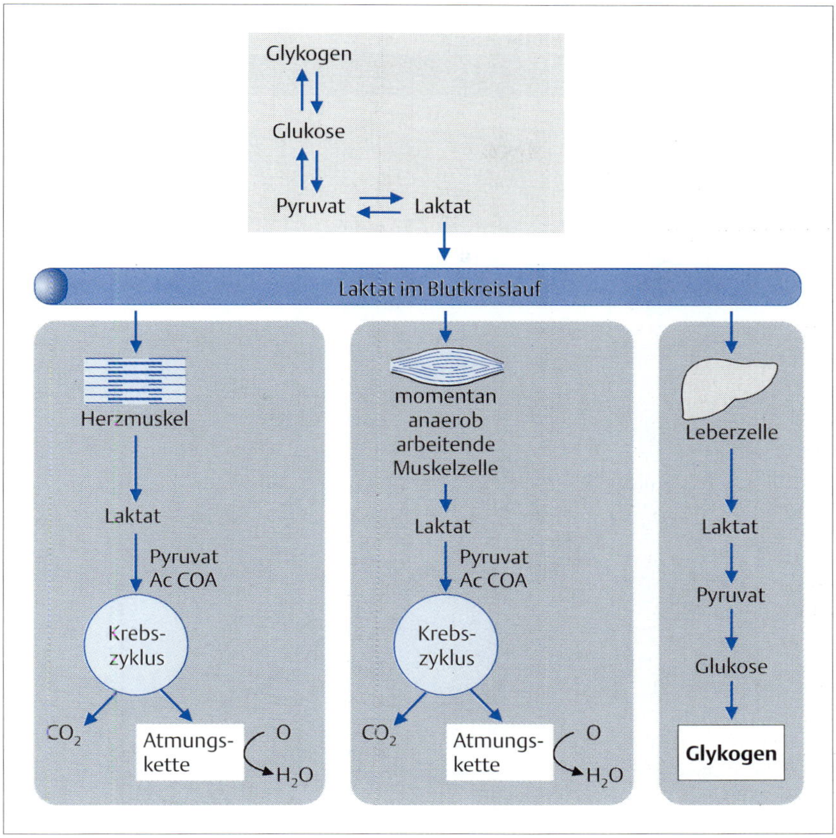

Abb. 6.11 Laktatabbau aus dem Blutkreislauf [6.31].

chondrien. Der Vorgang heißt *Zitronensäurezyklus* (syn.: Krebszyklus; Trikarbonsäurezyklus) (Abb. 6.**12**). Die dabei freiwerdenden Wasserstoffatome durchlaufen die Atmungskette. Dieser Prozeß mit seiner Oxydierfunktion bewirkt, daß Elektronen unter Abgabe von Energie frei werden. Die verbleibenden Wasserstoffionen laden sich dem molekularen Sauerstoff auf, worauf sich Wasser bildet. Die Energie steht in chemischer Form zur Verfügung und wird zur Phosphorylierung von ADP zu ATP benutzt [6.32].

Fette durchlaufen mehrere Abbaustufen bis sie in die aktivierte Form der Essigsäure (Acetyl-CoA) überführt sind. Einfacher ist es bei Glukon. Der Schritt erfolgt im wesentlichen erst nach der anaeroben Glykolyse zum Pyruvat, denn Oxydation und Dekarboxylierung machen das Acetyl-CoA aktiv [6.33].

Die Abb. 6.**13** (s. S. 99) veranschaulicht, daß schlußendlich alle drei Energieträger, die nur aerob umgewandelt werden können, über den Blutkreislauf in das Mitochondrium gelangen und dort zum Zitronensäurezyklus überführt werden.

Bei der zusammenfassenden Gegenüberstellung der drei Energiebereitstellungsarten anaerob, alaktazid, anaerob laktazid und aerob, können verschiedene Schlüsse gezogen werden. Villiger et al. [6.34] meinen: „Die maximale Leistungsfähigkeit eines Systems ergibt sich aus der maximalen Arbeit pro Zeiteinheit".

Merke:

Zwei Parameter bestimmen die Leistungsfähigkeit des Systems. Einerseits die **Intensität** (z. B. langsam oder schnell bewegen) mit ihrem Energiebedarf, andererseits die **Dauer** der Energieanforderung. Näher betrachtet heißt das (Abb. 6.**14a–c**, s. S. 100):

- Für das *anaerob alaktazide* System: Die maximale Leistungsfähigkeit entspricht der

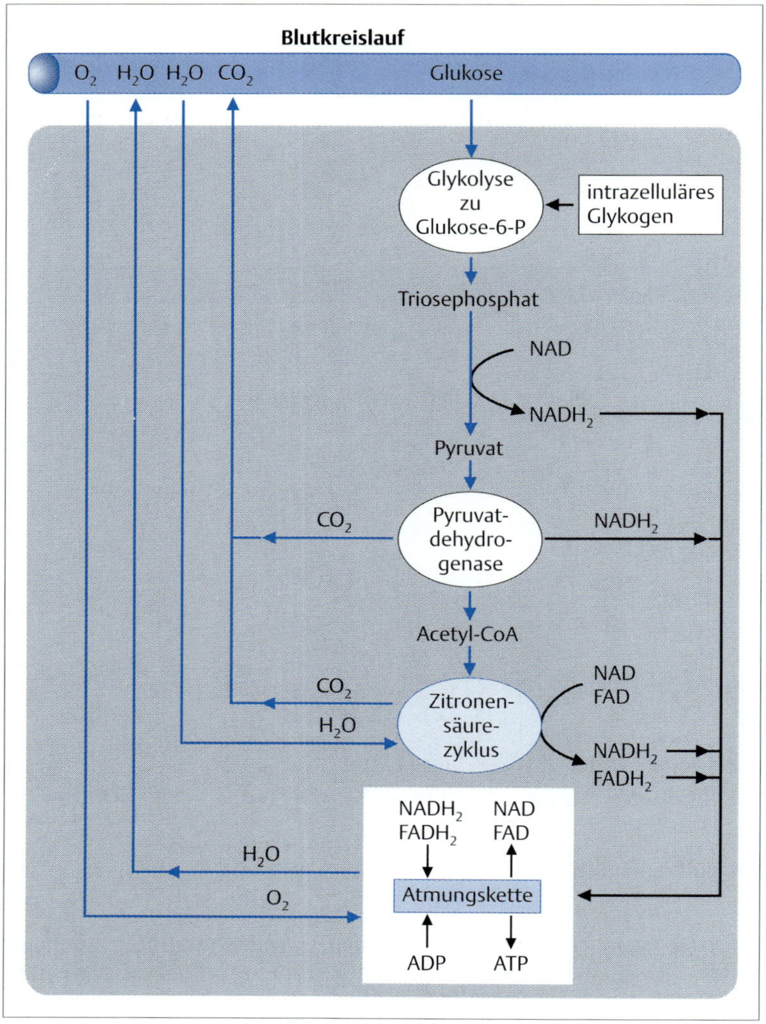

Abb. 6.12 Zitronensäurezyklus und Atmungskette zur Produktion von ATP aus Glukose [6.35].

maximalen Leistung, welche die Muskelzelle pro Zeiteinheit erbringt. Sie ist durch die maximale Energieflußrate der hydrolytischen Spaltung des ATP limitiert, indem die Kapazität des Systems jener Energiemenge entspricht, die in den energiereichen Phosphaten der Zelle gespeichert ist, bzw. wie schnell die Resyntheserate abläuft (Tab. 6.**2**) [6.36].

- Für das *anaerob laktazide* System: Die maximale Leistungsfähigkeit unterliegt der Energieflußrate der anaeroben Glykolyse. Gleichzeitig entspricht die Kapazität aber auch jener Energiemenge, die bei anaerober Glykolyse vom System zur Freisetzung gelangt.

- Für das *aerobe* System: Die maximale Leistungsfähigkeit entspricht der maximalen Leistung, welche das System bei aerobem Abbau von Glukose erbringen kann. Wobei die Kapazität hier jener Energiemenge entspricht, die aus der Produktion durch rein aerobe Energiebereitstellung aus Kohlenhydraten, Fetten und Proteinen vom System stammt [6.37].

Energiebereitstellungssysteme und deren gegenseitige Beeinflussung

Die logische Folgerung aus den oben beschriebenen Energiebereitstellungssystemen ist, daß die Muskelzelle ATP verbraucht (bei jeder

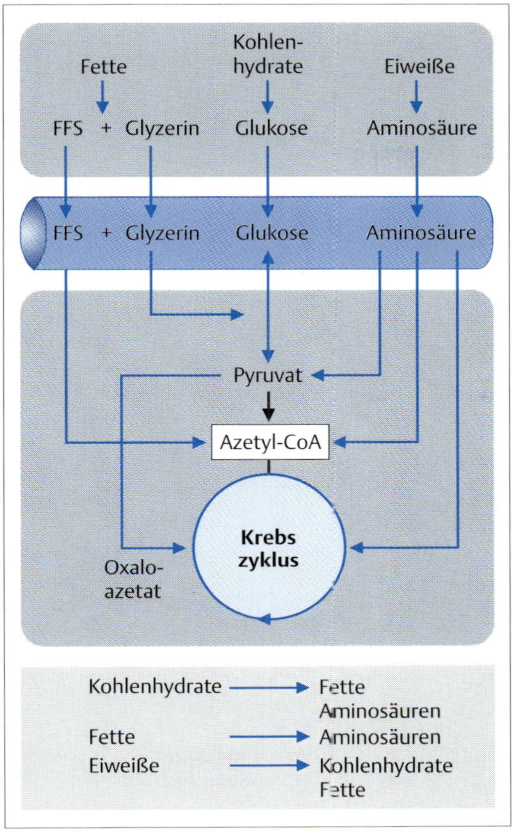

Abb. 6.13 Interaktion zwischen Kohlenhydraten, Fetten und Proteinen [6.38].

Intensitätsänderung der Muskelarbeit), die ATP-Konzentration im Prinzip durch drei verschiedene Resynthesesysteme immer wieder ATP „geliefert" wird.

Beim kompletten Ausfall der Resynthese käme es proportional zur Zeit und Belastungsintensität zum Absinken der ATP-Konzentration. Die Kraft der Kontraktion könnte die Muskulatur nicht mehr entwickeln. Schon nach einer Entleerung des ATP-Speichers um ca. 30–50% tritt praktisch ein Kontraktionsunvermögen auf [6.39].

Dank der sehr leistungsfähigen Energienachlieferungssysteme kann die Muskelbelastung innerhalb gewisser Grenzen ohne Kontraktionskraftverlust verändert werden.

Merke:

Der Energiestoffwechsel funktioniert sozusagen als Regelkreis zur Konstanthaltung des ATP-Spiegels.

Die Frage ist nun, auf welche regulatorischen Parameter die Bereitstellungssysteme reagieren. Für die oxidative Rephosphorylierung sind es die ATP- und Kreatinphosphatkonzentrationen (KP), welche, wenn sie niedrig sind, die oxidative Energiebereitstellung aktivieren. Die Aktivität der Atmungskette wird neben anderen Modulatoren über die freie intrazelluläre ADP-Konzentration bestimmt, wobei das aerobe System sehr empfindlich auf ADP-Konzentrationsänderungen reagiert. Bei der anaeroben Glykolyse wirken ADP und AMP aktivierend. Dagegen bremsen bei diesem Resynthesesystem hohe ATP-Konzentrationen und tiefe intramuskuläre pH-Werte. Die Glykolyse ist beispielsweise bei einem pH-Wert von 6,3 und einem ATP-Gehalt von 3 mmol/l praktisch

Tabelle 6.2 Akkumulation von Laktat intrazellulär. a Kein wesentlicher Laktatanstieg, weil gleichzeitig auch Pyruvat ansteigt. b Deutlich stärkerer Anstieg der Laktatkonzentration im Vergleich zur Pyruvatkonzentration. Die Zelle reagiert darauf mit Ausschwemmung des angehäuften Laktats aus dem Zytosol in den Blutkreislauf [6.40].

	Laktatakkumulation	Mechanismus
a	Pyruvat-Stau	Die Glykolyse produziert mehr Pyruvat, als die Mitochondrien weiter abbauen können.
b	$NADH_2$-Stau	Das $NADH_2$ wird nicht rasch genug durch den mitochondrialen „Protonenshuttle" reoxidiert, um die bei der Glykolyse anfallenden Protonen wieder aufnehmen zu können.

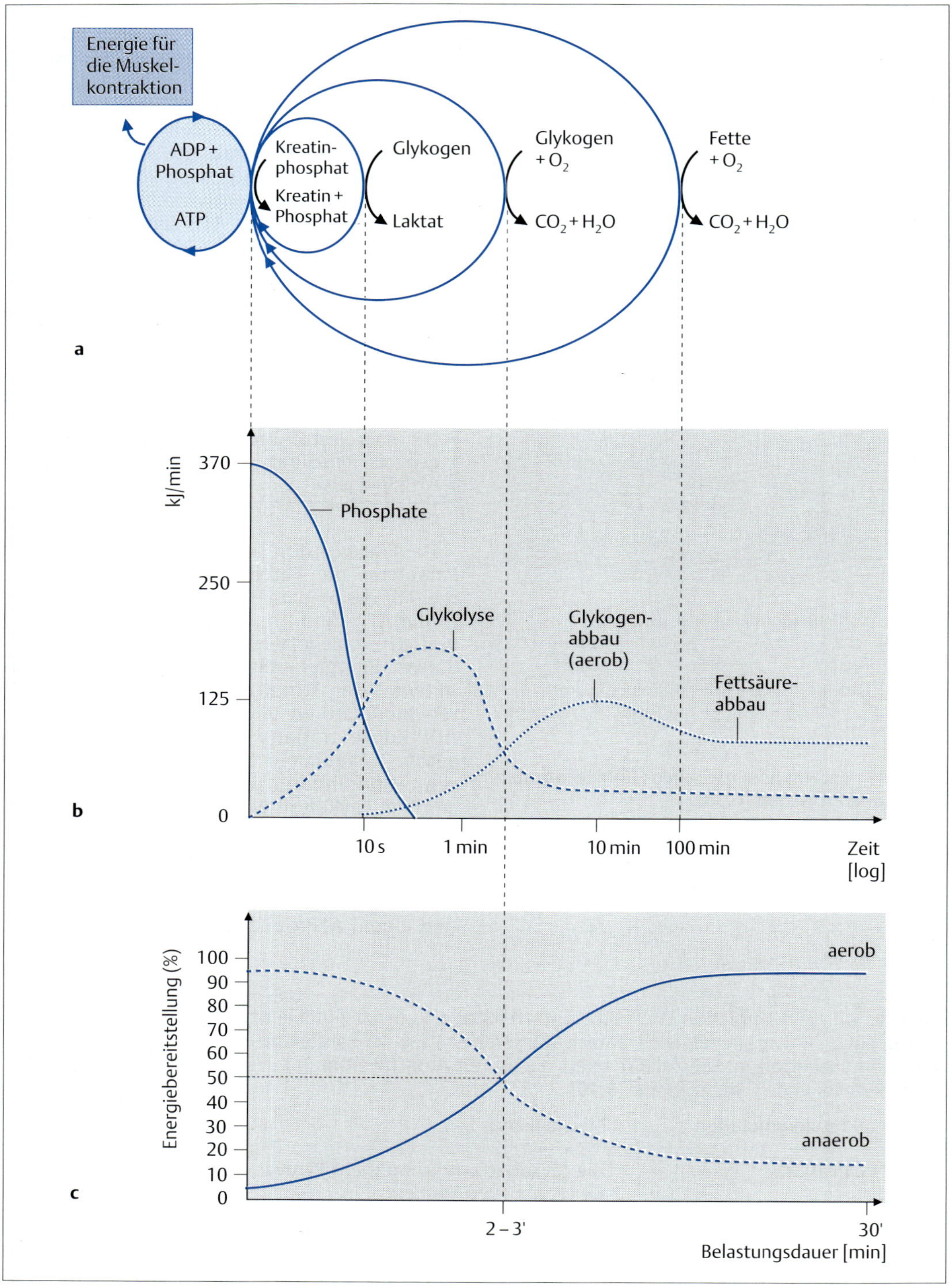

Abb. 6.14a–c Darstellung der einzelnen Energiebereitstellungssysteme und deren Übergänge und Leistungsfähigkeit bei maximaler Belastung [6.41]

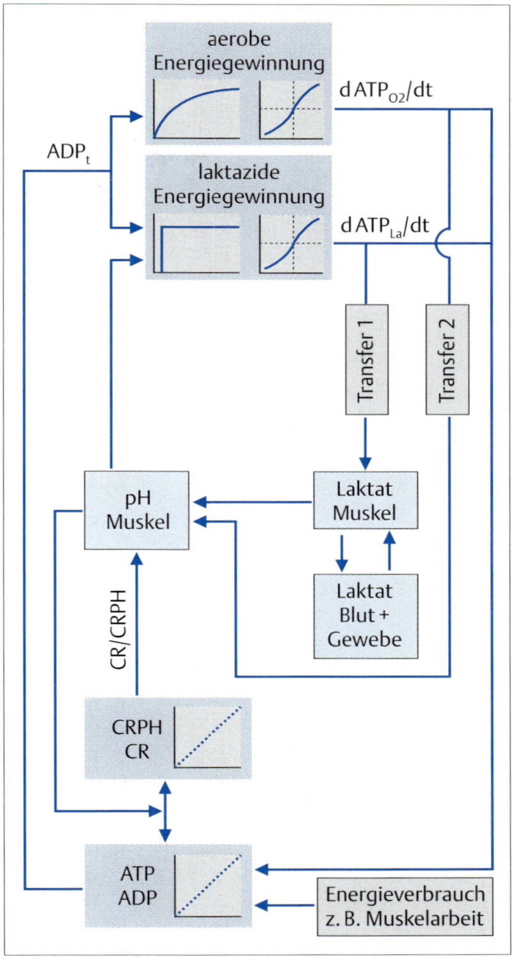

Abb. 6.15 Die Energiebereitstellungssysteme und deren gegenseitige Beeinflussung bzw. Regelung zur Konstanthaltung der ATP-Konzentration. Ein Simulationsmodell des Energiestoffwechsels [6.43].

vollständig gehemmt. Solche pH-Werte entsprechen beispielsweise dem Erschöpfungszustand eines 400 m-Läufers. Dies verhindert jedoch wiederum sinnvollerweise das weitere Ansteigen der H^+-Ionenkonzentration und somit den weiteren Abfall des pH-Wertes. Unterhalb eines intramuskulären pH-Wertes von ca. 6,2 werden Systeme aktiviert, die zur Zerstörung der Zelle führen.

Im Gegensatz zum aeroben Stoffwechsel reagiert die Glykolyse weniger empfindlich auf ATP- bzw. ADP-Konzentrationsschwankungen [6.42].

Die zwei Regelsysteme (aerobe Energiegewinnung und laktazide Energiegewinnung) beeinflussen sich gegenseitig. Dieser Umstand erschwert die Zusammenhänge zu überblicken. Wir versuchen in Abb. 6.**15** die Beziehung untereinander und die Regelmechanismen vereinfacht darzustellen.

7 Steuerung der Muskulatur

Damit ein Bewegungsablauf stattfinden kann, bedarf es einer hochdifferenzierten komplexen Steuerung, die alle Aufgaben der Anforderung an eine Bewegung bewältigen kann. Das ZNS muß demnach die Fähigkeit der Adaptierbarkeit und Lernfähigkeit für Bewegung besitzen. Nur ein relativ kleiner Bewegungsschatz ist nicht erlernt, sondern genetisch fixiert z. B. Primärreflexe wie Saugen, Schlucken etc. Unser ZNS ist imstande, eine sehr hohe Anzahl von gelernten Bewegungen in Form von Bewegungsprogrammen zu speichern und willkürlich oder automatisiert wieder abzurufen und mittels einem **hierarchisch gegliederten kybernetischen Regelkreis** zu steuern [7.1].

7.1 Sensomotorisches System

Wie der Name sagt, handelt es sich dabei um ein System, welches aus einem sensiblen und einem motorischen Teil zusammengesetzt ist. Die Leistung des Systems beruht auf dem Zusammenspiel der beiden Nervensystemanteile. Die Sensomotorik sorgt für die *Realisierung von Bewegungsmustern* mittels Koordination und Abstimmung zwischen Motorik und Sensorik.

Die enge Kopplung von Motorik, im Sinn von Bewegungs-(Zielmotorik) und Haltungsfunktion (Stützmotorik), und Sensorik (Propriozeptivität) ist für eine funktionsgerechte Ausführung der Bewegung auf eine präzise Rückmeldung aller an der Motorik beteiligten Strukturen angewiesen. Die Informationen müssen Angaben über die aktuelle Körperstellung im Raum und deren Veränderung durch Einflüsse aus der Umwelt beinhalten. Erst dann kann das sensomotorische System durch zweckentsprechende Aktivität reagieren.

Um die höheren Zentren zu entlasten, übernehmen tiefer gelegene, unbewußt tätige motorische Zentren diese koordinative Leistung in Form von einfachen Bewegungsautomatismen oder Reaktionsfolgen zwischen dem sensorischen und motorischen System. Diese sogenannte Reflexschaltung, als spinale Motorik umschrieben, stellt die Basis der direkten Verschaltung zwischen sensibler Afferenz und motorischer Efferenz in Reflexform dar. Dies erfolgt auf Rückenmarks- oder spinaler Reflexebene (Abb. 7.**1**) [7.2].

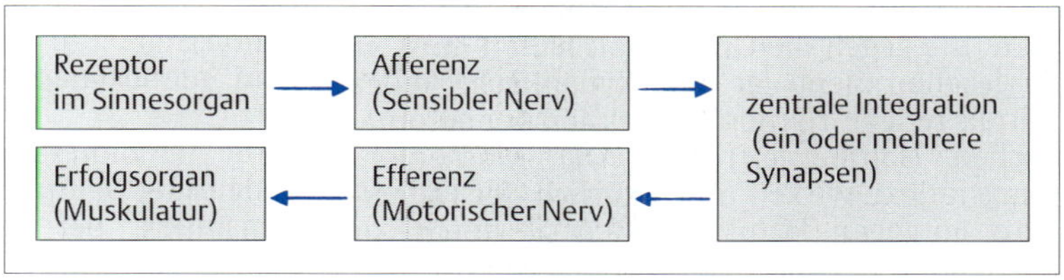

Abb. 7.1 Schema des Reflexbogens [7.3].

7.2 Reflexe

Das stereotype Reagieren des Organismus auf Reize aus der Umwelt oder aus dem Körperinneren ist das Grundlegende jedes Reflexes. Diese unwillkürlich und gesetzmäßig ablaufende Reaktion beruht auf der Verschaltung von Afferenz mit der Efferenz.

Als *Afferenz* bezeichnet man die vom Rezeptor aufgenommene und elektrisch nach zentral geleiteten Reize der Sinnesorgane, beim sensomotorischen System die Propriozeptivität. Der Begriff *Efferenz* umfaßt die neurale Ansteuerung des Erfolgsorgans, beim sensomotorischen System die Skelettmuskulatur. Die Reflexe stellen sozusagen die Grundmuster der Aktivität dar. Die Gesamtheit aller Reflexbogen stellt einen gewissen Vorrat an Bewegungsmustern dar. Sie kommen zur Korrektur von Störungen von außen zum Einsatz, weil sie die reflektorische Muskelspannung zur Fixierung der Gelenksstellung gewährleisten [7.4]. Grundsätzlich lassen sich monosynaptische von polysynaptischen Reflexbogen unterscheiden.

Monosynaptischer Reflexbogen. Er ist der direkte und schnellste Reflex (ca. 20 ms) im sensomotorischen System. Direkt, weil er Reiz und Antwort im selben Organ realisiert. Daher wird er *Eigenreflex* genannt. Andere Synonyme sind z. B.:

- *Dehnungsreflex*, da er durch die Dehnung des homonymen Muskels ausgelöst wird.
- *Extensorenreflex*, da er an den Extensoren leicht ausgelöst werden kann. Physiologischerweise sind vor allem die Extensoren betroffen (Antischwerkraftmuskeln).
- *Monosynaptischer Reflexbogen*, da er nur eine Synapse überwinden muß.

Wegen der Gravitationskraft sind für die aufrechte Haltung vor allem diejenigen Muskeln aktiv, die gegen die Gravitation halten müssen. So gesehen dient der monosynaptische Reflex mittels reflektorischer Kontraktion der automatischen Haltungskorrektur. Die Muskeldehnungsreflexe wirken unwillkürlich der Fallneigung entgegen. Damit schaffen sie durch das Korrigieren der Haltung im Raum gewissermaßen die notwendige Voraussetzung für zielmotorische Bewegungsabläufe [7.5].

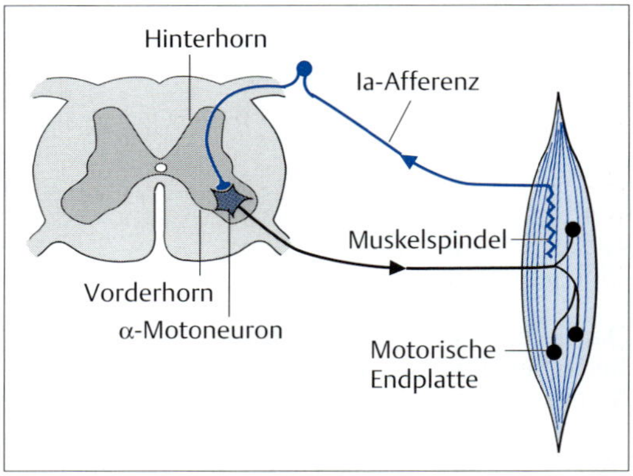

Abb. 7.2 Schema eines monosynaptischen Reflexbogens [7.6].

Polysynaptischer Reflexbogen. Charakteristisch am polysynaptischen Reflexbogen ist, daß Reizaufnahme und Reizantwort nicht im selben Organ vorliegen und über mehr als eine Schaltstelle gehen (Synapsen). Bei exterozeptiven Reflexen kommt der einwirkende Reiz von außen. Bei enterozeptiven Reflexen erfolgt die Auslösung durch Reize aus dem Körperinneren. Deshalb sind jedesmal mehrere Synapsen im Reflexbogen eingeschaltet, die meistens von der Haut als Schmerz-, Berührungs- oder Temperaturreiz aufgenommen werden (Abb. 7.**3**, s. S. 105).

Der *Fremdreflex* aktiviert eine biologisch zweckmäßige, sinnvoll koordinierte Einzelbewegung, d. h. der Effektor besteht nicht nur aus einem Muskel, sondern aus einer Gruppe von mehreren Muskeln. Auffallend ist, daß es vor allem zu einer Flexorenkontraktion kommt (z. B. Bauchdeckenreflex, Plantarsehnenreflex). Die Muskelkontraktionsdauer wie die Reaktionszeit (70–180 ms) ist im Vergleich zum monosynaptischen Reflexbogen verlängert.

Die Fremdreflexe haben ihre praktische Bedeutung bei der Fortbewegung als Lokomotionsreflex, bei der Nahrungsaufnahme als Nutritionsreflex oder beim Schutzreflex, wo es um den Schutz des Körpers gegen seine Umwelt geht (vgl. [7.7]).

7.3 Propriozeptivität

Bei der Propriozeptivität (syn. Tiefensensibilität) handelt es sich um diejenige Reizaufnahme, welche über die *Stellung der Gliedmaßen* zueinander, die Wahrnehmung passiver und aktiver *Bewegungen der Gelenke* und die *Feststellung des Widerstandes*, gegen den eine Bewegung durchgeführt wird, Auskunft gibt. Die Rezeptoren mit der Fähigkeit solche Reize aufnehmen zu können, lokalisieren sich in den Strukturen, die an der Bewegung teilnehmen:

- Muskeln: Muskelspindeln
- Sehnen: Golgi-Rezeptoren
- Synovia/Ligamente: Ruffini-Rezeptoren

Der adäquate Reiz ist bei allen die *mechanische Deformation* der Struktur, somit des Rezeptors selbst.

Die Rezeptoren der Tiefensensibilität (Mechanorezeptoren) informieren über die Geschwindigkeit in der die Deformation hervorgerufen wird. Sie adaptieren bei gleichbleibender Deformation praktisch nicht.

Die Modalitäten der einzelnen propriozeptiven Rezeptoren sind:

- *Stellungssinn:* Er orientiert über die Stellung der Gelenke zueinander (Winkelstellung, v. a. Synovia und Ligamente).
- *Kraftsinn:* Er dient zur Abschätzung der Muskelkraft, die für eine Bewegung gegen Widerstand oder zum Halten (Stabilisieren) einer Stellung notwendig ist (v. a. Muskelspindeln und Sehnenrezeptoren).
- *Bewegungssinn:* Er gibt die Wahrnehmung der Richtung und Geschwindigkeit einer Bewegung (auch ohne visuelle Kontrolle) und vermittelt zur Differenzierung zwischen aktiv und passiv (v. a. Synovia und Ligamente etc.) [7.8].

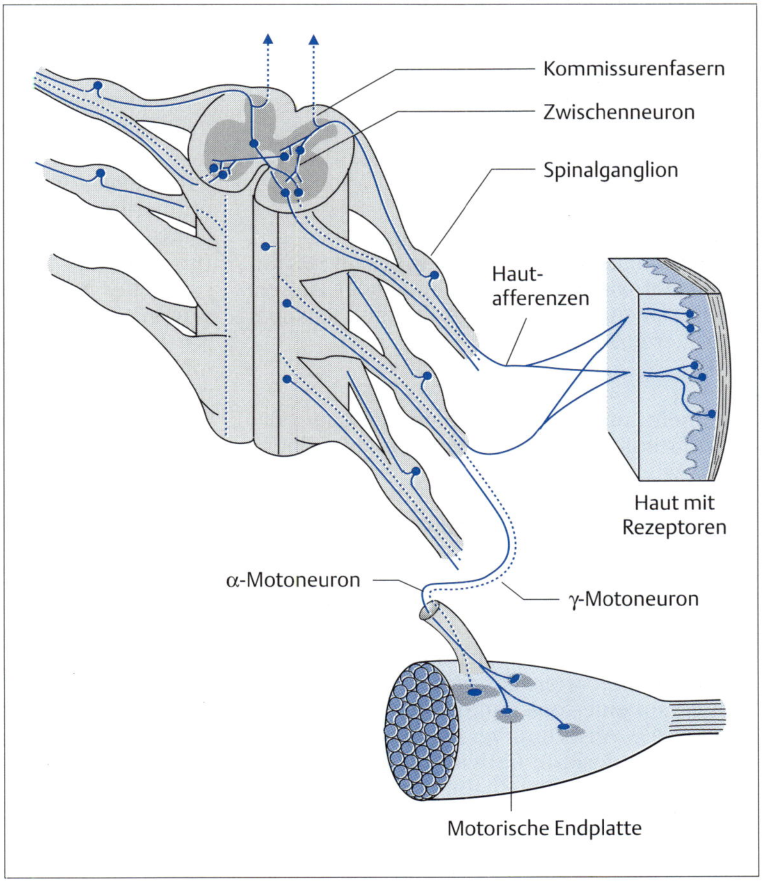

Abb. 7.3 Neurale Gliederung des Fremdreflexapparates [7.9].

7.4 Koordination

Die Forderung nach einem gezielten Einsatz von Muskelgruppen, einzelnen Muskeln oder Muskelfasern mit dem Ziel, eine *ökonomische Bewegungsqualität* zu erreichen, verlangt vom sensomotorischen und vom supraspinal-motorischen System eine große koordinative Leistung.

Die Bewegungsökonomie kommt der Realisierung des Prinzips nahe, mit möglichst geringem Leistungsaufwand das bestmögliche Ergebnis zu erreichen. Grundsätzlich müssen alle beim Bewegungsablauf beteiligten Faktoren so zusammenspielen, daß sie das angestrebte Bewegungsziel erreichen. Folglich kommt dem sensomotorischen System und dem supraspinal-motorischen System als steuernde Elemente eine bedeutende Rolle zu.

Hinsichtlich der koordinativen Leistung unterscheidet man je nach Betrachtungsweise verschiedene koordinative Fähigkeiten:

- *Orientierungsfähigkeit* als Leistung sich im freien Raum zielorientiert zu bewegen;
- *Kopplungsfähigkeit* indem dosiert mit der Umwelt mechanischer Kontakt erfolgt;
- *Differenzierungsfähigkeit* im Sinn, die Umgebung mittels taktilen Reizen zu unterscheiden;
- *Rhythmisierungsfähigkeit* als die Anlage, Bewegungen gleich oder sehr ähnlich zu wiederholen;
- *Gleichgewichts-*, *Reaktions-*, *Anpassungs-* und *Umstellungsfähigkeit* als Leistung, auf Störungen auf die Schwerkraftslinie oder äußere Reize mehr oder weniger schnell adäquat reagieren zu können.

[7.10]

Allgemein unterscheidet man zwischen der intermuskulären Koordination und der intramuskulären Koordination.

Intermuskuläre Koordination. Von der intermuskulären Koordination spricht man, wenn agonistische und antagonistische Muskelgruppen innerhalb eines Bewegungsablaufes fein abgestuft zusammenspielen müssen. Es handelt sich auch um ein Verhältnis von reziproker Hemmung/Innervierung zur Kontraktion. Dabei geht es um eine sensomotorische Leistung, die sowohl die Abstimmung Agonist–Antagonist, als auch die dosierte Aktivität mehrerer synergistisch zusammengeschalteter Muskeln bzw. Muskelgruppen steuert. Eine gut eingespielte und automatisierte intermuskuläre Koordination hat den positiven Effekt, daß dadurch die Bewegungsausführung harmonischer und präziser abläuft. Eine verbesserte intermuskuläre Koordination führt mittels einem geringeren Energieverbrauches zu einer Vergrößerung der Leistungsfähigkeit und es bleibt eine größere Leistungsreserve bestehen. Die Bewegung wird flüssiger, eleganter und leichter [7.11].

Intramuskuläre Koordination. Bei der intramuskulären Koordination verhält es sich bei der neuralen Ansteuerung innerhalb eines Muskels anders:

- *Während einer Bewegung* sind nicht alle Muskelfasern gleichzeitig aktiviert. So kontrahieren bestimmte Muskelfasern eines Muskels nur in gewissen Bewegungsabschnitten, indessen andere Anteile vom ZNS nicht angesteuert werden.

- *Je nach Winkelstellung*, Muskelaktionsform und Bewegungsgeschwindigkeit sind verschiedene Muskelanteile aktiv *(= Rekrutierung)*. Das sensomotorische System sorgt zudem mittels der intramuskulären Dosierungsfähigkeit für die Abstimmung der aktiven Muskelfasern innerhalb eines Muskels während eines Bewegungsablaufes.

Es handelt sich bei der intramuskulären Koordination genaugenommen um das Zusammenwirken von ZNS und Skelettmuskulatur in bezug auf Einsatz und Beanspruchungsgröße der motorischen Einheiten. Als Grundsatz gilt, daß alle von einem Neuron erfaßten Muskelfasern synchron aktiviert werden und folglich homogen reagieren *(motorische Einheit)*.

Durch die unterschiedliche Reizschwelle der motorischen Einheiten wird es erst möglich, mittels schwach dosierten Reizen die motorischen Einheiten anzusprechen, welche am leichtesten zu erregen sind. Diesen Effekt nützen die koordinativen Steuerelemente aus, um eine dosiert abgestufte Kontraktion des Gesamtmuskels mittels gezielter Frequenzierung der motorischen Einheiten zu erreichen. Je mehr motorische Einheiten einen Muskel innervieren, um so feiner ist die Dosierungsabstimmung. Je größer die motorische Einheit – also viele Muskelfasern werden vom gleichen Impuls angesteuert – desto größer ist die Kontraktionsabstufung, wie es bei Muskeln mit großer Kraftentwicklung z. B. M. glutaeus maximus der Fall ist. Mittels trainierter intramuskulärer Koordination gelingt es für kurze Zeit, im Maximum bis 90% der motorischen Einheiten eines Muskels zu rekrutieren.

So gesehen kommt der intramuskulären Koordination ein bestimmender Faktor für die realisierbare Kraft eines Muskels zu. Je besser die intramuskuläre Koordinationsfähigkeit ist, um so mehr Kraft kann im Vergleich zu einer gleichen kontraktilen Masse entwickelt werden [7.12].

8 Muskelfasertypen

Alle Skelettmuskelfasern haben prinzipiell den gleichen strukturellen und morphologischen Aufbau (s. Kap. 3.3.1). Trotzdem ist seit längerem bekannt, daß es unterschiedliche Muskelfasern gibt. Seit der Einführung der Muskelbiopsietechnik und der Entwicklung aufschlußreicher Methoden zur Analyse des Muskelgewebes, die ca. Mitte der 70er Jahre begann, sind die Kenntnisse über Struktur und Funktion wesentlich erweitert worden. Die z.T. recht markanten Unterschiede sind im wesentlichen in Form quantitativer Differenzen bezüglich der energiebereitstellenden Systeme und der neuralen elektrischen Versorgung zu finden [8.1].

Die Typisierung der verschiedenen Muskelfaserarten erfolgt nach kausalen Gesichtspunkten, z.B. nach dem unterschiedlichen Gehalt an Enzymen (z.B. Myosin-ATPase) und der, wie wir später sehen werden, wichtigen Differenzierung nach der Art der Innervation.

Die deskriptive Abhandlung der verschiedenen Muskelfasertypen erscheint für die Klärung der Grundlagen als sinnvoll. Aus ihnen lassen sich die funktionellen und somit praktischen Verhaltensweisen ableiten. Sie bilden dann die Basis für Überlegungen hinsichtlich kritischer Gegenüberstellung einiger Autoren (z.B. Janda/Johnson). Eine Schwierigkeit der Typisierung besteht darin, daß keine klaren Grenzen unter den Muskelfasertypen zu ziehen sind. Im Prinzip stellen die Muskelfasern ein Kontinuum funktioneller wie metabolischer Eigenschaften dar. Die Bandbreite ist relativ groß und erstreckt sich von der ausdauerleistungsgeprägten Typ-I-Faser zur schnellkontrahierenden Typ-II-Faser. Daher zeigen wir in Tab. 8.**1** eine Zusammenstellung der wichtigsten Nomenklaturen. Der Einfachheit halber wählen wir für die Beschreibung der wichtigsten Besonderheiten die zwei Hauptgruppen Typ I und Typ II [8.2].

Ausbildung des Muskelfasertyps. Bevor wir die funktionellen Konsequenzen der wichtigsten charakterisierenden Eigenschaften beschreiben, noch einige Überlegungen bezüglich der Faktoren, die zur Ausbildung zum einen oder anderen Muskelfasertyp führen können: Die Eigenschaften und damit ihre Unterschiede gestalten sich durch die Abhängigkeit der Muskelfaser nach ihrer *funktionellen Beanspruchung*. Weil die Muskelfaser lediglich als das ausführende Organ des Nervensystems, insbesondere des α-Motoneurons dient, ist jede Skelettmuskelfaser angesichts ihres Einsatzes von der neuralen Ansteuerung (Impuls) abhängig. Die *Frequenzierung* konditioniert sozusagen die Muskelfaser so, daß sie muskelfaserintern geeignete Voraussetzungen schafft, um auf die Impulse adäquat mittels Reaktion der Sarkomere antworten zu können. Mit „geeignete Voraussetzungen" ist gemeint, daß Anpassungsmechanismen im Bereich des Zuckungsverhaltens von langsam zu schnell, sowie Stoffwechseleigenheiten, d.h. ob anaerob oder aerob, stattfinden. Einige Autoren (z.B. Howald) schlagen deshalb eine Typisierung der mosaikartig, aus verschiedenen motorischen Einheiten zusammengesetzten Faseranordnung anhand ihrer Zuckungseigenschaften im Sinn der Kontraktionsgeschwindigkeit und ihrer Stoffwechselleistungsfähigkeit, bzw. der Ermüdungsresistenz, vor. Andere (z.B. Grosser) lehnen sich an die Färbeeigenschaften der Muskelfaser. Zur Erinnerung: rot = aerob, weiß = anaerob. In Abb. 8.**1** und Tab. 8.**1** haben wir alle charakteristischen Unterscheidungsmerkmale der verschiedenen Muskelfasertypen zusammengestellt. Sie zeigen einerseits wie differenziert sehr viele Aspekte untersucht wurden, andererseits vermitteln sie wie die Faserbereiche (gleitende Übergänge) liegen [8.3].

Im Weiteren werden nur die wichtigsten Charaktereigenschaften in bezug auf funktionelle Aspekte erläutert. Weil die verfeinerte Typisierung, wie z.B. mit dem Intermediärtyp, in der physiotherapeutischen Praxis weniger relevant ist (Vorkommen in der Gesamtmuskelmasse nur ca. 3–4%), gehen wir auf Untergruppen nur kurz im Text ein.

Die Darstellung der Myosinmolekülmodelle in Abb. 8.**1** bezieht sich nur auf eine Variante pro Fasertyp. Sie zeigt das Faserspektrum der Skelettmuskulatur mit von links nach rechts ansteigender Kontraktilität. Der Schaft der Myosinmoleküle wird aus unterschiedlichen

Fasertypisierung nach Autoren:	Fasertyp			
	Typ I Faser		**Typ II Faser**	
Howald 1985, 35ff				
Billeter/Hoppeler 1994, 11ff	Typ I	Typ IIc (Intermediärtyp)	Typ II_A	Typ II_B
Hollmann/Hettinger 1990, 44	Slow-Twitch (ST)		Fast-Twitch	
Badtke 1987, 35			Fast-Twitch oxidativ (FTO)	Fast-Twitch glykolytisch (FTG)
Janda 1986, 209	tonisch		phasisch	
Grosser et al. 1989, 45f	rot		weiß	

Kraftentwicklung:

aerob extensiv (Ausdauer)
aerob intensiv (Ausdauer)
anaerob laktazid (KA)
anaerob alaktazid (MA)
Maximalkraft (IK)
Reaktiv- und Schnellkraft

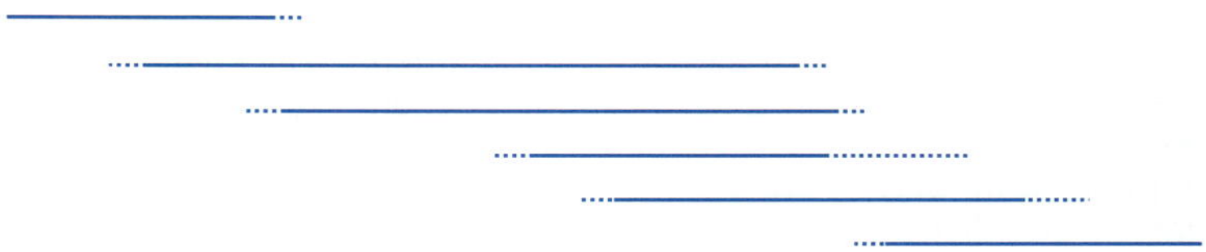

Molekularer Aufbau:				
Innervationsfrequenz	~10/s	~25/s	~40/s	~55/s
Schwere Ketten (heavey chains = HC)	S	$S + F_A$	F_A	F_B
Leichte Ketten (light chains = LC)	s1 + s2 (f1) (f1 + f2) (f1 + f2 + f3)	s1 + s2 (f1 + f2 + f3)	(f1 + f2 + f3)	(f1 + f2 + f3)

Myosinmolekylmodelle:

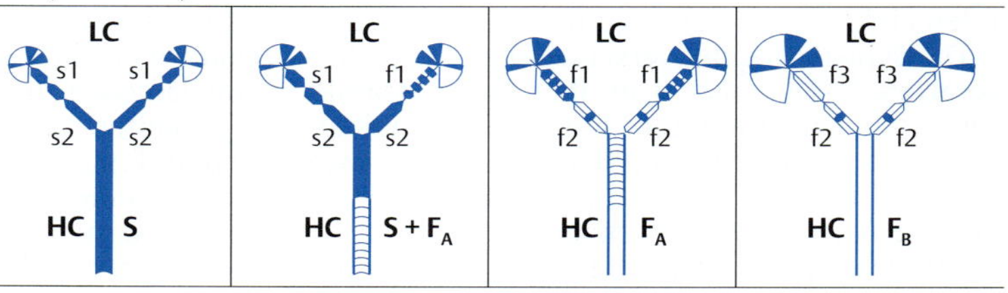

Abb. 8.1 Zusammenstellung unterschiedlicher Muskelfasertypen nach biochemischen, morphologischen und funktionellen Gesichtspunkten [8.4]

Tabelle 8.1 Zusammenstellung der wichtigsten Unterscheidungsmerkmale der beiden Muskelfasertypen [8.5]

Unterscheidungsaspekte	Typ-I-Faser	Typ-II-Faser
Kontraktilität	gering	intermediär hoch
Aussehen (unbehandelter Zust.)	rot (hoher Myoglobingehalt)	weiß (geringer Myoglobingehalt)
Querschnitt	dünn (3100 bis 5000 μm^2)	dick (3500 bis 5300 μm^2)
Kreatinphosphat	niedrig	hoch
Myoglobingehalt	hoch	niedrig
Glykogengehalt	kein Unterschied	kein Unterschied
Fettgehalt	hoch	niedrig
Erregbarkeitszeit	groß	klein
Kraftentwicklung	geringer (Zugspannungsfaktor 1)	höher (Zugspannungsfaktor 4 für FTO, 12 für FTG)
maximale Spannung	4,6–15 g (Mittelwert 12 g)	4,6–203,5 g (Mittelwert 25 g)
Ermüdbarkeit	gering	groß
Energiebereitstellung	aerob	anaerob
ATPase-Aktivität (Myofibrillen)	niedrig	hoch
Phosphorylase	niedrig	hoch

Tabelle 8.1 Fortsetzung

Unterscheidungsaspekte	Typ-I-Faser	Typ-II-Faser
Glykolyse-Enzymaktivität	hoch	niedrig
Mitochondriengehalt	hoch	niedrig
Laktatbildung	geringer	größer
Kapillarisierung	hoch (4,8 Kapillaren pro Faser)	gering (2,9 Kapillaren pro Faser)
α-Motoneuron	kleine $A\alpha_2$-Neuron)	große ($A\alpha_1$-Neuron)
Ruhemembranpotential	höher (–70 mV)	niedriger (–90 mV)
mittl. Leistungsgeschwindigkeit	2,5 m/sec	5,4 m/sec
phylogenetisches Alter	höher	geringer
tetanische Frequenz	20–30 Hz	50–100 Hz
Kontraktionsgeschwindigkeit	langsam (75 ms)	schnell (20–30 ms)
Funktion	*Ausdauer*	*Schnellkraft*
Faserverteilung:		
Normalperson	40%–50%	50%–60%
Marathonläufer	vorwiegend (bis zu 90%)	
Sprinter		vorwiegend (bis zu 90%)
Biomechanische Funktion bei ausgeprägtem Faseranteil	Stabilising Muscle, gelenknahe, eingelenkig	Mobilising Muscle, großes Drehmoment, mehrgelenkig

(typdeterminierten) schweren Ketten gebildet (HC). Der Kopf besteht aus doppelpaarigen langsamen (s1 + s2) und schnellen (f1 + f2 + f3) leichten Ketten (LC) und globulären Regionen mit typvariabler Myosin-LC-Kinase bzw. ATPase-Aktivität.

8.1 Muskelfaser Typ I

- Das typische Merkmal der Typ-I-Faser ist die ausgesprochene *Ausdauerfähigkeit.* All ihre Zellstrukturen sind so aufgebaut und zusammengesetzt, daß sie eine leistungsfähige Ermüdungswiderstandsfähigkeit erlangt. Das heißt, alle Komponenten, welche die Muskelfaser zur langandauernden Arbeit befähigen, sind ausgeprägt. Im wesentlichen sind dies die Anreicherung des sauerstoffbindenden Myoglobins, die Konzentration aerober Enzyme und die Gewährung günstiger Diffusionsbedingungen [8.6].

- Die Energiebereitstellung erfolgt im allgemeinen *aerob.* Weil die Ausdauerfähigkeit im wesentlichen von der maximalen Durchgangsrate des Zitronensäurezyklus und der Atmungskette abhängt, muß und kann der Sauerstoff in ausreichendem Maße zugeführt werden [8.7]. Beide Energiebereitstellungssysteme befinden sich in den Mitochondrien.

- Aus diesem Grund verfügt die Typ-I-Faser nicht nur quantitativ über mehr Mitochondrien als die Typ-II-Faser, sondern über *größere Mitochondrien* mit höherer oxidativer Kapazität [8.8].

- Damit der *Sauerstoff* unter aerober Belastung kontinuierlich und mit möglichst geringem Widerstand zum Mitochondrium gelangt, verringern die Mitochondrien in der Typ-I-Faser selbst die Diffusionsstrecke, indem sie zur Kapillarwand wandern [8.9].

- Der Sauerstoff im Blut ist an das Hämoglobin als Trägersubstanz gebunden. Es diffundiert in die Muskelzelle, wo es sich an das *Myoglobin* bindet und so die Muskelfaser als Zwischenspeicher benutzt. Die höhere Konzentration des Myoglobins im Vergleich zu der Konzentration in der Typ-II-Faser verleiht der Typ-I-Faser die rote Farbe. Man spricht daher von der „roten“ Muskelfaser.

Diese Färbung kommt eigentlich durch das histochemische Färbeverfahren der Myosin-ATPase zustande. Mittels Vorinkubination von verschiedenen pH-Stufen (myofibrillane ATP-Färbung) entstehen Färbungsunterschiede je nach Gehalt an Myosin-ATPase, und es lassen sich dadurch Schlüsse über die Konzentration ziehen [8.10].

8.2 Muskelfaser Typ II

- Sie zeichnet sich vor allem durch ihre *schnelle Kontraktionsgeschwindigkeit* aus. Das hängt damit zusammen, daß die Typ-II-Faser ihre Substanzen, welche die Kontraktionsgeschwindigkeit bestimmen, qualitativ und quantitativ für schnelle (explosive) Krafteinsätze ausgerichtet hat. Die zur Kontraktion benötigte Zeit, ist bei der Typ-I-Faser gegenüber der Typ-II-Faser doppelt so hoch (Tab. 8.**1**). Die Angaben schwanken je nach Autor. Billeter/Hoppeler [8.11] geben sogar eine 3–5mal schnellere Kontraktionsgeschwindigkeit an.

- Die Typ-II-Fasern sprechen also vor allem bei besonders schnellen und kurzen Bewegungen besser an [8.12].

- Nach Billeter/Hoppeler [8.13] sind die Isoformen der *Myosine*, bzw. verschiedene Versionen des gleichen Proteins, für die Unterschiede der Muskelfasertypen zuständig. Die Typ-II-Faser besitzt „schnelles" Myosin und spaltet ATP schneller als „langsames" der Typ-I-Faser. Untersuchungen haben gezeigt, daß ein Kontraktionszyklus eines Köpfchens des langsamen Myosins etwas länger am Aktin festgebunden bleibt, als das Köpfchen eines schnellen Myosins.

- Bei beiden Fasertypen braucht ein *Kontraktionszyklus* jeweils ein ATP. Bei einem Einsatz der Typ-II-Faser über längere Zeit ergeben sich pro Zeiteinheit mehr Kontraktionszyklen. Bei starker isometrischer Anspannung braucht die Typ-II-Faser somit mehr Energie. Die Typ-I-Faser arbeitet durch ihre längere Bindung der Myosinköpfchen am Aktin, effizienter (8.14).

- Die höhere *Frequenz* der Kippbewegung der Myosinköpfchen verlangt in kurzer Zeit viel ATP. Die Mitochondrien alleine können nicht genügend ATP zur Verfügung stellen, daher bezieht die Typ-II-Faser ihr ATP hauptsächlich über die anaerobe Energiebereitstellung. Deshalb haben die Typ-II-Fasern weniger Mitochondrien und dafür eine höhere Konzentration an Myosin-ATPase, welche für die ATP-Spaltung zuständig ist. Das Endprodukt der anaeroben Glykolyse ist das ermüdende Laktat. Es akkumuliert sich bis zum 340fachen des Ruhewertes. Dies steht ihm Gegensatz zur Typ-I-Faser, die wesentlich weniger Laktatanstiegswerte aufweist [8.15].

- Die gesteigerte Leistungsfähigkeit des *anaeroben laktaziden* Stoffwechsels zeichnet sich durch eine schnellere Resyntheserate des ATP durch angehäuftes Kreatinphosphat und höhere Werte der Phosphorylasekonzentration aus. Insgesamt wird dadurch eine vergrößerte Glykolyserate erreicht [8.16].

8.3 Neurophysiologische Aspekte der motorischen Einheiten

Interessante Zusammenhänge findet man aus neurophysiologischer Sicht. Die Verschiedenheiten der Muskeltypen beruhen nämlich auf der ebenfalls unterschiedlichen Innervation. Die Differenzierung der Muskelfasern stützt sich auf den komplexen Zusammenhang der ganzen motorischen Einheit. Eine *motorische Einheit* umfaßt jeweils ein α-Motoneuron (motorische Vorderhornzelle), welches mit seinem Axon und Kollateralen an deren Ende jeweils die motorische Endplatte je einer Muskelfaser innerviert. Alle Muskelfasern, die über dieses eine α-Motoneuron eine Innervation erfahren, gehören zur gleichen Gruppe (z. B. Typ-II-Fasern). Man kann davon ausgehen, daß alle Muskelfasern, die vom selben α-Motoneuron rekrutiert werden, gleich sind. Die einzelnen Fasern einer motorischen Einheit können über den ganzen Muskel verteilt sein und trotzdem die gleichen morphologischen und funktionellen Eigenschaften haben.

Oft kommt es vor, daß unterschiedliche motorische Einheiten einen Muskel innervieren. In einem solchen Fall findet man dasselbe Mischverhältnis von Muskelfaserzusammensetzung (Konstitution) und Organisation (Distribution), wie bei der Innervation von gemischten motorischen Einheiten. Das

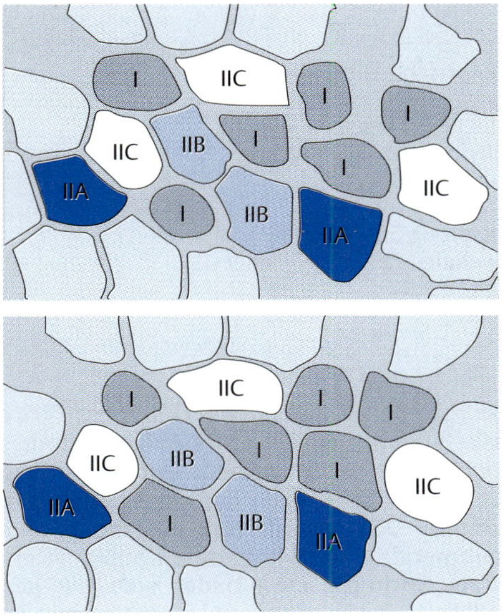

Abb. 8.1 M. vastus lateralis eines untrainierten Mannes. ATPase-Färbung nach Vorinkubation bei pH 4.35 [8.18].

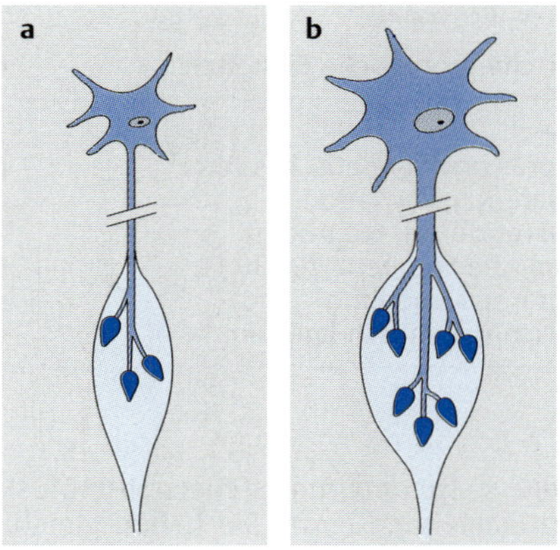

Abb. 8.2a u. b Schematische Darstellung kleiner (a) und großer (b) motorischer Einheiten [8.19].

mosaikartige Bild, wie es sich im Querschnitt zeigt, entsteht [8.17] (Abb. 8.**1**).

Die α-Motoneurone halten sich an das sogenannte *Größenprinzip*. Das heißt, daß kleinere Neurone (bezogen auf die Soma- bzw. Kerngröße) im Vergleich zu großen Neuronen folgende Beschaffenheit aufweisen (Abb. 8.**2a** u. **b** und Tab. 8.**2**):

- Ein *kleines α-Motoneuron* hat eine tiefere Erregungsschwelle. Das heißt, daß es bei synaptischer Erregung früher zur Auslösung eines Aktionspotentials kommt. Dieser Effekt basiert auf dem tieferen Transmembranpotential bzw. Ruhemembranpotential (ca. −70 mV). Bei größeren Neuronen liegt es bei ca. −90 mV. Dies bedeutet, daß bei kleinen α-Motoneuronen, auch bei geringerer axosomatischer exzitatorischer Erregung, als bei großen α-Motoneuronen, Aktionspotentiale generiert werden und somit die Muskelfasern, die durch kleine motorische Einheiten innerviert werden, früher zur Kontraktion kommen [8.20].
- Das ZNS befeuert die α-Motoneurone dauernd, um einen physiologischen Muskeltonus z. B. beim Einnehmen einer bestimmten Haltung zu ermöglichen. Durch die tiefere Erregungsschwelle der kleinen Neurone werden zur Kontraktion diejenigen Muskelfasern getroffen, welche von kleinen α-Motoneuronen innerviert werden. Aus diesem Grund nennt man diese Muskelfasern auch „tonische“ Muskelfasern. Die tonischen Muskelfasern entsprechen dem Typ I [8.21].

Tabelle 8.2 Unterschiede zwischen kleinen und großen motorischen Einheiten [8.22].

Aspekte	kleines α-Motoneuron	großes α-Motoneuron
Axondurchmesser	8–14 μm	9–18 μm
Leitgeschwindigkeit	50–80 m/s	58–106 m/s
Impulsfrequenz	5–25 Imp./s	60–70 Imp./s
Transmembranpotential	−70 mV	−90 mV
motorische Endplatten	wenige	viele
Fasertyp	Typ I	Typ II

Tabelle 8.3 Eigenschaften der motorischen Einheiten mit vorwiegend tonischem und phasischem Charakter [8.22].

Tonische motorische Einheiten	Phasische motorische Einheiten
Typ I	Typ II
höheres phylogenetisches Alter	geringeres phylogenetisches Alter
bessere Kapillarisation	geringere Kapillarisation
Innervation Aα_2-Neuron	Innervation Aα_1-Neuron
tetanische Frequenz 20–30 Hz	tetanische Frequenz 50–150 Hz
langsame Ermüdung	schnelle Ermüdung
statisch/dynamisch langsam	dynamisch/schnell

- *Große α-Motoneurone* steuern ihre Muskelfasern salvenmäßig an. Sie haben gleichzeitig die schnellere Leitgeschwindigkeit und eine höhere Impulsfrequenz. Sie bewirken damit, daß schnelle, gezielte Bewegungsabläufe mit großer Kraftentwicklung entstehen. Aus diesem Grund tragen diese Muskelfasern den Namen „phasische" Muskelfasern. Die phasischen Muskelfasern kommen den Typ-II-Fasern gleich [8.24].

Tab. 8.**3** beschreibt die Eigenschaften der beiden motorischen Einheitsarten mit tonischem (kleine motorische Einheiten) und phasischem (große motorische Einheiten) Charakter.

Die Sarkomere müssen auf die Nervenimpulse mit entsprechender Kontraktion antworten können. Sie schaffen dies durch ihre Fähigkeit der funktionellen Anpassung [8.25].

Nach welchen Aspekten die funktionelle Anpassung erfolgt, haben wir in Tab. 8.**1** (s. S. 111) aufgelistet und erläutert. Also kann man sagen, daß das Innervationsmuster und somit die Frequenzierung der Muskelfasern, einen bedeutenden Einfluß auf die Morphologie und die funktionellen Eigenschaften der Muskelfaser hat. Es gibt Hinweise aus Studien von Howald [8.26], der die Änderung der Muskelfaserzusammensetzung untersucht hat und diese These unterstreicht. Zum Beispiel stellt Howald fest, daß Veränderungen der kontraktilen und metabolischen Eigenschaften einer Muskelfaser nur über deren Innervation erreicht werden können (Abb. 8.**3**). Er begründet dies mit dem direkten Zusammenhang von Frequenzierung und Muskelfasereigenschaften. Eine Änderung der Innervationsfrequenz (Frequenzierung) kann man beispielsweise über elektrische Reizung oder veränderte Trainingsformen erreichen. Die Umwandlung der Muskelfaser erfolgt, gelingt aber nicht beliebig.

Den bedeutenden Einfluß auf die Entwicklung der Muskelfaser durch die Nervenimpulse sieht man daran, daß bei der Geburt ca. 50% der Muskelfasern noch undifferenziert sind. Sie entwickeln sich mit zunehmendem Alter des Säuglings, so daß nach dem 1. Lebensjahr nur noch ca. 22% undifferenziert bleiben. Mit zunehmender Aktivität des Kindes (Gehen, Laufen, Springen etc.) bildet sich die ganze Bandbreite mit fließendem Übergang vom Typ I bis Typ II aller Fasern aus. Es scheinen also auch exogene Faktoren oder Reize für die Differenzierung der verschiedenen Muskelfasertypen verantwortlich zu sein [8.27].

Nicht nur bei schnellkrafttrainierten Personen, sondern auch bei Untrainierten, kommen in der Muskulatur Typ-II-Fasern, z. T. sogar vorherrschend vor. Wir möchten an dieser Stelle stärker auf diesen Sachverhalt eingehen.

Das *dominante Vorkommen der Typ-II-Fasern* bei schnellkrafttrainierten Personen kann man als beanspruchungsinduzierten Adaptionsmechanismus bzw. als Antwortreaktion des neuromuskulären Systems auf das Schnellkrafttraining ansehen. Die Schnellkraft wird dabei definiert als Fähigkeit des neuromuskulären Systems, innerhalb eines bewegungsspezifisch limitierten Zeitraums einen maximalen Impuls zu realisieren. Wie kann man nun erklären, daß bei untrainierten Personen u. U. in einem Muskel vermehrt die schnellen Typ-II-Fasern zu finden sind? Eine mögliche Antwort gibt folgende Überlegung:

Bei Alltagsbewegung mit großem Krafteinsatz und schnellem Kraftanstieg (z. B. M. glutaeus medius beim Gehen, M. erector spinae beim Heben eines schweren Gegenstandes oder M. quadriceps beim Treppenabsteigen) muß die Kontraktionskraft mit einem Großteil synchron aktivierter Muskelfasern entwickelt werden. Weil Muskelfasern des Typs IIb bereits nach 60–80 ms ihre maximale Kraft aufbauen, wogegen die langsamen Typ-I-Fasern ihre Kraft erst nach 140–180 ms entwickelt haben, bedeuten Kraftbeanspruchungsformen die kürzer als

Abb. 8.3 Motorische Einheiten mit typischem Impulsmuster für Typ-I- und Typ-II-Fasern. Umwandlungsmöglichkeiten der Fasertypen durch Elektrostimulation und verschiedene Trainingsformen [8.28].

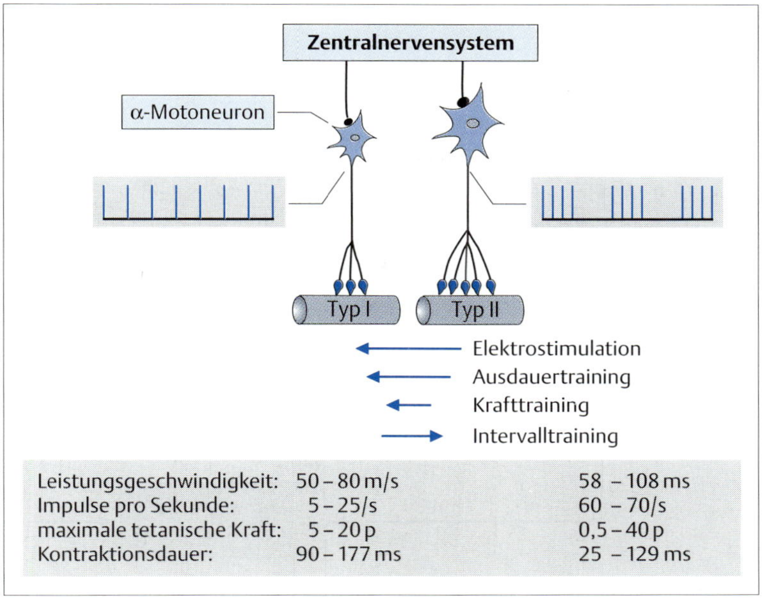

140 ms dauern, einen potentiellen Reiz für das anteilmäßige Vorkommen dieses Fasertyps. In der Übersicht in Abb. 8.**4** wird der Zusammenhang zwischen Fasertyp-Kraftrelation und Kontraktionszeit dargestellt [8.29].

Eine weitere Gegebenheit ist in diesem Zusammenhang aus therapeutischer Sicht interessant. Bei einer längeren Immobilisation hypotrophiert die posturale Muskulatur des betroffenen Beines. Die *Ruhigstellung der Muskulatur* bewirkt, daß der Muskelfaserquerschnitt der langsamen Typ-I-Fasern deutlich mehr abnimmt als der der schnellen Typ-II-Fasern. Um die Hypotrophie zu stoppen und die Muskelmasse bzw. die Kraft wieder zu normalisieren, führt der Patient ein Muskelaufbautraining durch. Nun hat dieses Training, mit seinen relativ langsamen und runden Bewegungen, zur Folge, daß eine Abnahme des Fasertyp-IIb-Anteils zugunsten der langsameren Fasern des Typs IIa, IIc und I erfolgt. Staron et al. [8.30] konnten zeigen, daß nach einem 13–20wöchigen Muskelaufbautraining im M. vastus lateralis (fast) keine Typ-IIb-Fasern mehr nachzuweisen sind. Demzufolge sinkt die Fähigkeit zu schnellen Bewegungen, z. B. Reaktionsfähigkeit bei Sturz, Umknicken des Fußes etc., was sich klinisch in Gangunsicherheiten, Koordinationsmängeln bei Sprüngen etc. äußert. Ein Schnellkrafttraining (explosiv-dynamisch, plyometrisch mit Lasten die gerade noch mittels „Short bursts“ zu bewältigen sind, lange Pausen) würde zu einer rechtsgerichteten Rücktransformation des linksverschobenen Faserspektrums eines hypertrophierten Muskels führen. Die Rechtsverschiebung des Faserspektrums in Richtung Typ IIb führt, wie in Abb. 8.**5** dargestellt, dementsprechend zu einer Linksverschiebung der Kraft-Zeitkurve nach neuronaler Adaption [8.31].

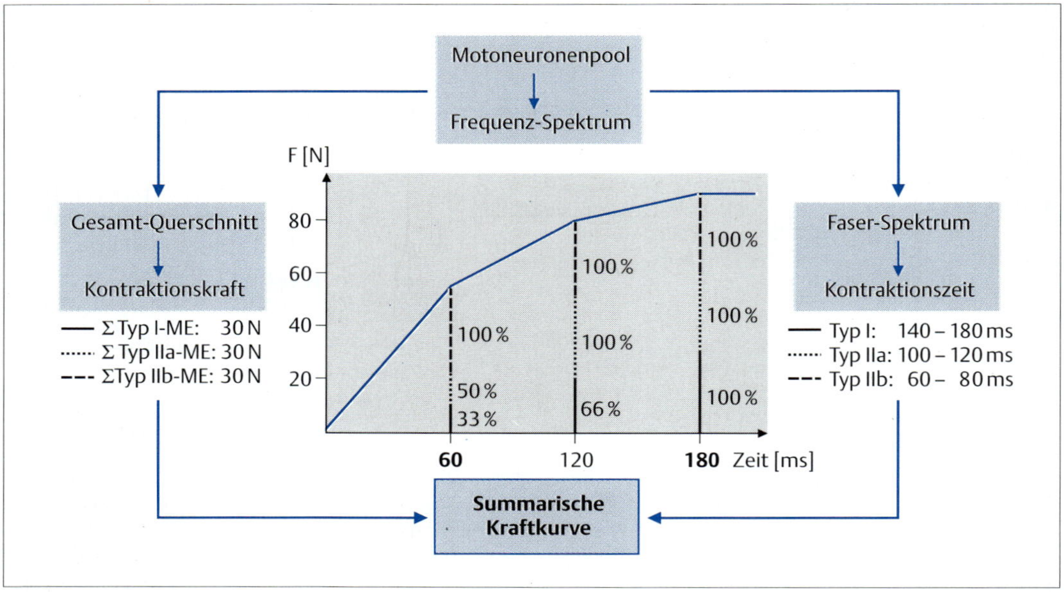

Abb. 8.4 Mittels Dehnungs-Verkürzungs-Zyklus ausgelöste Kraftentwicklung eines Skelettmuskels. Bei synchroner Aktivierung aller motorischen Einheiten wird der Verlauf der Kraftzeitkurve bei identischer Fasertyp-Kraft-Relation von der Faserverteilung determiniert. Beträgt das Impulsbildungszeitlimit 120 ms, können nur Typ-IIb und Typ-IIa motorische Einheiten ihre volle Kraft realisieren, bei 60 ms ausschließlich Typ-2b motorische Einheiten [8.32].

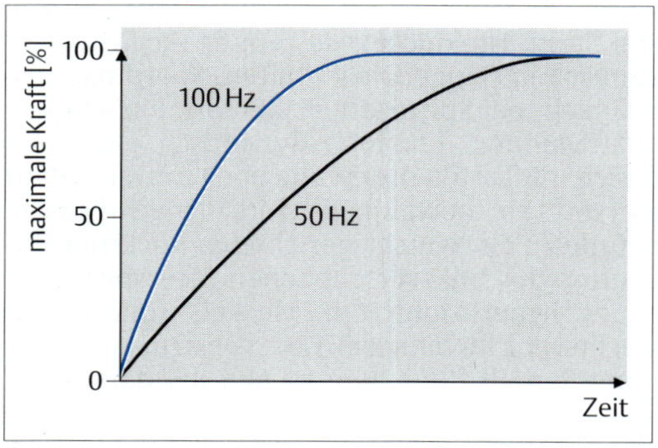

Abb. 8.5 Einfluß der unterschiedlichen Beanspruchungsformen im Training in bezug auf maximale Kraft und Bewegungsgeschwindigkeit [8.33].

8.4 Distribution und Proportion der Muskelfasern

Proportion

Merke:

Besonders interessant und schließlich relevant für die muskuläre Rehabilitation ist die Diskussion betreffend der Faserzusammensetzung eines Muskels. Jeder Muskel ist im Prinzip ein Mischtyp, wobei das Mischverhältnis sehr unterschiedlich sein kann.

In Abb. 8.**1** (s. S. 113) sehen wir die mosaikartige Anordnung der verschiedenen Muskelfasertypen innerhalb desselben Muskels. Man findet sowohl Typ-I-Fasern als auch Typ-II-Fasern. Welcher Typ überwiegend vorkommt, kann von Muskel zu Muskel, in demselben Muskel je nach Biopsietiefe und von Individuum zu Individuum variieren. Die anteilmäßige Proportion liegt im Mittel bei Normalpersonen um 40% Typ-I-Fasern und 60% Typ-II-Fasern [8.34].

Die **Muskelzusammensetzung** unterliegt verschiedenen Faktoren:

Wie in Abb. 8.**3** ersichtlich ist, hängt die anteilmäßige Muskelzusammensetzung vom funktionellen motorischen Beanspruchungsgrad also von *äußeren umweltbedingten Faktoren* ab. Langstreckenläufer (ausdauertrainiert) besitzen in ihren Muskeln, die in ihrer Sportart stark aerob beansprucht werden, in vermehrtem Maße Typ-I-Fasern. Umgekehrt trifft für den ausgesprochenen Sprinter zu, daß man bei ihm in der gleichen Muskulatur einen hohen Anteil an Typ-II-Fasern findet [8.35].

Aus den funktionsbedingten neurophysiologischen Zusammenhängen lassen sich Muskelgruppen ableiten, die nach ihrem Innervationsmuster tendenziös mehr Typ-I-Fasern aufweisen müssen. Besonders ist dies bei der Halte- und Stützmuskulatur der Fall, weil sie Antigravitätsarbeit verrichten. Über mehr Typ-II-Fasern müßte die Muskulatur verfügen, die v. a. bewegende Aktivität hat. Der Aktivitätsgrad der Muskulatur scheint nach Howald [8.36] ebenfalls ein wichtiger Faktor zu sein. Er findet eine deutliche Abnahme des Anteils an Typ-I-Fasern nach längerer Immobilisation.

Einen nicht zu unterschätzenden Einfluß hat der *genetisch determinierte Faktor* des Fasermusters. Die proportionale Fasertypverteilung ist bei eineiigen Zwillingen bedeutend ähnlicher

Tabelle 8.4 Einteilung des Verteilungsmusters der mit überwiegend tonischen oder phasischen Anteilen versehenen Muskeln [8.37]

Überwiegend Typ-I-Fasern (tonisch)	Überwiegend Typ-II-Fasern (phasisch)
▪ Schultergürtel – obere Extremität	Mm. rhomboideii
M. pectoralis major	M. trapezius (Pars ascendens)
M. levator scapulae	M. trapezius (Pars transversus)
M. trapezius (Pars descendens)	M. triceps brachii
M. biceps brachii	
Mm. scalenii	
▪ Rumpf	
M. erector spinae (LWS, HWS)	M. erector spinae (BWS)
M. quadratus lumborum	M. abdominalis
▪ Becken – untere Extremität	
M. biceps femoris	M. vastus medialis
M. semimembranosus	M. vastus lateralis
M. semitendinosus	
M. iliopsoas	M. glutaeus medius
M. rectus femoris	M. glutaeus maximus
M. adductor longus u. brevis	M. glutaeus minimus
M. adductor magnus	M. tibialis anterior
M. gracilis	Mm. peronaeii
M. piriformis	
M. tensor fascia latae	
M. gastrocnemius	
M. soleus	

als die Variation bei zweieiigen, obschon sie ähnlichen Umwelteinflüssen ausgeliefert waren. Dieser Umstand wird besonders in der sportorientierten Talentförderung beachtet. Die genetischen Einflüsse beziehen sich aber nicht ausschließlich auf die Faserdifferenzierung, sondern viel mehr auf die konstitutionellen Aspekte wie Körperbau und Hebelverhältnisse. Die Beinlänge hat sich zum Beispiel als sehr bedeutender Faktor für die Ausprägung des Fasertypmusters erwiesen [8.38].

Distribution

Eine generelle Einordnung der Muskeln in Gruppen, die vorwiegend Typ-I-Fasern bzw. Typ-II-Fasern aufweisen sollen, erweist sich als schwierig, weil das Spektrum innerhalb desselben Muskels breit sein kann. Wenn bei einem Individuum ein Muskel als ausgesprochener Typ-I-Muskel gilt, kann bei einem anderen Individuum derselbe Muskel genauso gut hauptsächlich über Typ-II-Fasern verfügen. Bei Untrainierten kann sich der Streubereich z. B. beim M. vastus lateralis im Bereich von 20 bis 80% erstrecken. Bei Spitzensportlern kann in Einzelfällen sogar ein Verteilungsmuster von 90:10 bzw. 10:90 vorkommen [8.39]. Die Beziehung zwischen Fasertypenverteilung und Sportart veranschaulicht die Abbildung 8.**6**.

In der Physiotherapie versucht sich aber trotzdem eine eindeutige Zuordnung von Muskeln zu einem bestimmten Fasertyp zu etablieren. Sie wurde von Janda [8.40] nach klinischen Beobachtungen publiziert. Er beobachtete, daß bei Patienten mit Bewegungsarmut (immobilisiert), nach Ermüdung und Schmerzen oder bei spastischer Parese nach Wernicke-Mann, Muskeln, die vorwiegend Typ-I-Fasern aufweisen, verkürzen und Muskeln mit mehrheitlich Typ-II-Faservorkommen, abschwächen. Janda verglich, ob die Muskellängen- bzw. Kraftveränderungen mit der Faserverteilung im Muskel korreliert und kam zu dem Schluß, daß überwiegende Übereinstimmung herrscht. Janda erwähnt sonst in keiner anderen Publikation näheres über seine klinischen Beobachtungen oder Untersuchungen in diese Richtung.

Diese grobe, kategorische Zuordnung scheint unter den bisher diskutierten Möglichkeiten der Muskelfaserverteilung fragwürdig zu sein.

Eine recht große Anzahl Autoren vor allem physiotherapeutischer Literatur beziehen sich auf die Auflistung von Janda und verbinden die Einteilung mit pathophysiologischen Hypothesen nach folgenden Überlegungen [8.41]:

- Es gibt einerseits Muskeln mit dominant Typ-I-Fasern, die einen Elastizitätsverlust aufweisen. Das bedeutet, daß ein Verlust elastischer Fasern der passiven Strukturen wie Perimysium und Muskelfaszie besteht. Mittels Muskellängentests eruiert man in der Praxis solche Muskulatur relativ gut. Sie zeigt eine verminderte Länge oder Dehnfähigkeit, was einer sog. Verkürzung entspricht.
- Andererseits gibt es Muskeln mit dominant Typ-II-Fasern, die mit verminderter Kraft, im Sinne einer Abschwächung einhergehen.

Die unterschiedliche Reaktion wird in einen interessanten Kontext gesetzt: Nämlich, daß die Ursache dieses Phänomens neben entwicklungsgeschichtlichen Faktoren vor allem der unterschiedlichen neuralen Versorgung zu sehen und damit in eine Übereinstimmung mit tonischer und phasischer Muskulatur zu setzen ist. Diese Hypothese stützt sich auf Jandas klinische Beobachtungen, daß gewisse Muskelgruppen auf verschiedene pathologische Situationen verhältnismäßig stereotyp reagieren:

- *Tonische* Muskulatur mit bedeutender posturaler (Haltungs-)Funktion neigt zur *Verkürzung* und
- *phasische* Muskulatur mit vorwiegend Bewegungsfunktion, reagiert im Laufe des Lebens oder auf eine Reihe von pathologischen Situationen in der Regel mit *Abschwächung* und Hemmung [8.42].

Leider verleidet dieser Schluß und die damit verbundene kategorische Zuordnung zu bestimmten Muskeln zur generellen Annahme, grundsätzlich tonische Muskulatur zu dehnen und phasische zu kräftigen. Damit würde die Muskulatur wieder normalisiert bzw. in ein ausgeglichenes Gleichgewicht gebracht. Der Grundlage, daß im Normalfall ein muskuläres Gleichgewicht in bezug auf Länge, Dehnfähigkeit und auch Kraft besteht, ist nichts entgegenzusetzen. Wenn man, wie nach obiger Beschreibung, jedoch das Verhalten zur Verkürzung nur der tonischen Muskulatur und die Abschwächung nur der phasischen Muskulatur zuspricht, betrachtet man die Zusammenhänge zu eng. Diesen Normalitätsanspruch müßte man unbedingt auf alle Muskeln, egal ob tonisch oder phasisch, auf wissenschaftlicher Basis erweitern.

Zur kritischen Überlegung spornt ebenso die These an, daß dieses Gleichgewicht (muskuläre Balance) durch Fehl- und Überbelastung des Bewegungsapparates und/oder durch Verlet-

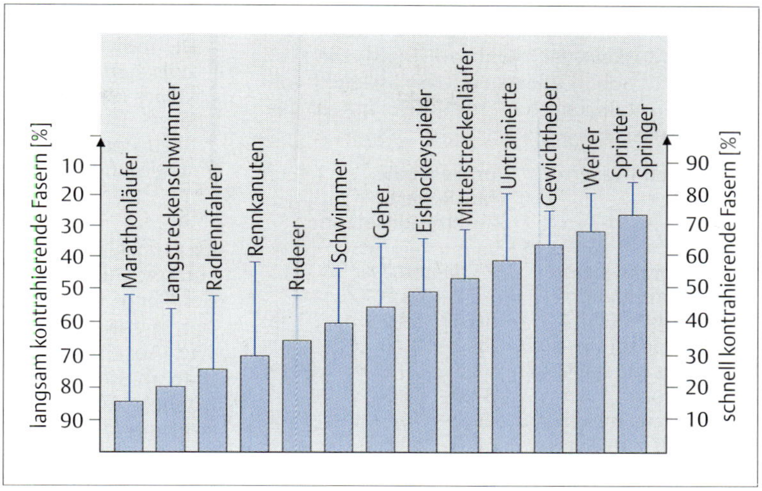

Abb. 8.6 Schematische Darstellung des Zusammenhangs von Fasertypverteilung und Sportart [8.43].

zung ins Wanken gerate. Demnach soll die betroffene Muskulatur sich je nach Typ den beschriebenen Reaktionen unterziehen. Das klinische Bild der muskulären Dysbalance entsteht.

Die Kontroverse beginnt aber dort, wo es keine mit Absolutheit bestimmbaren Verteilungsmuster der Muskelfasern gibt. Der Grundfrage nach dem Verteilungsmuster (Distribution) und deren Problematik, daß die Einteilung nicht auf alle Individuen zutreffen kann, ging Johnson et al. [8.44] bei seiner Untersuchung an sechs „normalen" Männern im Alter zwischen 17 und 30 Jahren nach. Die Belastungsabhängigkeit haben wir mit Badtkes Zusammenstellung [8.45] bereits gezeigt (Abb. 8.**6**). An 36 Skelettmuskeln, die zur Beurteilung der Muskelfaserverteilung dienten, ist in 41 von 50 Muskelproben deutlich zum Vorschein gekommen, daß es zwischen den unterschiedlichen Personen eine sehr große Variation der Muskelfaserproportion und -distribution gibt (Tab. 8.**5** u. 8.**6**). Sehr unterschiedlich ist die Faserverteilung innerhalb eines Muskels.

Die Autoren kamen nach der Analyse ihrer Untersuchungen zu dem Schluß, daß die räumliche Distribution höchstwahrscheinlich durch *Zufall* erfolgt. Wohl ähnlich zufällig wie etwa bei jedem Individuum das Faltenmuster der Fingerabdrücke anders ist [8.46].

Es besteht zwar eine Korrelation zwischen der Fasertypenkonstitution und der Funktion, obwohl es nur in sehr wenigen Fällen möglich ist, eine einfache Funktion einem spezifischen Muskel zuzuschreiben. In den meisten Fällen haben wir es mit Muskeln zu tun, bei denen sowohl posturale Funktion mit tonischer, als auch phasischer Aktivität bei aktiver Bewegungsbeteiligung vorhanden ist. Die große Mehrheit der Muskelproben hatten denn auch rund 40–70% Typ-I-Fasern, und vergleichbar wenige waren auffallend prädominant dem einen oder anderen Typ zuzuordnen. Vorwiegend posturale Funktion hat der M. soleus und

Tabelle 8.5 Vergleich der Fastertypenproportion in oberflächlichen und tiefen Regionen einzelner Skelettmuskeln [8.47]

Nr. des Post-mortem-Subjekts	1	2	3	4	5	6
M. triceps brachii	T > O	n. s.	O > T	n. s.	T > O	n. s.
M. erector spinae	T > O	T > O	n. s.	O > T	n. s.	T > O
M. tibialis anterior	n. s.	n. s.	O > T	n. s.	T > O	n. s.

O > T = signifikant mehr Typ-II-Fasern in oberflächlichen als in tiefen Regionen des Muskels;
T > O = signifikant mehr Typ-II-Fasern in tiefen als in oberflächlichen Regionen des Muskels;
n. s. = nicht signifikante Differenz zwischen oberflächlichen und tiefen Regionen.

Tabelle 8.6 Muskelfaserzusammensetzung einiger Muskeln nach Johnson [8.48]. Die Prozentwerte geben mit einer Zuverlässigkeit von 95% den tatsächlichen mittleren Anteil des Muskelfasertyps an

Anteil Typ-I-Fasern Muskel	prozentuale Muskelfaser-zusammensetzung
M. pectoralis major	27,4– 60,7
Mm. rhomboidei	31,2– 61,9
M. triceps brachii	20,0– 58,2
M. erector spinae	26,7–100,0
M. vastus medialis	53,7– 79,8
M. iliopsoas	37,0– 60,9
M. glutaeus maximus	41,2– 71,5
M. tibialis anterior	56,6– 80,5
M. gastrocnemius	46,9– 56,9
M. soleus	69,8–100,0

der M. tibialis anterior. Entsprechend den Erwartungen haben diese Muskeln einen hohen Anteil an Typ-I-Fasern (87–72%). Als eines der besten Beispiele für ausgesprochen an Bewegung beteiligter Muskulatur bietet sich der M. orbicularis oculi an (Blinzeln). Er besitzt wie kein anderer eine sehr hohe Proportion an Typ-II-Fasern (76,5–99,5%) [8.49].

An eine schematische Zuordnung einzelner Skelettmuskeln mit anteilmäßig erhöhtem Vorkommen eines der beiden Fasertypen, wie sie Janda postuliert, ist aus drei Gründen also nicht zu denken, weil:

- mit verschiedenen Trainingsformen eine Transformation der Muskelfaser, wie es Howald [8.50] zeigen konnte, realisierbar zu sein scheint;
- sich die alltags- und berufsspezifischen funktionellen Belastungsunterschiede ausgeprägt sichtbar im Distributionsmuster äußern;
- die Ergebnisse von Johnson et al. [8.51] auf eindrückliche Art und Weise auf die individuelle Distribution und Proportion zwischen verschiedenen Individuen hinweisen.

Beachte:

Die individuelle Distribution der Muskelfasern zwischen jedem Individuum und die intermuskuläre Proportion setzt den Schluß der muskulären Dysbalance und dessen Reaktion in bezug auf die Muskeltypisierung nach phasischen und tonischen Muskeln in Frage.

Zu groß klafft die Hypothese von Janda mit den starken individuellen Unterschieden auseinander. Nicht vorstellbar, daß das klinische Verhalten in ein und demselben Muskel (Verkürzung wie Abschwächung) auftreten könnte, wenn man an die parallele Anordnung des morphologischen Aufbaus der Muskulatur denkt. Eher sind die Ursachen der Reaktionen von Verkürzung und Abschwächung im Bereich der reflektorischen Tonusveränderungen aufgrund z. B. eines nozizeptiven somatomotorischen Blokkierungseffekts (NSB) [8.52] oder eines sekundär reaktiven inhibitorischen bzw. faszilitatorischen Schutzmechanismus auf spinaler Ebene zu sehen. Sie beziehen sich nicht auf Muskelfaserverteilungsschemen, sondern sie wirken mit Tonusveränderung auf das Innervationsmuster der betroffenen Muskelfaser ein. Der NSB wie der spinale Schutzmechanismus können den Tonus eines Muskels respektive dessen Innervation erhöhen oder senken. Die tendenziöse Reaktion des Muskels ist die Verkürzung.

Folgerungen für die Praxis

- Einzelne Muskeln lassen sich nicht von vorneherein der Kategorie phasisch oder tonisch zuordnen. Die Zuordnung phasisch = abschwächen und tonisch = verkürzen ist deshalb fragwürdig und resultiert möglicherweise mehr aus der Alltagsbelastung dieser einzelnen Muskeln (z. B. Sitzen = Verkürzung des M. iliopsoas und der Hamstrings).
- Ob ein Muskel verkürzt oder abgeschwächt ist, entnimmt der Therapeut dem Ergebnis eines entsprechenden Kraft- oder Beweglichkeitstests und nicht einer kategorischen Tabelle.

8.5 Modell des Kontraktionsverhaltens

Je nach Vorkommen der Muskelfasertypen in einem bestimmten Muskel, ist der Muskel zu unterschiedlichen Kraftentwicklungsformen befähigt.

Sehr nützlich wäre es, wenn man exakte Angaben über den Einsatz der Fasertypen während eines Bewegungsablaufes machen könnte. Leider bereitet dies aus meßtechnischen Gründen Schwierigkeiten.

Folgende Kriterien, in Verbindung von Fasereinsatz und Kraftentwicklung der Muskelfasern bei Bewegung, spielen eine leistungsbestimmende Rolle:

- prozentuale Verteilung von Typ-I- und Typ-II-Fasern,
- Anzahl der Fasern in einem Muskel,
- synchrone Aktivierungsfähigkeit dieser Fasern (Rekrutierung, intramuskuläre Koordination),
- Querschnitt der Fasern,
- Anspannungs- bzw. Kontraktionsgeschwindigkeit der Fasern (Frequenzierung),
- äußerer Widerstand (Belastung/Intensität) [8.53].

Um sich ein Bild über das Rekrutierungsverhalten der einzelnen Fasertypen machen zu können, entstanden dazu verschiedene Vorstellungen. Abb. 8.**7** zeigt das theoretische Modell des Muskelfasereinsatzes bei einer langsamen Bewegungsgeschwindigkeit und ansteigender Kraftentwicklung. Unter dieser Voraussetzung entsteht für jeden einzelnen Fasertyp eine Kurve, wie sie in Abb. 8.**7** dargestellt ist.

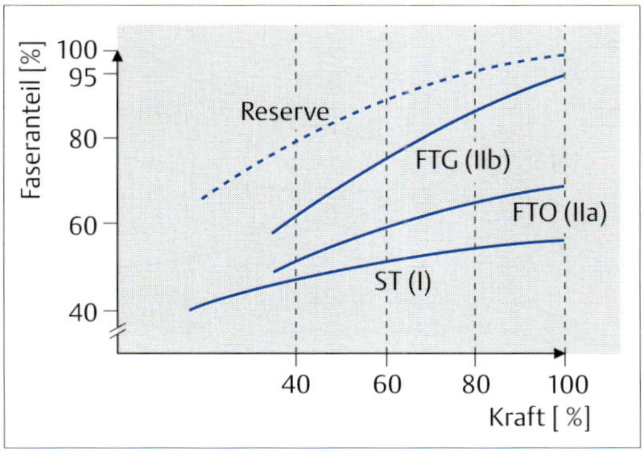

Abb. 8.7 Möglicher Fasereinsatz bei langsamen Bewegungen und ansteigender Kraftrealisierung [8.54].

Man sieht ein sehr unterschiedliches **Fasereinsatzverhalten:**

- Ist die *Belastungsintensität gering* (<40%), arbeiten ausschließlich die ST-Fasern (Slow twitch), da unter diesen Umständen noch stark aerobe Anteile vorliegen dürften. Bei 40% Belastungsintensität liegt schon eine Leistung vor, bei der alle Fasertypen zusammen arbeiten: ca. 45% aller ST-Fasern, ca. 50% aller FTO (Fast twitch oxidativ) und ca. 60% aller FTG (Fast twitch glykolytic) Fasern sind in einem Muskel gleichzeitig aktiv. Daraus wird ersichtlich, daß schon bei einem leichten bis mittleren Kraftaufwand alle Fasertypen beteiligt sind.

- Bei einer *Kraftentwicklung von 60%* erhöht sich der Hauptanteil von ST-Fasern kaum noch. Sie ändert sich von ca. 45% auf ca. 50%. Dafür treten vermehrt FTO- und FTG-Fasern, mit einer Zunahme von ca. 55% FTO bzw. 75% FTG hinzu. Dies bedeutet, daß die neuralen Steuersysteme für die Bewältigung des höheren Widerstandes kaum mehr Fasern des Typ I aktivieren, sondern fast ausschließlich Fasern des Typ II hinzuschalten. Die jeweiligen Anteile ergeben sich wesentlich aus der Kontraktionsgeschwindigkeit.

- Besonders deutlich kommt das Hinzuschalten der schnellen Typ-FT-Fasern bei einem *100%igen Krafteinsatz* zum Vorschein. Genau genommen sind es die FTG-Fasern, welche sich nun mit einer Beteiligung von ca. 90% noch einmal deutlich mehr aktivieren lassen. Die schnellen Fasern sind nun deutlich stärker vertreten als die langsamen Fasern, die immer nur noch mit ca. 50% beteiligt sind.

- Gleichzeitig wird sichtbar, daß das Maximum des Fasereinsatzes bei 95% (Reserve) aller im Muskel vorhandenen Fasern limitiert zu sein scheint. Die fehlenden 5% entsprechen einem Schutzmechanismus, der offensichtlich verhindert, alle Fasern gleichzeitig innervieren zu lassen. Man kann in dem Sinn von einer *autonom geschützten Reserve* sprechen.
  Wir haben also immer eine gewisse Reserve an momentan nicht verkürzenden Fasern zur Verfügung. Diese Reserve wird um so geringer, je mehr die Belastungsintensität steigt. Das heißt bei einer geringen Intensität ist die Reserve groß, bei einer hohen klein. Und je größer die Reserve ist, desto länger kann die

Belastung andauern. Denn das zentralnervöse Steuersystem schaltet ermüdete Fasern vorübergehend aus, und damit die zu entwickelnde Kraft im gleichen Moment nicht nachläßt, treten Fasern aus der Reserve hinzu.

Aus der gesamten Darstellung erkennt man ebenfalls, daß außer bei sehr geringen Intensitäten (< 40% ST-Fasern) kein isoliertes Ansprechen einzelner Fasertypen zu erreichen ist. Offensichtlich kontrahieren über den gesamten Intensitätsbereich ST- und FT-Fasern immer gleichzeitig. Dabei handelt es sich um ein in gewissem Maße beeinflußbares, gleichzeitiges Anspannen aller Muskelfasertypen. Bei mittleren und hohen Beanspruchungsformen kontrahieren laut diesem Modell vermehrt FTO- und FTG-Fasern.

Für die Praxis bedeutet das, daß ein gezieltes Fasertyp-I-Training mit geringer Typ-II-Faserbeteiligung so erfolgt, daß der Patient langsame Bewegungen mit geringer (40%) Kraftrealisierung bewältigt. Andererseits kann man bei maximalen isometrischen Muskelbeanspruchungen damit rechnen, daß sowohl Typ-I- wie Typ-II-Fasern beteiligt sind.

Merke:

Langsame Bewegungen mit geringem Widerstand aktivieren Typ-I-Fasern. Setzt man den Widerstand herauf (sehr hoch), treten in massivem Maß Typ-II-Fasern hinzu.

Wie verhält sich aber der Fasereinsatz bei einem *konstant hohen äußeren Bewegungswiderstand,* wenn diese Bewegung unterschiedlich schnell – von langsam bis maximal schnell, was einer 100%igen Anspannungsgeschwindigkeit entspricht – ausgeführt wird? Über die Änderung der Bewegungsgeschwindigkeit mit konstanten Widerständen sieht die Rekrutierungskurve anders aus (Abb. 8.**8**).

Die y-Achse (Abszisse) zeigt wie in Abb. 8.**7** den eingesetzten Prozentsatz des jeweiligen Fasertyps. In der horizontalen Ausdehnung (x-Achse = Ordinate) befindet sich die Anspannungsgeschwindigkeit in von gering bis 100%:

- Die Abb. 8.**8** zeigt, daß bei einer relativ *geringen Bewegungsgeschwindigkeit* ähnliche Verhältnisse vorliegen, wie in der vorherigen Abbildung: Etwa 40–60% aller Typ-I-Fasern helfen bei einer geringen Bewegungsgeschwindigkeit, den Widerstand zu überwinden.

- Bei ca. *40% der maximalen Anspannungsgeschwindigkeit* sind die ST-, FTO- und FTG-Fasern mit jeweils ca. 40, 55 bzw. 65% aller Fasern aktiviert.

- Eine komplett andere Situation finden wir bei hoher oder sogar sehr *hoher Anspannungsgeschwindigkeit:* Der prozentuale Anteil beteiligter Typ-I-Fasern nimmt deutlich ab. Nur ein kleiner Anteil aller Typ-I-Fasern sind noch rekrutiert, obschon der Widerstand gleich geblieben ist. Leicht zugesetzt haben die FTO-Fasern (ca. 65%). Mit einer Beteiligung von ca. 95% von allen vorhandenen FTG-Fasern erfahren die FTG-Fasern nun deutlich mehr Ansteuerung. ST-Fasern sind für derartige hohe Beschleunigungen nicht konzipiert und können deshalb bei dieser schnellen Bewegungsform kaum unterstützend tätig sein.

- Dieses geschwindigkeitsgesteuerte Rekrutierungsverhalten zeigt modellhaft, daß es zu einem *Aktivitätsaustausch* mit zunehmender Anspannungsgeschwindigkeit von Typ-I-Fasern, die bei langsamen Bewegungen aktiv sind, zu sonst bei schnellen Bewegungen hochaktiven Typ-II-Fasern kommt.

- Die Abb. 8.**8** zeigt mit der Reserve das Verhalten des Systems in bezug auf die nicht innervierten Muskelfasern: Von 100% aller Fasern in einem Muskel stehen dem System bei geringen Anspannungsgeschwindigkeiten ca. 20% als Reserve zur Verfügung. Wie schon in

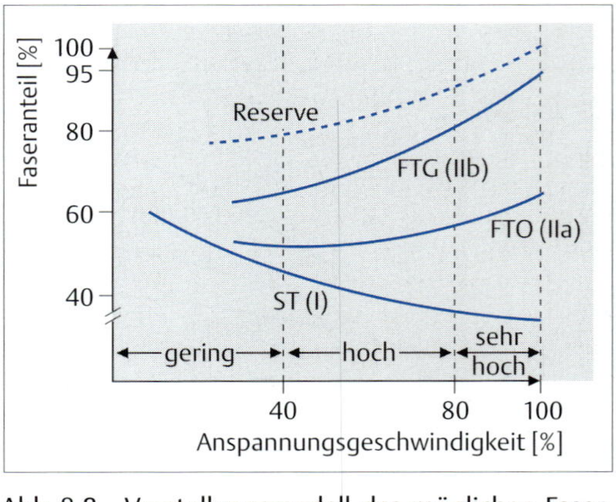

Abb. 8.8 Vorstellungsmodell des möglichen Fasereinsatzes in Abhängigkeit von der Anspannungsgeschwindigkeit bei konstant hohen Belastungswiderständen [8.55].

Abb. 8.7 vermindert sich die Anzahl der Reservefasern bei hohen FTO-/FTG-Anteilen stark. Bei sehr hoher Anspannungsgeschwindigkeit sind es etwa noch 5%. Das Steuersystem bedient sich dieser Fasern, wenn momentan Ermüdungserscheinungen in aktivierten Fasern auftreten. Dabei gehört immer ein bestimmter Prozentsatz Fasern der Reserve an. Das bedeutet, daß nie alle Fasern zugleich zum Einsatz kommen können. Wir sehen, daß der Zustand 0% Reserve bzw. 100% aller Fasern, die in einem Muskel aktiv sind, nie zutrifft [8.56].

Folgerungen für die Praxis. Für die Praxis kann man daraus folgern, daß die wesentliche Selektion und das Ansprechen bestimmter Muskelfasertypen mittels der Veränderung der Anspannungsgeschwindigkeit geschieht.

Merke:

Geringe Anspannungsgeschwindigkeit mit geringem Widerstand bedeutet hoher Typ-I-Faseranteil. Bei sehr hohen Anspannungsgeschwindigkeiten schaltet das System auf vorwiegend Typ-II-Fasern um.

Bei Patienten mit Vorsichtsmaßnahmen in bezug auf Belastung des Muskel-Sehnen-Ansatzbereichs sind sehr hohe Anspannungsgeschwindigkeiten nicht günstig. Die nötige schnelle oder impulsartige Anspannung der Muskulatur erzeugt hohe Streßbelastungen insbesondere auf Ligamente und Synovia, was potentiell zu Schädigungen, wie Mikrotraumen führen könnte.

Ein allgemeineres Modell des Kontraktionsverhaltens im Zusammenhang von Krafteinsatz, Bewegungsgeschwindigkeit und Rekrutierung verschiedener Faserarten liefert Abb. 8.**9**. Die y-Achse kommt dem Krafteinsatz (F [N]) gleich, die x-Achse beschreibt von links nach rechts die zunehmende Bewegungsgeschwindigkeit als Winkelgeschwindigkeit ([rad·s^{-1}]). Die kurvenförmige Linie zeigt die realisierbare Bewegungsgeschwindigkeit bei kleinen bis sehr großen Widerständen. An vier Stellen befinden sich dunkle und helle Punkte. Sie charakterisieren den Fasereinsatz langsamer ST-Fasern (hell) bzw. schneller FT-Fasern (dunkel). Betrachten wir zunächst die beiden Extreme:

Die Kurve verdeutlicht, daß große Widerstände nur langsam und geringe Lasten sehr schnell bewegbar sind. Diese Vorstellung ist nur bedingt richtig bzw. nicht vollständig.

- Laut der Abb. 8.**9** ist bei einer geringen Last und einer hohen Bewegungsgeschwindigkeit nur der Einsatz der FT-Fasern möglich. ST-Fasern beteiligten sich bei einer hohen Geschwindigkeit nicht an der Kraftgenerierung. Jedoch lassen sich mit geringen Belastungsintensitäten alle gewünschten Bewegungsgeschwindigkeiten ausführen. Liegt z. B. eine niedrige Intensität und eine langsame Bewegung vor, werden dominant die ST-Fasern kontrahiert. Wird die gleiche Last jedoch maximal schnell bewegt, so bedeutet das den vorwiegenden Einsatz der FT-Fasern.
- Umgekehrt ist der Kurve zu entnehmen, daß bei einer maximalen äußeren Belastung nur eine geringe Bewegungsgeschwindigkeit möglich ist. Die zugeordnete Faserrekrutierung verdeutlicht, daß hochprozentige Krafteinsätze nur unter sehr hohem Faserrekrutierungsgrad *beider* Fasertypen erfolgen kann. FT- und ST-Fasern sind an der Bewältigung der Belastung gleich hoch beteiligt. Diese Betrachtungsweise muß differenziert werden. Liegt eine maximale Last vor, kann damit entweder eine sehr langsame, bis statische oder eine impulsive Bewegung, quasi statisch-exzentrisch, stattfinden. Dies hat für den Muskelfasereinsatz entscheidende Bedeutung. Bei der statischen Betrachtungsweise können FT- und ST-Fasern gleichzeitig rekrutieren, bei der plyometrischen Belastung aber, dürften nur die FT-Fasern ansprechen, da die ST-Fasern für diesen schnellen und intensiven Kraftstoß zu langsam rekrutieren [8.57].

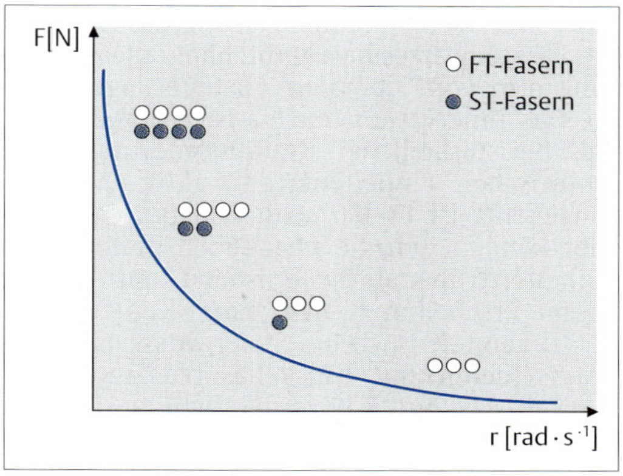

Abb. 8.9 Der Zusammenhang zwischen Krafteinsatz, Bewegungsgeschwindigkeit und Muskelfasereinsatz bei abnehmendem Widerstand [8.58].

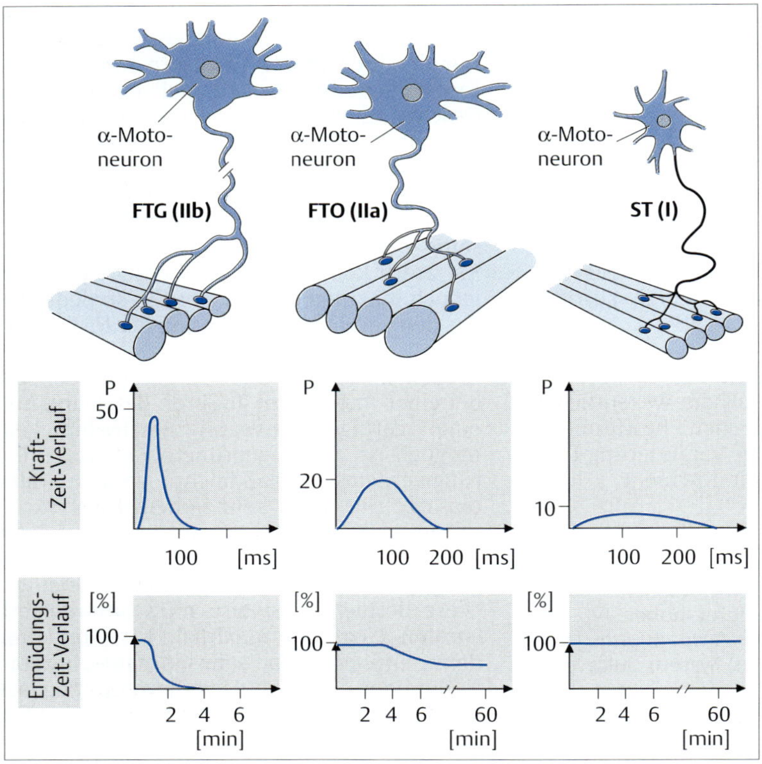

Abb. 8.10 Charakteristischer Aufbau kleiner und großer motorischer Einheiten, Kraft-Zeit-Verlauf und Leistungsverlauf der Muskelfasertypen [8.59].

Allgemein kann man davon ausgehen, daß die tonischen motorischen bzw. kleinen Einheiten bei einer langsamen Bewegung zuerst aktiviert werden. Die phasischen bzw. großen motorischen Einheiten treten erst später in Aktion. Dies liegt an den unterschiedlichen Reizschwellen, welche die phasischen von den tonischen motorischen Einheiten unterscheiden (Tab. 8.**1**). Da die Frequenzierung die Dynamik des Fasereinsatzes bestimmt, hängt die Aktivierung also vom neuralen Ansteuerungssystem ab. Das Innervationsmuster ist so organisiert, daß bei zusätzlicher Kraftanforderung beide motorische Einheitenarten aktiv werden. Umgekehrt ist es bei schnellen Bewegungen: Hier können sich die phasischen motorischen Einheiten früher als die tonischen kontrahieren. Diese Erscheinung tritt laut Kuo/Calmann [8.60] ganz deutlich bei Synergisten mit einer unterschiedlichen Muskelfaserzusammensetzung auf. Die Abb. 8.**10** verdeutlicht diese These. Vereinfacht sind die FTO- und FTG-Fasern dargestellt. Sie werden von dicken α-Motoneuronen innerviert. Dünne α-Motoneurone innervieren die ST-Fasern. Den drei Faserarten ist darunter jeweils das entsprechende Kraft-Zeit-Verhalten und das Ermüdungsverhalten zugeordnet. Betrachtet man das Kraftentwicklungsverhalten der FTG-Faser, so wird klar, daß eine kurze und kräftige Kontraktion (plyometrisch) einzig durch FTG-Fasern geschehen kann. Allerdings ermüden die FTG-Fasern sehr rasch.

Besonders deutlich veranschaulicht der Ermüdungs-Zeit-Verlauf den Unterschied dieser drei Fasertypen: Erleidet die Leistungsfähigkeit der FTG-Fasern schon innerhalb der ersten Belastungsminute einen deutlichen Einbruch, zeigt der Ermüdungs-Zeit-Verlauf der FTO-Faser erst nach ca. 3–4 Minuten einen deutlichen Leistungsabfall. Die ST-Faser kann ihre aerobe Leistungsfähigkeit je nach eingesetzter Intensität sehr lange aufrechterhalten.

Aus der Kombination der zwei Hauptkomponenten Bewegungsgeschwindigkeit und Intensität lassen sich einige Extreme, die für praktische Überlegungen hilfreich sein könnten, entwerfen. Die in Tab. 8.**7** zusammengestellten Bereiche dienen entweder der Selektion einzelner Fasertypen und somit dem gezielten Fasertraining oder der Schaffung von Voraussetzungen für ein möglichst effizientes Innervationstraining.

Tabelle 8.7 Differenzierte Faseransteuerung durch gezielte Bewegungsgeschwindigkeit und Belastungsintensität

Bewegungsgeschwindigkeit	Intensität	dominant aktivierte Fasertypen I	IIc	IIa	IIb	Bemerkungen
dynamisch langsam bis mittelschnell (konzentrisch und exzentrisch)	gering (extensiv)	X	(X)			extensive, aerobe Ausdauerbelastung
dynamisch langsam bis mittelschnell (konzentrisch und exzentrisch)	mittel (intensiv)	X	X	(X)		intensive, aerobe Ausdauerbelastung
isometrisch bis dynamisch langsam (konzentrisch und exzentrisch)	submaximal bis maximal	X	X	X	(X)	isometrische Maximalkraft, Muskelaufbautraining
mittelschnell und rund (konzentrisch und exzentrisch)	mittel	(X)	(X)	X		anaerobe Kraftausdauer
schnell und rund (konzentrisch und exzentrisch)	gering			X	(X)	Bewegungsschnelligkeit, dynamisch konzentrische Schnellkraft
schnell und impulsiv (exzentrisch/konzentrisch)	supramaximal			(X)	X	Reaktivkraft (langsamer Dehnungsverkürzungszyklus)
schnell und impulsiv (exzentrisch/konzentrisch)	supramaximal				X	Reaktivkraft (schneller Dehnungsverkürzungszyklus

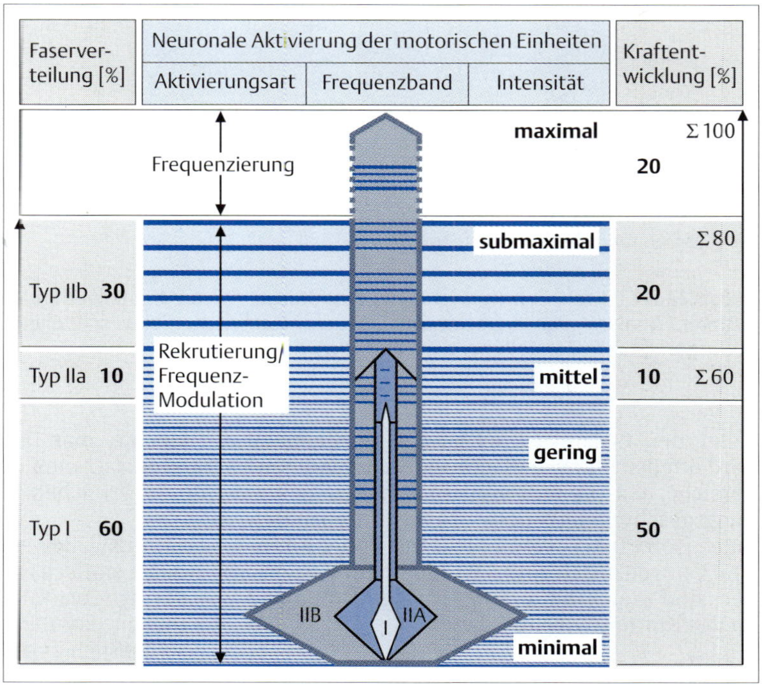

Abb. 8.11 Modell der Rekrutierung und Frequenzierung [8.61].

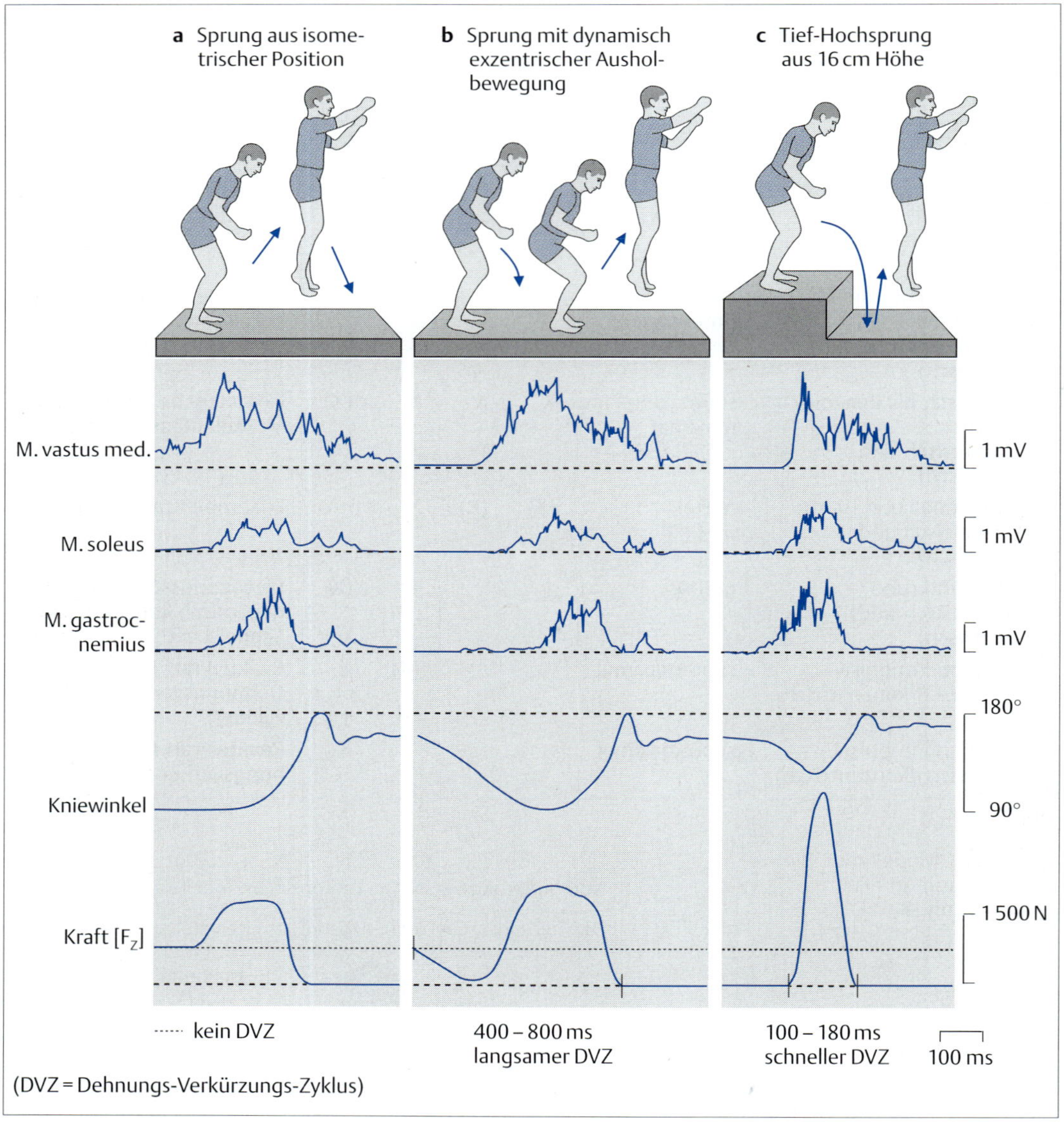

Abb. 8.12a–c Kraft-Zeit-Kurven bei computergestützter Analyse von verschieden ausgeführten Sprüngen (a–c). Darstellung der Kontraktionszeit von drei fallverhindernden Muskeln und des langsamen bzw. schnellen DVZ [8.62].

Bei der Gesamtbetrachtung aller Bereiche wird offensichtlich, daß alle anderen Zwischenbereiche, v.a. in mittleren und hohen Bewegungsgeschwindigkeiten bzw. Intensitäten (auch isometrisch, wenn nicht mit hoher Intensität), unspezifisch sind. Das heißt, alle Fasertypen sind gleichzeitig ohne etwaige Dominanz an der Kraftentwicklung beteiligt.

Möchte man z.B. einen prozentual hohen Fasereinsatzanteil aller Fasertypen in einem Muskel erreichen, finden wir mehrere Bereiche:

- Geringe Bewegungsgeschwindigkeit (also quasi statisch) mit 100% Kraftentwicklung;
- geringe Last mit hoher Bewegungsgeschwindigkeit kombiniert (es sprechen fast ausschließlich Typ-II-Fasern an);

- geringe Last mit langsamer Bewegungsgeschwindigkeit kombiniert (bewirkt ein dominantes Ansprechen der Fasern des Typ-I).

In der Praxis findet der Übergang von Typ-I- zu vermehrtem Typ-IIa-Fasereinsatz z. B. wie folgt statt: Fahre ich auf einem Fahrradergometer unter dynamisch aeroben Bedingungen mit ca. 60 Umdrehungen pro Minute, müßte der dominante Fasertyp der Typ I sein. Erhöhe ich jetzt bei gleicher Belastungsintensität die Bewegungsgeschwindigkeit z. B. auf 100 Umdrehungen pro Minute, muß aufgrund der Frequenzerhöhung der Fasertyp IIa vermehrt aushelfen.

Warum kann das *gezielte Stimulieren* des einen oder anderen Fasertyps bzw. ein hoher Innervierungsgrad *in der Praxis* von Wichtigkeit sein?

Wie in Kap. 11.3 (s. S. 153) beschrieben, hypotrophieren bei Immobilisation mehrheitlich Fasern des Typ I. Es hypotrophieren aber auch Typ-II-Fasern. So hat es sich gezeigt, daß bei Patienten mit chronischen, rheumatologischen und internistischen Erkrankungen, sowie im Alter, mehrheitlich Muskelfasern des Typ II hypotrophieren [8.63]. Spring u. a. empfehlen im Rehabilitationstraining, aufgrund der, ihrer Meinung nach, nicht zumutbar hohen Belastungen, Typ-II-Fasern nicht zu trainieren. Diese Schlußfolgerung ist zu überdenken, weil mehrere Aspekte für ein gezieltes und realisierbares Typ-II-Fasertraining oder eine Stimulation aller Fasertypen spricht:

- Wie man in Abb. 8.**9** (s. S. 123) sieht, sind die FT-Fasern in allen Bereichen rekrutiert. Daraus kann man folgern, daß man bei Bewegungen von langsamer Bewegungsgeschwindigkeit mit großer Kraft bis hin zu schneller Bewegungsgeschwindigkeit und leichtem Gewicht, sowie in allen Zwischenbereichen eine Typ-II-Rekrutierung bewirken kann.

- Wie Abb. 8.**10** (s. S. 124) zeigt, können nur FTG-Fasern in sehr kurzer Zeit hohe Kraftentwicklung realisieren. Ein typisches Kontraktionsverhalten, welches dieser Kraftentwicklung gleicht, kennen wir beim plyometrischen Training oder noch therapietypischer beim PNF-Stretch (PNF: propriozeptive neuromuskuläre Faszilitation). Prinzipiell handelt es sich dabei um einen Dehnreflex ohne notwendigen nachträglichen Krafteinsatz.

Es mag auf Anhieb anmuten, daß solche Belastungen für die oben erwähnten Patientengruppen enorm sind. Eher das Gegenteil ist der Fall. Vermag beispielsweise ein Patient mit abgeschwächten Hüftflexoren und Knieextensoren sein gestrecktes Bein nur 2–3mal zu heben (ca. M3), fordert diese Belastungsintensität, gegeben durch den Schwerkrafteinfluß nahezu die Maximalkraft, d. h., nur eine Wiederholung ist möglich und dennoch ist keine Schädigung zu erwarten.

Ein spezifisches Modell für Schnellkraftleistungen zeigt Abb. 8.**11** (s. S. 125). Bei geringem Kraftbedarf werden nach dem Größenprinzip nur Typ-I-Motoneurone aktiviert. Höhere Krafteinsätze integrieren aufsteigend größere motorische Einheiten des Typs IIa und IIb. Bei einem 80%igen Kraftmaximum ist die Rekrutierungsgrenze erreicht. Weitere Kraftsteigerungen sind nur über noch höhere Frequenzen möglich [8.64].

Ein Wort zu den alltäglichen funktionellen Beanspruchungen der Typ-II-Faser: Die oben erläuterten Beanspruchungsformen für Typ-II-Fasern müssen bei alltäglichen Belastungen zu finden sein, sonst gäbe es diesen Muskelfasertyp nicht, und man könnte ihn nicht trainieren. EMG- und Kraft-Messungen in Ganglabors haben gezeigt, daß im ersten Moment der Standbeinphase die fallverhindernde Muskulatur innerhalb weniger Millisekunden ihre Aktivität entwickelt (Abb. 8.**12a–c**). Diese relativ hohe und kurze Kontraktionsform (Schnellkraft) spricht vor allem Muskelfasern des Typ II an.

Beachte:

Jede Gehübung (z. B. Treppen hinabsteigen) oder Sprungübungen hat reaktive Beanspruchungsformen (Dehnungs-Verkürzungszyklen), auf welche die Typ-II-Fasern reagieren können, zur Folge. Aus solchen funktionellen alltäglichen Bewegungsabläufen läßt sich also sehr gut gezieltes Fasertyp-II-Training ableiten.

9 Strukturveränderungen der Muskulatur

Eine sehr wichtige Eigenschaft der Skelettmuskulatur ist die Möglichkeit, auf äußere Stimuli reagieren zu können. Die außergewöhnliche dynamische Anpassungsfähigkeit aus physiologischer wie anatomischer Sicht beruht auf der Aktivierbarkeit des genetischen Zellapparates. Mittels gezielten Reizen können wir diesen Adaptionsmechanismus in der Therapie stimulieren. Bei der Muskulatur ist es der funktionelle Reiz in Abhängigkeit von Energiestoffwechsel und neuralen Impulsversorgung, der eine Kraftzunahme zur Folge hat.

Durch die Mehrbeanspruchung des Krafttrainings resultiert eine Muskelquerschnittserhöhung und damit verbunden eine Erhöhung der Muskelkraft. Bei einem Kraftzuwachs durch Querschnittszunahme der Muskelfasern handelt es sich um eine Hypertrophie.

Das entgegengesetzte Verhalten tritt bei Nicht- oder Unterbeanspruchung ein: Dabei führen die Anpassungsmechanismen zu einem Kraftverlust bzw. zur Hypotrophie [9.1].

9.1 Hypertrophie und/oder Hyperplasie

Eine Vielzahl von Untersuchungen am Menschen zeigen zweifelsfrei, daß ein Krafttraining zu einer Querschnittszunahme des Skelettmuskels führt. Dabei sind sowohl die Typ-I- als auch die Typ-II-Fasern betroffen [9.2].

Aber um es vorwegzunehmen: Es muß nach wie vor als Lehrmeinung gelten, daß die Skelettmuskelvergrößerung beim Menschen infolge einer Zunahme der Fasergröße (Hypertrophie) und des interstitiellen Bindegewebes eine Reaktion auf ein Krafttraining ist [9.3]. Diese Aussage deutet an, daß die Ursache und der Mechanismus einer Muskelquerschnittsvergrößerung nur unzureichend geklärt ist. Einige der interessantesten Theorien sollen hierzu diskutiert werden.

Die Theorie zur *Entstehung von Muskelfasern* charakterisiert sich wie folgt: Embryonal entstehen Muskelfasern aus dem Mesoderm. Durch deren Teilung entstehen zahlreiche einkernige Zellen, sogenannte Myoblasten. Sie ordnen sich in einer Reihe an und wachsen zusammen. Auf diese Weise entstehen vielkernige Muskelschläuche, aus denen sich die Muskelfasern entwickeln. Dieser Prozeß ist vermutlich mit der Geburt abgeschlossen, da sich die peripher gelegenen Zellkerne der Muskelschläuche postnatal nicht weiter teilen können. Die endgültige Zahl der Muskelfasern scheint also mit dem Zeitpunkt der Geburt festgelegt zu sein [9.4].

Zur *Veränderung des Muskelquerschnittes* existieren folgende Theorien: Zunächst wurden Satellitenzellen, die außerhalb des Sarkoplasmas liegen, als funktionslos angesehen. Mittlerweile nimmt man an, daß die randständigen Satellitenzellen der Muskelzelle durch Spannungsreize zur Teilung angeregt werden. Die geteilten Satellitenzellen bilden dann parallel zu einer bestehenden Muskelzelle einen neuen Muskelschlauch, der mit der dazugehörigen Faser verwächst.

Hypertrophiert eine Muskelfaser bis zu einem Punkt, an der ihre eigene energetische Versorgung wegen der größeren Diffusionswege problematisch würde, ist die autonome Ausbildung eines neuen Muskelschlauches zu einer eigenen Faser denkbar. Dies wäre der Fall der *Vermehrung von Muskelfasern* ($\neq$ Hyperplasie). Das Phänomen der Hyperplasie gilt jedoch bislang als nicht gesichert [9.5].

Eine andere Theorie geht dahin, daß Mikrotraumen der Muskelfasern, die fraktale Bestandteile des Sarkoplasmas mobilisieren, die Satellitenzellen aktivieren sollen. Dies könnte bedeuten, daß die Neubildung von Muskelfasern eine Art *Reparations- bzw. Regenerationsvorgang* der belasteten Muskulatur darstellt [9.6].

Eine weitere Form des Muskeldickenwachstums ist die längsgerichtete Hypertrophie. Hierbei bilden sich bei gleichbleibender Gesamtmuskellänge Überlappungsbereiche zwischen den Muskelfasern durch deren Verlängerung. Die *Überlagerung der Fasern* führt zur Verdickung des Muskels [9.7].

Hypertrophie

Zusammengefaßt versteht man darunter im allgemeinen eine durch Mehrbeanspruchung bedingte Vergrößerung funktioneller Substanzen, wie die kontraktilen Strukturen Aktin und Myosin. Die zahlenmäßige Zunahme der Einzelzellen führt ebenfalls zur Vergrößerung des Organs. Es handelt sich dabei um das Wachstum von strukturell vollwertigen Substanzen.

Die Hypertrophie findet man vor allem in Geweben, in denen die Zellteilung nicht ohne weiteres möglich ist, so wie z. B. in der quergestreiften Muskulatur. Die Vergrößerung des Muskelfaserquerschnittes ist die Folge der dabei stattfindenden Vermehrung von Myofibrillen durch eine longitudinale Aufspaltung der Fibrillen, obwohl sich die anderen Bausteine der Muskelzelle, wie etwa die Zytoplasmabestandteile (Mitochondrien, sarkoplasmatisches Retikulum, Glykogendepots) proportional zur Querschnittsvergrößerung vermehren. Im Gegensatz zur Hyperplasie nimmt nicht die Anzahl der Zellen des Organs zu, sondern es handelt sich bei der Hypertrophie vielmehr um eine Fibrillenproliferation, wie sie im Wachstum und bei durch Krafttraining bedingter hypertropher Skelettmuskulatur vorkommt [9.8].

Wie schon erwähnt und in Abb. 9.**1** dargestellt, gilt die Mehrarbeit der Muskulatur als Reiz, um die Wirkmechanismen, die zur Hypertrophie führen, in Gang zu setzen. Nach welchen Kriterien sich die Reize richten müssen, daß die Muskulatur an Masse zunimmt, sehen wir ebenfalls in Abb. 9.**1**.

Nicht in Abb. 9.**1** einbezogen sind die Reaktionen des ZNS. Sie sind aber maßgebend für die Hypertrophievorgänge. Man sieht dies daran, daß bei unfreiwilligen Kontraktionen, wie man sie bei der Elektrostimulation auslöst, der Kraftzuwachs geringer ausfällt, als beispielsweise bei bewußter Kontraktion. Bei einer Verdoppelung des Muskelgewichts nimmt die Grundkraft des Muskels etwa um den Faktor drei zu [9.9].

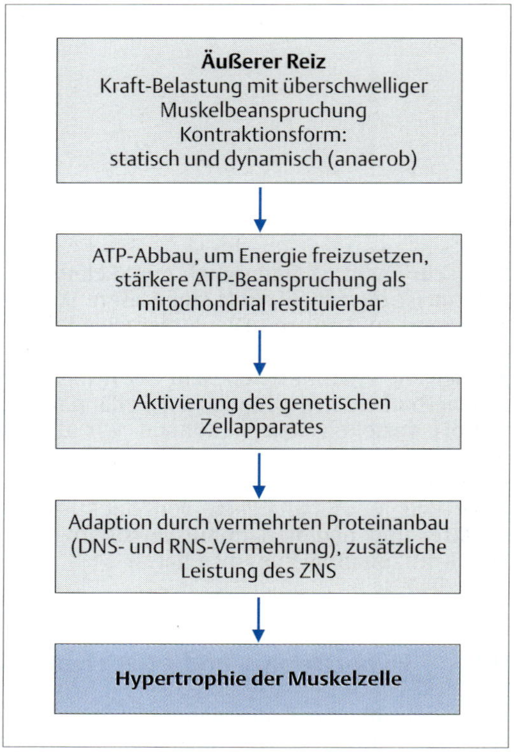

9.1 Schema der hypothetischen Hypertrophiesteuerung [9.10].

Einige Aspekte der hypertrophen Muskulatur betreffen ausschließlich Sportler und Bodybuilder. Diese Aspekte kommen bei den Patienten in der Regel nicht zum tragen, weil in den wenigsten Fällen eine Hypertrophie über die normale Muskelmasse hinaus weder indiziert noch vorhanden ist. Der Vollständigkeit halber erwähnen wir in diesem Kontext trotzdem einige interessante Punkte:

- Nach Ehlenz et al. [9.11] führt eine ausschließliche Konzentration auf Maßnahmen zur Hypertrophie der Muskelfasern dazu, daß die Muskulatur zwar an Volumen zunimmt, aber ihre Funktionsfähigkeit dabei in hohem Maße einbüßt. Folgender Mechanismus spielt dabei eine zentrale Rolle: Hypertrophierte Muskulatur aktiviert bei jeder Beanspruchung (Dehnung, Verkürzung, isometrische Kontraktion) frühzeitig die Golgi-Organe. Das wirkt sich auf die Brükkenbildung zwischen Aktin und Myosin negativ aus (Hemmfunktion auf spinaler Ebene durch monosynaptischen Reflexbogen aktiviert). Dieser Effekt hat aber seinen physiologischen Hintergrund, weil er wie eine

Schutzmaßnahme vor Überbeanspruchung der Sehne eingeschaltet ist.

- Die geschlechtlichen Unterschiede, vor allem in bezug auf den Hormonhaushalt, kommen beim Hypertrophietraining zum Tragen. Testosteron (androgenes Steroidhormon mit anaboler Wirkung durch vermehrte Eiweißsynthese) hat beim Mann einen höheren Plasmaspiegel als bei der Frau. Durch seinen aufbauenden Effekt ist nun sein Einfluß auf die Hypertrophie ausschlaggebend bezüglich Ausmaß bzw. Trainierbarkeit. Der Kraftzuwachs bzw. die Trainierbarkeit liegt beim Mann etwa im Bereich des 5fachen, hingegen kann die Frau lediglich mit ca. 3fachen Kraftzuwachsraten rechnen.

- Durch das Größenwachstum sind die Diffusionswege für O_2 von den Kapillaren bis zu den Mitochondrien verlängert. Folgedessen ist die auf aerobe Energiebereitstellung angewiesene Ausdauerfähigkeit der hypertrophen Muskulatur vermindert.

- Die potentielle Beweglichkeit kann sich bei Gelenken mit großer Bewegungsamplitude und gelenknaher hypertropher Muskulatur einschränken (z. B. Schulter mit verminderter Adduktion durch vergrößerte Achselfaltenmuskulatur, Ellbogenflexion durch M. biceps brachii, etc.).

- Beim in den meisten Fällen angewendeten Hypertrophietraining mit Zusatzlast verlangsamt sich der Bewegungsablauf. Ehlenz et al. [9.12] begründen das folgendermaßen: „Unter diesen Bedingungen kann die Funktionsmuskulatur nicht mehr im erforderlichen Maße durch die Haltemuskulatur unterstützt werden, da diese nicht mehr kräftig genug ist. Der Trainingsreiz bewirkt eine Hypertrophie der Funktionsmuskulatur bei gleichzeitiger Veränderung des Innervationsmusters. Die Schnelligkeitskomponente wird dadurch negativ beeinflußt [9.13]."

9.2 Hypotrophie

Wie die im vorigen Kapitel beschriebene Hypertrophie, stellt die ⇨ Hypotrophie/Atrophie eine mögliche Strukturveränderung der Muskulatur dar. Sie ist jedoch der Hyperplasie entgegengerichtet, weil bei ihr ein *Massenverlust* eintritt. Bei der Hypotrophie handelt es sich einerseits um eine pathophysiologische Erscheinung, andererseits kann sie als Folge eines Hemm- oder Immobilisationsgeschehens angesehen werden. Welche Faktoren im einzelnen zur Hypotrophie führen, erläutern wir ausführlich in Kap. 11.5, s. S. 152.

Beachte:

Der Begriff Atrophie darf nicht wortgetreu verstanden werden. Genau genommen liegt nicht fehlende Trophik (Ernährung) des Gewebes vor, sondern vielmehr handelt es sich um eine Hypotrophie. Im medizinischen und therapeutischen Sprachgebrauch hat sich allerdings der nicht ganz korrekte Begriff „Atrophie" durchgesetzt. Wir benützen synonym den Begriff Hypotrophie.

10 Erscheinungsformen von Muskelaktionen

Muskelaktion

Eine Muskelaktion definiert sich als der aktive Zustand des Muskelgewebes mit dem Versuch des Muskels, sich zu verkürzen [10.1] (s. Beachte:).

Muskuläre Bewegungen erfordern unterschiedliche Arbeitsweisen und damit Aktionen der einzelnen bewegten Muskeln. Unter diesen Aspekten lassen sich folgende Unterscheidungen treffen:

Im Grundsatz unterscheiden wir drei muskuläre Aktionen:

- isometrische Aktion,
- dynamisch Aktion,
- Dehnungs-Verkürzungs-Zyklus.

Isometrisch

griech.: iso = gleich; metrum = Maß) bedeutet gleichbleibende Länge des Muskels (syn.: statisch, haltend = keine Bewegung) [10.2].

Ein Muskel oder eine Muskelgruppe verharrt dementsprechend während einer isometrischen Muskelaktion in einer bestimmten Position, ohne die muskuläre Länge zu verändern. Der Abstand zwischen Ansatz und Ursprung des Muskels bleibt gleich. Statische Bedingungen im neuromuskulophysiologischen Sinne liegen vereinbarungsgemäß auch vor, wenn die Belastungen in einer Größenordnung liegen, die eine nur sehr langsame Muskelaktion ermöglichen bzw. eine nur sehr langsame Dehnung im Sinne eines Nachgebens des Muskels erzwingen [10.3].

Dynamisch

(griech.: die von Kräften erzeugte Bewegung betreffend) bedeutet, daß der Muskel seine Länge während der Muskelaktion verkleinert oder vergrößert, Ansatz und Ursprung entweder aufeinander zu oder voneinander weg gehen (syn.: bewegend) [10.4].

Dehnungsverkürzungszyklus

bedeutet, daß ein Muskel nach einer exzentrischen Dehnung bei der nachfolgenden konzentrischen Muskelaktion reflektorisch eine erhöhte Kraft entfaltet, weil sich der Dehnungsreflex und die tendomuskuläre Elastizität zum konzentrischen Kraftstoß aufsummieren [10.5].

Beachte:

Allgemein wird zwischen konzentrischen, isometrischen und exzentrischen Kontraktionen, sowie der Kombination dieser verschiedenen Kontraktionen unterschieden. Versteht man unter Muskelkontraktion ausschließlich die Verkürzung des Muskels, so führt die Kombination des Begriffs mit den Adjektiven konzentrisch, isometrisch und exzentrisch zu redundanten (konzentrische Kontraktion = verkürzende Verkürzung) oder paradoxen Begriffen (isometrische Kontraktion = Verkürzung ohne Längenveränderung; exzentrische Kontraktion = verlängernde, dehnende Verkürzung). Zur Vermeidung dieser Problematik wird der bisherige Begriff „Muskelkontraktion“ (bzw. Kontraktion) in diesem Zusammenhang als „Muskelaktion“ bezeichnet und neutral definiert [10.6].

10.1 Isometrische Muskelaktionen

Die isometrische Muskelaktion kommt in der alltäglichen dynamischen Bewegungspraxis selten in der rein haltenden Form vor. Eher häufig trifft man sie als quasi statische Form mit nur sehr kleinen Bewegungsausschlägen (z. B. Antigravitätsarbeit beim Stehen oder bei der Sitzhaltung) oder in Kombination mit dynamischen Bewegungen als Stabilisation bzw. Widerlagerung. Man muß vielleicht sogar grundsätzlich betonen, daß es nichts Statisches im Menschen gibt. Denn die Biostatik der menschlichen Anatomie ist nichts anderes als das dynamische Pendeln des Körpers um ein inneres Gleichgewichtspotential [10.7].

Die isometrische Muskelaktion läßt sich in drei Phasen einteilen (Abb. 10.**1**):

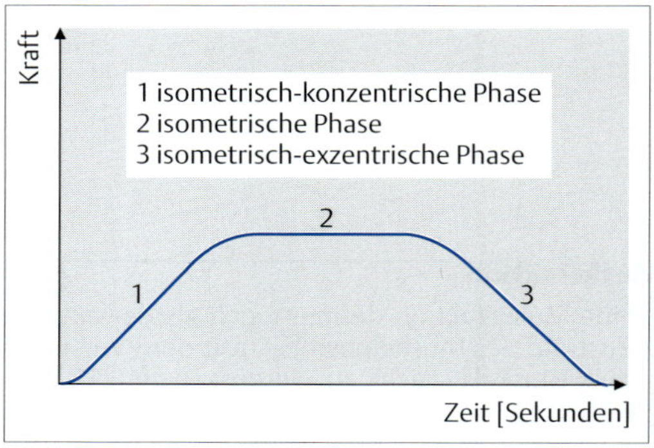

Abb. 10.1 Die drei Phasen der isometrischen Muskelaktion.

Tabelle 10.1 Vor- und Nachteile der isometrischen Muskelaktion [10.8]

Vorteile der isometrischen Muskelaktion	Nachteile der isometrischen Muskelaktion
▪ Gezieltes, relativ isoliertes Ansprechen einzelner Muskeln und Muskelgruppen; ▪ Ansprechen spezifischer Gelenkwinkel; ▪ einfache Instruktion und Durchführung bei Anwendungen gegen festen Widerstand; ▪ keine (bei Ko-Kontraktion) oder wenig aufwendige Trainingsmittel (Therapeut, eigenes Körpergewicht, unüberwindlicher Widerstand etc.); ▪ nur longitudinale Kraftkompenente bei Ko-Kontraktion (evtl. günstig bei Frakturen); ▪ auf engstem Raum durchführbar (z. B. Bett); ▪ keine bzw. kaum Reibungseffekte im Reizgebiet, da keine Bewegung stattfindet (im Gegensatz zur Dynamik); ▪ Kraftsteigerung vorwiegend durch Verbesserung der winkelspezifischen intermuskulären und intramuskulären Koordination; ▪ Eignung für Rehabilitation; ▪ erfahrungsgemäß gut für kürzere Kontraktionszeiten (bis 10 Sekunden); ▪ bei submaximalem bis maximalem Widerstand besonders Training der langsameren Muskelfasern (I, IIa);	▪ Nur winkelspezifische Verbesserung der intermuskulären Koordination, d. h. keine Verbesserung der komplexen Bewegungsdynamik über die gesamte Bewegungsamplitude (intermuskuläre Koordination); ▪ bei Ko-Kontraktion (Mantelspannung) oft schwierige, da ungewohnte Übungsausführung; ▪ geringere Hypertrophiewirkung als bei dynamischem Training; ▪ ungünstige Einflüsse auf die Kapillarisierung bzw. auf die lokale aerobe Kapazität (Kapillarkompression); ▪ schnelle zentralnervöse Ermüdung (Monotonie); ▪ ungünstige Einflüsse auf Herz-Kreislauf (Blutdruck); ▪ Gefahr der Preßatmung (Blutdruck, Hirndruck etc.); ▪ negative Einflüsse auf die Muskelelastizität bzw. Muskelgelöstheit (unbedingt dehnen); ▪ relativ schnelle Stagnation im Kraftgewinn; ▪ Eignung im sportlichen Bereich auf sehr wenige spezifische Anwendungen beschränkt (z. B. Sportklettern, Schießen); ▪ erfahrungsgemäß schwierig für ungewohnt lange, intensive Kontraktionszeiten (>10 Sekunden) ▪ schwieriges Ansprechen der schnellen Muskelfasern

1. Hier kann die zunehmende muskuläre konzentrische Verkürzung vom Aktionsbeginn als *isometrisch-konzentrische Phase* bezeichnet werden. Dies gilt also bis zu dem Moment, in dem das Gewicht frei gehalten werden kann.
2. Die volle Gewichtsübernahme ohne eine Veränderung der Position wäre dann die *isometrische Phase*.
3. In der folgenden *isometrisch-exzentrischen Phase* gebe ich das Gewicht wieder ab, ohne eine Bewegung zu machen.

Die isometrische Muskelaktion hat in ihrer Anwendung die in Tab. 10.**1** aufgeführten Vor- und Nachteile.

10.2 Dynamische Muskelaktionen

Die dynamische Aktionsform kann man ebenso in eine konzentrische wie exzentrische Phase unterteilen.

Beispiel: Ellbogenreflexion: Man beugt zunächst den Ellbogen und hebt dabei konzentrisch das Gewicht, dann streckt man den Ellbogen und senkt das Gewicht exzentrisch.

- Bei der *konzentrischen* Muskelaktion (*lat.: auf einen Mittelpunkt hinstrebend*) nähern sich Ursprung und Ansatz des Muskels einander an. Synonym zum Begriff konzentrisch findet man in der Literatur weiterhin die Bezeichnung positive, überwindende, verkürzende und beschleunigende Muskelaktion [10.9].

- Die *exzentrische Muskelaktion* (*lat.: vom Mittelpunkt abweichend*) verhält sich der konzentrischen gegenüber genau umgekehrt: Ursprung und Ansatz des Muskels entfernen sich voneinander. Als synonyme Ausdrücke findet man hier: negative, nachgebende, bremsende und verzögernde Muskelaktion [10.10].

- In der Regel liegt bei Bewegungen jeglicher Art die *auxotone Anspannung* vor (*griech.: auxo = vermehrend; tonus = Spannung*). Gemeint ist eine gemischte Muskelaktion mit statischen wie dynamischen Anteilen und Spannungsveränderungen durch das sich verändernde Drehmoment und bewegungsspezifisch unterschiedliche Geschwindigkeiten.

- Häufig findet man besonders in der medizinischen Literatur die Bezeichnung isotonisch für alltägliche, therapeutische und sportliche Bewegungen:

Beachte:

Isotonisch bedeutet gleichbleibende Spannung (*griech.: iso = gleich; tonus = Spannung*) Quelle s. Skript. Dies ist eine theoretisch zwar denkbare, in vivo praktisch aber nicht ausführbare Muskelaktionsform.

Dies begründet sich wie folgt:

- Hebt man z. B. eine Kurzhantel über einen bestimmten Bewegungsbereich, so verändert sich mit der Amplitude in der Regel auch das Drehmoment. Entsprechend der Veränderung des Drehmoments ändert sich der muskuläre Tonus.

- Eine Variante, den „Isotonus“ zu erreichen, wäre folgerichtig, Maschinen einzusetzen, die über den gesamten Bewegungsbereich ein konstantes Drehmoment aufrecht erhalten können. Doch scheitert dieser Versuch aus verschiedenen Gründen:
  - Mechanische Kraftmaschinen benutzen zu diesem Zweck exzentrische Scheiben, die im Verhältnis zum Hebelarm gewährleisten sollen, daß das Drehmoment über den Bewegungswinkel gleich hoch bleibt. Da diese Installation eine unveränderbare ist und das Drehmoment vom Hebelarm (sprich: Gliedmaßenlänge) abhängt, treten bei Personen mit unterschiedlichen anthropometrischen Längen unterschiedliche Drehmomente auf.
  - Über einen Bewegungsablauf verändert sich die *intramuskuläre* Koordination, d. h. in unterschiedlichen Bewegungsabschnitten arbeiten innerhalb eines Muskels unterschiedliche Muskelfasern [10.11]. Der Tonus innerhalb des Muskels variiert also über die Bewegung.
  - Über einen Bewegungsablauf verändert sich die *intermuskuläre* Koordination, d. h. synergistisch arbeitende Muskeln teilen sich phasenhaft die Bewegungsabschnitte

auf, so daß einzelne Muskeln oft nur je über einen ganz bestimmten Winkel arbeiten und über andere sich mit den Synergisten abwechseln. Theoretisch exakter aber praktisch undurchführbar wäre die vektorielle Erfassung der Kräfte bezogen auf einzelne Muskeln.
- Selbst wenn man bei einer isometrischen Muskelaktion versucht, das Drehmoment gleich hoch zu halten, so erkennt man im EMG, daß die elektrische Aktivität trotz der gleich hohen äußeren Belastungsintensität während der Belastungsdauer stark schwankt. Offensichtlich weist die Schwankung der elektrischen Aktivität auf die intramuskulären Tonusveränderungen hin.

In welcher Form sich die Muskelaktion äußert bzw. äußern kann, hängt auch vom Verhältnis der aufgebrachten internen Kraft (generierte Muskelkraft) zur äußeren Gegenkraft (externer Widerstand) ab.

Sind die aufgewendeten muskulären Kräfte größer als der externe Widerstand (z. B. Beugen des Ellbogengelenkes mit nur dem Unterarm als Last), kommt es zu einer *konzentrischen* Muskelaktion. Ursprung und Ansatz nähern sich einander an. Bei einer dynamischen Bewegung mit dieser submaximalen Belastung kann anschließend eine exzentrische Bewegung folgen, die bezüglich der Intensität genau gleich intensiv ist wie die konzentrische. Genauer gesagt differiert die Belastungsintensität nur um den Betrag der Summe aus Gravitationsbeschleunigung und Beschleunigung des äußeren Widerstandes.

Dies gilt unter der Bedingung einer allmählichen Intensitätszunahme des äußeren Widerstandes solange, bis der Maximalkraftbereich erreicht und dabei der äußere Widerstand so groß wird, daß das Gewicht konzentrisch nicht mehr bewältigt werden kann. Der statische Zustand der *isometrischen* Muskelaktion tritt ein (innere Kraft = äußerer Widerstand). Muskelansatz und -ursprung bleiben in ihrer Position.

Nimmt der äußere Widerstand weiter zu, so entfernen sich Ursprung und Ansatz voneinander. Es kommt durch den äußeren Widerstand erzwungen zur *exzentrischen* Muskelaktion. Mit zunehmender Intensität können höhere Kraftwerte erreicht werden [10.12]. Eine statische oder konzentrische Muskelaktion läßt sich unter diesen Bedingungen nicht mehr durchführen. Der äußere Widerstand ist zu hoch.

In der Therapie findet man häufig Schemata, in denen in frühen Rehabilitationsphasen zunächst nur mit der konzentrischen Muskelaktionsform gekräftigt wird. Erst in einer späteren Phase kommt die exzentrische Bewegung hinzu. Dies geschieht mit der Begründung, daß die exzentrische Muskelaktion intensiver sei und insofern zu diesem frühen Zeitpunkt schädlicher als die konzentrische. Bei der Betrachtung der reinen Muskelarbeitsweise unter der Annahme einer gleichen Beschleunigung in beiden Bewegungsphasen gilt dies zunächst nicht. Solange ein Muskel submaximal arbeitet, bedeutet dies, die konzentrische und die exzentrische Muskelaktion sind solange vergleichbar intensiv, bis die gewählte Intensität die isometrische Maximalkraft

Tabelle 10.2 Vor- und Nachteile der dynamischen Muskelaktion

Vorteile der dynamischen Muskelaktion	Nachteile der dynamischen Muskelaktion
▪ Gezieltes Ansprechen von isolierten funktionell-anatomischen Einheiten (z. B. Synergisten der Ellbogenflexion) entsprechend den Möglichkeiten im Krafttraining; ▪ besondere Eignung für komplexe Bewegungsmuster (intermuskuläre Koordination, Einschleifen eines dynamisch-motorischen Stereotyps) bezogen auf eine funktionelle Bewegung im Alltag, Beruf und Sport; ▪ evtl. geringer apparativer Aufwand (eigener Körper, therapeutischer Widerstand etc.)	▪ Mangel an funktionellen Übungen unter äußerem Widerstand: oft keine adäquaten Trainingsmittel und Imitationsübungen von Bewegungen des Alltags, Berufs oder Sportes im Krafttraining zur Belastungsdosierung vorhanden (z. B. Gang); ▪ evtl. großer apparativer Aufwand (Trainingsmaschinen etc.); ▪ keine dem Knochenverlauf entsprechenden axialen Kräfte

erreicht. Erst bei supramaximalen Belastungen (oberhalb der isometrischen Maximalkraft), d. h. wenn mit dieser Belastung keine konzentrischen oder isometrischen Bewegungen mehr möglich sind und die exzentrische Muskelaktion wegen der hohen äußeren Lage erzwungen wird, ist die exzentrische Muskelaktion intensiver als die konzentrische.

Dieses geschilderte Phänomen von „intensiv" und „weniger intensiv" hängt also zunächst primär von der Belastungsintensität ab und nicht von der Kontraktionsform. Der Einsatz von konzentrischer und exzentrischer muskulärer Bewegung kann aus dieser Sicht in der Therapie gleichzeitig erfolgen, solange die Belastungsintensität submaximal (< 100%) bleibt.

Zusammenfassend finden sich die in Tab. 10.**2** aufgeführten Vorteile und Nachteile für eine dynamische muskuläre Arbeitsweise.

10.3 Schneller und langsamer Dehnungsverkürzungszyklus

Wesentliche Aspekte des Dehnungsverkürzungszyklus sind die Aktivierung des monosynaptischen Dehnreflexes und die Ausnutzung der elastischen Komponente des Muskels und der Sehne mit der unmittelbar folgenden konzentrischen Muskelaktion. Diese Belastungsart erfährt die einfachste und bekannteste Anwendung in Reflextests (z. B. Patellar-Sehnen-Reflex) oder in der Therapie mit dem PNF-Stretch und im Krafttraining mit z. B. Niedersprüngen von einem Kasten auf einen Kasten.

Gut erläutern kann man diesen Vorgang am *Beispiel* des Bewegungsablaufes beim Treppabgehen:

Bereits vor dem ersten Kontakt mit der nächstunteren Treppenstufe wird der Muskel aktiviert, und er produziert eine Vorspannung. Zum Zeitpunkt des Auftreffens auf die Stufe gibt es bereits Aktin-Myosin-Querbrücken, die dafür sorgen, daß die Dehnung des tendomuskulären Systems in erster Linie die Sehne und nicht den Muskel betrifft. Dieser Vorgang erlaubt es den ersten exzentrischen Kraftstoß zu bewältigen. Ca. 40 ms nach dem Beginn der Dehnung durch den exzentrischen Impuls werden Dehnungsreflexe ausgelöst, die für vermehrte Querbrücken sorgen. Eine höhere Kontraktionskraft ist möglich [10.13].

Die dabei entwickelte Koordination von Nerv, Muskel und Sehne trägt wesentlich zu vielen Muskelaktionsformen bei Alltagsbewegungen bei. Störungen derselben führen zu einer stark eingeschränkten Effizienz bei dieser Bewegung. Am Beispiel des Treppablaufens zeigt sich, daß man sich möglicherweise am Geländer halten muß, weil man die exzentrischen Kraftimpulse nicht reaktiv abfangen kann.

Wenn die Voraktivierung fehlt, weil beispielsweise die betreffende Person den Zeitpunkt und die Intensität des Auftreffens auf den Boden nicht antizipieren kann, wird der DVZ nicht ausgelöst. Das Resultat ist, daß die Person in den Beinen einknickt, da sie rein konzentrisch so schnell keine hohe Kraft entfalten kann. Denn jetzt steuert das Zentralnervensystem ein willkürliches „Landeprogramm". Dieses steht natürlich wesentlich langsamer zur Verfügung als der unwillkürliche Reflex.

Die heute übliche Bezeichnung für diese spezielle eigenständige Kontraktionsform ist *Dehnungsverkürzungszyklus* (DVZ). Denn nach der exzentrischen Dehnung der Sehne und des Muskels kommt es reaktiv zu einer Verstärkung der konzentrischen Muskelaktion, da sich Reflex und Elastizitätskomponenten hinzuaddieren.

Es herrscht gleichzeitig eine verwirrende Vielzahl an *synonymen* Bezeichnungen: Elastizitätstraining, reaktive, (statisch-)exzentrische Muskelaktion oder entsprechend der praktischen Anwendung als Niedersprung- oder Schlagmethode sowie als explosiv-tonisch, explosiv-ballistisch und explosiv-reaktiv-ballistisch bezeichnet [10.14].

Beim Dehnungsverkürzungszyklus müssen zwei Formen unterschieden werden:

- Ein physiologisch relativ **gering intensiver** und **langsamer DVZ** (ca. 250–800 ms), wobei ein relativ großer dynamisch exzentrischer Bewegungsweg zurückgelegt wird und sich reflektorisch durch die vorwiegende Aktivierung der langsamen tonischen Motoneurone wenig Kraft entwickelt. Dies ist der Fall, wenn z. B. aus einer mittels einer leichten exzentrischen Ausholbewegung eine konzentrische Kraft generiert wird (senkrechter Sprung).

- Ein physiologisch **supramaximaler** und **maximal schneller DVZ** (ca. 100–250 ms) mit einem sehr geringen exzentrischen Bewegungsweg bei einer reflektorisch sehr hohen Kraftentwicklung durch die Aktivierung der schnellen phasischen Motoneurone [10.15].

10.4 Isokinetische Bewegungsformen

Isokinetik

(*griech.: iso = gleich; kinesis = Bewegung*) darunter versteht man eine gleichmäßig schnelle Bewegungsgeschwindigkeit während der Ausführung einer dynamischen Bewegung.

Die Isokinetik ist ein eher praktisches Konstrukt und kann auch nur auf eigens dafür geschaffenen Krafttrainingsmaschinen ausgeführt werden. Der Begriff beruht zunächst auf einer Betrachtung der äußeren Bewegungsgeschwindigkeit während einer Übung. Bei einer genaueren Sicht zeigt sich aber für jede dynamische Bewegung im Krafttraining eine Beschleunigungsphase (Akzeleration), eine Abbremsphase (Dezeleration) und ein Umkehrpunkt mit einer Umschaltung von agonistisch-konzentrischer zu agonistisch-exzentrischer oder agonistischer zu antagonistischer Aktivität.

Selbst wenn der Patient eine „kreisrunde" Bewegung ausführt (z. B. Pedalbewegung beim Fahrrad) unterscheiden sich die Phasen der agonistischen und antagonistischen Muskelaktivität innerhalb einer Kreisbewegung. Ebenso setzen die verschiedenen agonistischen Synergisten zu unterschiedlichen Zeiten ein und sind nur während eines Teiles der Bewegung mit aktiv. Darüber hinaus bewegen sich diese in der antagonistischen Phase nur passiv „isokinetisch" mit.

Im Alltag und im Sport finden wir die reine „isokinetische" Muskelaktion nicht. Denn alle muskulären Bewegungen sind wesentlich durch die beschriebenen Phasen der Aktivität, d. h. durch unterschiedliche Winkelbeschleunigungen charakterisiert (z. B. Gang).

Diese Beispiele zeigen, daß der Begriff „isokinetisch" von der Definition her nicht eindeutig ist und keiner muskulären Bewegung mit „gleicher Geschwindigkeit" wirklich entspricht.

Tabelle 10.3 Vergleich der Eigenschaften von Trainingsmöglichkeiten auf isokinetischen Kraftmaschinen mit dynamisch auxotonem Krafttraining [10.16]

Dynamisches Krafttraining mit elektronisch gesteuerten isokinetischem Kraftmaschinen	Dynamisches Krafttraining mit mechanischen Trainingsmitteln (Hanteln, Krafttrainingsmaschinen etc.)
▪ Festgesetzte Geschwindigkeit	▪ Festgesetzter Widerstand (Kraft, Masse)
▪ Anpassung des Widerstandes durch generierte Kraft des Patienten an – mechanische Aspekte des Muskel-Skelett-Systems, – Schmerz, – Ermüdung	▪ Gewicht über gesamten Bewegungsbereich gleich Veränderung des einwirkenden Widerstandes durch – Hebelverhältnisse (evtl. kompensiert durch Exzenterscheiben bei verschiedenen mechanischen Krafttrainingsmaschinen) – Schmerz (Vermeidung, beschleunigte oder verlangsamte Bewegung über schmerzhaften Bereich) – Beschleunigung – Änderung der Bewegungsfrequenz
▪ Dynamik des Kraft-Zeit-Verhaltens in allen Einzelkomponenten (s. o.) kontinuierlich datentechnisch erfaßbar (einfache Messung)	▪ Als Testverfahren nur über die Belastungsnormative erfaßbar: – Intensität (Masse, Stärke des Gummibandes etc.), – Belastungsdauer/Wiederholungen
▪ Einfache isometrische Messung (elektronische Messung gegen festen Widerstand)	▪ Für isometrischen Test Suche nach dem näherungsweise maximalem Gewicht
▪ Patient absolviert mit jeder Bewegung den vorgewählten (evtl. vollen) Bewegungsbereich	▪ Evtl. Verminderung des gewünschten Bewegungsbereiches wegen Ermüdung
▪ Je nach Gerätetypus agonistisches und antagonistisches Training möglich	▪ Konzentrisches und exzentrisches Training des Agonisten
▪ Beschränkte Übungsauswahl	▪ Sehr große Übungsauswahl
▪ Sehr hohe Preise (deswegen wenig verbreitet)	▪ Geringe bis mittlere Preise (stark verbreitet)

Unabhängig von der mangelnden Definition ergeben sich durch die *Anwendung für die Rehabilitation* viele interessante Effekte. Das isokinetische Krafttraining stellt eine Sonderform des dynamischen Trainings an speziell dazu entwickelten Krafttrainingsgeräten dar. Die Größe des gewünschten Bewegungsumfanges, Widerstandes und der Bewegungsgeschwindigkeit (in der Regel zwischen 0°/s und 300°/s) lassen sich an der elektronisch gesteuerten isokinetischen Krafttrainingsmaschine voreinstellen. Die Besonderheit dieser Geräte liegt darin, daß der Muskulatur in sämtlichen Bewegungsbereichen ein apparativ kontrollierter Widerstand gegeben wird: Der Patient erhält nämlich während der Bewegungsausführung genau den Widerstand, den er selbst erzeugt. Der Widerstand paßt sich demnach den sich verändernden Hebelverhältnissen, eventuellen Schmerzbereichen und der allmählichen Ermüdung an.

Auf isokinetischen Maschinen kann man isometrisch, auxotonisch und quasi-isotonisch arbeiten (Tab. 10.**3**). Die Muskelaktionen können auf besonders interessante Weise unter verschiedenen Arbeitsmodi gestaltet werden:

- konzentrisch für die Flexoren, dann konzentrisch für die Extensoren oder
- konzentrisch-exzentrisch für die Flexoren oder Extensoren und
- exzentrisch-exzentrisch für die Flexoren oder Extensoren.

Über das Training hinaus eignen sich elektronisch gesteuerte Krafttrainingsgeräte in der Regel zur Leistungsdiagnostik, da alle bewegungsspezifischen Parameter aufgezeichnet werden können:

- Bewegungsamplitude,
- Kraft und Drehmoment,
- Arbeit und Leistung,
- Beschleunigungsenergie,
- Bewegungsgeschwindigkeit.

10.5 Desmodromische Bewegungsformen

Eine dem isokinetischen Krafttraining verwandte Form ist das desmodromische Krafttraining (= durch Motorantrieb zwangsgesteuerte Bewegung). Dabei wird gegen einen Hebelarm der Maschine Kraft entwickelt. Der Hebelarm bewegt sich mit vorbestimmter Geschwindigkeit selbsttätig. Zunächst kräftigt der Patient den Agonisten konzentrisch, dann – nach der Bewegungsumkehr – exzentrisch. Der Agonist bleibt also in beiden Bewegungsphasen immer angespannt, was zu einer vollständigen energetischen Auslastung der jeweils belasteten Muskelgruppen führt. Bei anderen isokinetischen Maschinen können Agonist und Antagonist in den aufeinanderfolgenden Bewegungsphasen abwechseln [10.17]. Letztlich können alle Bewegungsparameter programmiert werden:

- Bewegungsumfang,
- Bewegungsfrequenz,
- Kraft.

Obwohl mit den desmodromischen Kraftmaschinen gerade durch deren Variabilität für die Rehabilitation ein Anwendungsfeld vorhanden wäre (Abb. 10.**2**), findet man sie bislang in der Klinik wie Therapie als Trainings- und Testgerät (elektronische Datenaufzeichnung) eher selten.

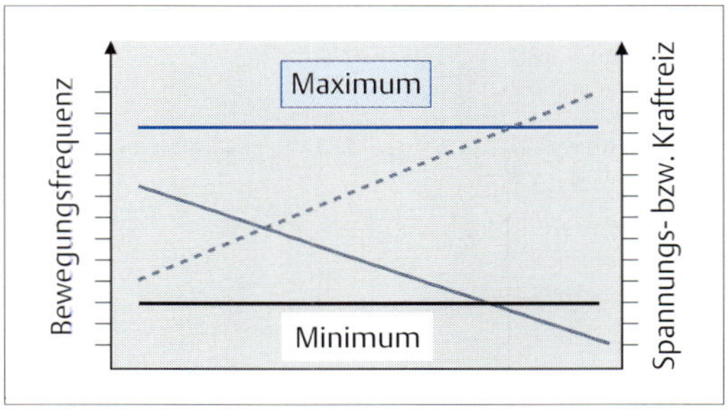

Abb. 10.2 Die unbegrenzte Variierbarkeit des desmodromischen Krafttrainings bezüglich Bewegungsschnelligkeit und eingesetzter Kraft [10.18]:
Linie 1 = hohe Bewegungsfrequenz und hohe Kraft,
Linie 2 = mittlere Bewegungsfrequenz und niedrige Kraft,
Linie 3 = niedrige Bewegungsfrequenz und hohe Kraft,
Linie 4 = niedrige Bewegungsfrequenz und niedrige Kraft.

11 Belastbarkeit des Bewegungsapparates

Belastung auf den menschlichen Bewegungsapparat hat auf der einen Seite eine stimulierende Wirkung (Abb. 11.**1**), was der Heilung entgegenkommt. Kräfte, Drehmomente und/oder Beschleunigungen können auf der anderen Seite zu groß sein, wie bei einem Unfall. Oder sie sind zu klein, zum Beispiel bei Immobilisation, und führen somit durch Über- oder Unterforderung zu einem Schaden. Schwache, unterschwellige Reize wirken auf die Lebenstätigkeit anregend, lösen aber keine Anpassungsvorgänge aus. Es gilt somit den richtigen Bereich der positiven Auswirkung zu finden, um eine möglichst optimale Stimulation für die Heilung, respektive Belastungssteigerung zu nutzen.

Dabei muß berücksichtigt werden, daß die individuellen Auswirkungen sehr unterschiedlich verlaufen können. Belastungen können z. B. bei einer Person für einen Teil des Bewegungsapparates noch biopositiv, für andere Teile schon bionegativ wirken. Meistens gilt dies für „das schwächste Glied in der Kette". Andererseits ist der Unterschied der Belastbarkeit zwischen verschiedenen Personen sehr unterschiedlich. Abb. 11.**1** und Tab. 11.**1** zeigen, wie sich eine bestimmte Belastung bei verschiedenen Personen unterschiedlich auf deren Bewegungsapparat auswirken kann.

Der Unterschied der Belastbarkeit des menschlichen Bewegungsapparates ist abhängig von anthropometrischen (Maßverhältnisse des menschlichen Körpers). Daten vom Trainingszustand und deren Einflußgrößen psychisch wie physisch und postoperativ von der Exaktheit des Operateurs, sowie des allgemeinen, wie speziel len Einflusses der betroffenen Umgebung und möglicher Krankheiten. Die Unterschiede liegen somit im intra-, wie interindividuellen Bereich. Daraus folgt, daß es kaum möglich ist, eine allgemeingültige exakte Belastungsgrenze anzugeben, wie das in der Industrie, z. B. der Automobilindustrie, üblich ist.

Die Bestimmung solcher Belastungsgrenzen sind laut Nigg [11.1] durch verschiedene Faktoren erschwert:

- Allgemeine Schwierigkeiten:
  - Die Versuchsmöglichkeiten mit Menschen sind beschränkt;
  - die Streubreiten der Belastbarkeit des Menschen sind groß und von vielen Einflüssen abhängig;
  - die Belastung kann auf vielfältige Art erfolgen.

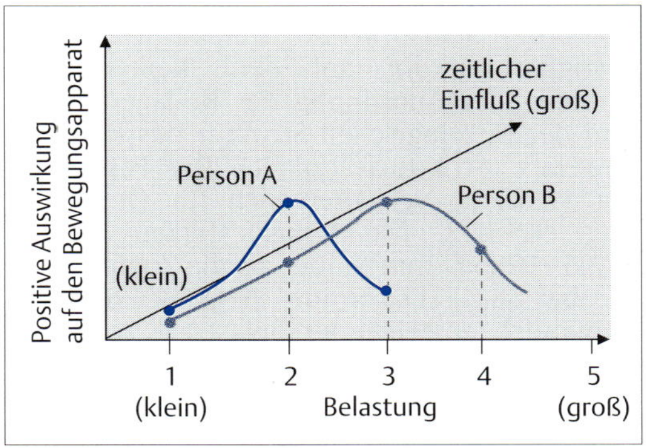

Abb. 11.1 Schematische Darstellung der Auswirkung von Belastungen auf den menschlichen Bewegungsapparat [11.2].

Tabelle 11.1 Auswirkungen von Belastungen auf den menschlichen Bewegungsapparat

Belastung	1	2	3	4
für A	zu klein (Unterforderung); unterschwellige Reize	*ideal;* überschwellige Reize	zu groß (Überforderung); überschwellig zu starke Reize	zu groß
für B	zu klein	zu klein	*ideal*	zu groß

- Spezielle Schwierigkeiten:
  - Bei den im täglichen Leben auftretenden Krafteinwirkungen handelt es sich nicht um einmalige Ereignisse, sondern um periodische oder oft nicht periodisch wiederkehrende Krafteinwirkungen.
  - Die Wirkungen erfolgen an einem biologischen System, das sich regenerieren kann, das in einem dauernden Wechsel zwischen Anabolismus und Katabolismus steht.

Zusätzliche Erkrankungen, wie z. B. Diabetes mellitus oder eine rheumatische Grunderkrankung beeinflussen die Belastungsgrenze, den Schweregrad der Erkrankung zusätzlich negativ.

Aufgrund der vielen Schwierigkeiten ist deshalb in näherer Zukunft kaum mit der gesicherten Festlegung solcher Belastungstoleranzen zu rechnen.

Trotzdem, oder gerade deshalb, scheint es uns sinnvoll, das aktuelle Wissen aus Untersuchungen möglichst optimal zu nutzen und den betroffenen Menschen möglichst rasch, wirkungsvoll und anhaltend unterstützend ihre Belastbarkeit zu optimieren. Dies ist eher möglich, je besser die Vorgänge im Körper und dessen Reaktionen/Auswirkungen auf unphysiologische Belastungen verstanden werden. Dieses Wissen unterstützt die Arbeit der Prophylaxe, der posttraumatischen wie postoperativen Rehabilitation sehr. Zur Erreichung einer höheren Belastbarkeit nimmt das Krafttraining einen nicht zu unterschätzenden Stellenwert ein.

11.1 Reaktionen der verschiedenen Gewebe auf überschwellige Reize

Knochen

Der Knochen wird infolge der Schwerkraft von Teilen des Körpergewichts, aber auch durch Muskel- und Bandkräfte belastet und beansprucht. Er reagiert darauf mit Anbau seiner Substanz und richtet seine Spongiosa entsprechend der Beanspruchung trajektoriell aus. Die Festigkeit beruht auf dem Kalksalzgehalt (Dichte), der Anordnung der Kollagenfibrillen und der histologischen Struktur des Knochengewebes (Strukturfestigkeit). Die Festigkeitseigenschaften verhalten sich für Druck und Zug ca. 4:3. Die Druckfestigkeit ist mit 122,5–161,5 N/mm^2 höher als die Zugfestigkeit, die bei 88,5–117,5 N/mm^2 liegt. Bei dosierter, allmählich ansteigender Belastung kommt es zu positiven Anpassungsreaktionen und damit zu erhöhter Belastungsverträglichkeit. Die Anpassungserscheinungen sind eine:

- Aktivitätshypertrophie der Kompakta (Knochenrinde),
- morphologische Anpassung der Knochen- und Gelenkstrukturen,
- verstärkte Ausbildung von Osteophyten (Knochenvorsprüngen) an den Ansatzzonen von Muskeln, Sehnen, Kapseln und Bändern.

Die Aktivitätshypertrophie der Kompakta entwickelt sich vor allem an Knochen mit hoher mechanischer bzw. funktioneller Beanspruchung, z. B. an der Wirbelsäule oder an den Extremitäten (z. B. am proximalen Femur).

Bei langjährig trainierenden Gehern und Langstreckenläufern beobachtet man eine deutliche Dickenzunahme der Knochenrinde, der Kortikalis, des Schienbeines bis auf das Doppelte gegenüber Untrainierten (Abb. 11.**2**).

Das Messen der Knochendichte könnte dazu dienen weitere Hinweise zu finden, wo (zu große) Muskelkräfte ansetzen. Damit könnte das Eruieren der Balance bzw. Dysbalance der wirkenden Kräfte durch die Muskulatur und Schwerkraft unterstützt werden.

Die morphologische Anpassung von Knochen und Gelenkstrukturen an spezifische Belastungen zeigt sich z. B. am Fußskelett von Sportlern, bei denen die Bein- und Fußmuskulatur besonders trainiert ist (Abb. 11.**3**). Ebenso zeigt sich bei unilateralen Aktivitäten wie beim Tennis bei gut trainierten Sportlern eine signifikant höhere Knochendichte als bei weniger aktiven Personen [11.3]. Eine vermehrte Knochendichte befindet sich im Bereich der Hauptbelastungslinien. Knochenvorsprünge entstehen unter der Einwirkung der spezifischen Belastung jeweils an den Orten mit der stärksten Zug- und Druckbelastung, meist im Bereich der Ansatzzonen von Muskeln, Sehnen, Kapseln und Bändern.

Bei intensivem, langdauerndem Krafttraining z. B. bei Wettkämpfern im Gewichtheben, kann sich der Knochenmineralgehalt bei jungen Männern 40–50% erhöhen im Vergleich zu gleichaltrigen nichtsporttreibenden Männern [11.5].

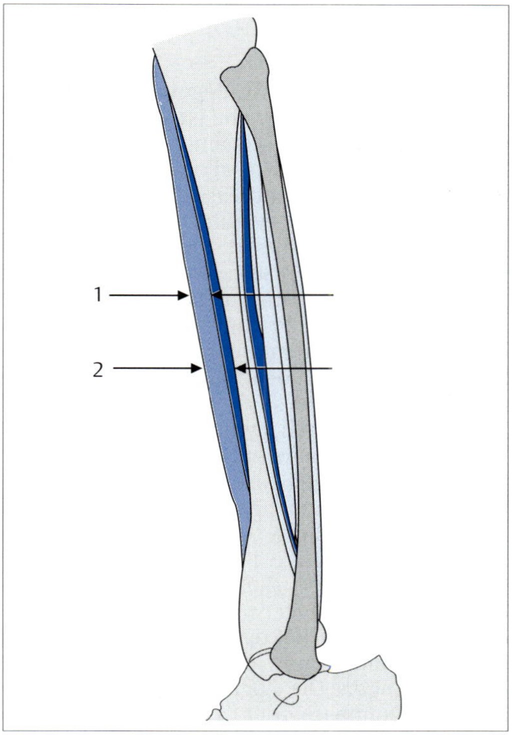

Abb. 11.2 Aktivitätshypertrophie der Knochenrinde (Kortikalis) der Unterschenkelknochen [11.4]
1 = Kortikalisdicke beim Untrainierten,
2 = Kortikalisdicke beim langjährig trainierten Sportler [11.4].

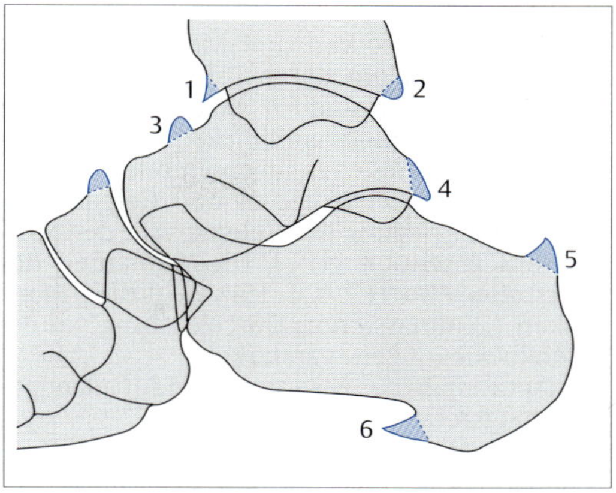

Abb. 11.3 Belastungsbedingte knöcherne Ausziehung am Fußskelett
1 = ventrale, distale Schienbeinkante,
2 = dorsale, distale Schienbeinkante,
3 = ventrale Talusnase,
4 = dorsale Talusnase,
5 = dorsaler Fersensporn,
6 = plantarer Fersensporn [11.5].

Knorpel

Hyaliner Knorpel. Er ist gefäß- und nervenlos und befindet sich vor allem auf Gelenkflächen, Epiphysenfugen, Rippen und Luftröhrenwand. Die Ernährung des Gelenkknorpels erfolgt bis zu einer Dicke von fünf Millimetern vor allem durch Diffusion über die Synovialflüssigkeit. Er ist hervorragend geeignet Druck abzufangen aufgrund der reversiblen Deformierbarkeit.

Bei adaptiven Veränderungen auf adäquate Belastungsreize kann man zwei Reaktionen unterscheiden:

- Bei der *Sofortreaktion* schwillt der Knorpel durch eine zeitlich begrenzte Flüssigkeitsaufnahme an und erhöht somit seine Druckelastizität. Schon zehn Minuten nach einer Belastung kann eine Dickenzunahme nachgewiesen werden, wobei nach zirka 30 Minuten die normale Dicke wieder erreicht wird.
- Bei der *Spätreaktion* kommt es nach zwei Monaten regelmäßiger Belastungen zu reversiblen strukturellen Anpassungen. Der Knorpel reagiert dabei mit einer:
  - Dickenzunahme infolge Knorpelzellvermehrung,
  - gesteigerten Syntheseleistung von kollagenen Fasern und Glukosaminoglukanen,
  - optimierten chemischen Zusammensetzung und
  - Änderung der Faserstruktur entsprechend den Hauptbelastungsrichtungen.

Elastischer Knorpel. An den Lokalisationsstellen des elastischen Knorpels (Ohr- und Kehlkopfknorpel) findet sehr wenig Kraftübertragung statt. Die Anpassung dieses Gewebes an Belastungen hat somit eine untergeordnete Bedeutung.

Faser- oder Bindegewebsknorpel. Er stellt ein Gemisch von Binde- und Knorpelgewebe dar. Die kollagenen Fasern bilden ein enges Geflecht, woraus die hohe Druckfestigkeit von 15 N/mm² und eine Zugfestigkeit von zirka 3,5 N/mm² resultiert [11.6]. Der Faserknorpel ist vor allem in Bandscheiben, Gelenkmenisken, Schambein- und Brustbeinfuge anzutreffen.

Die *Ernährung* des Gelenkknorpels erfolgt durch Wechseldruckbelastungen als Pump-

Saug-Mechanismus, bei den oberen Schichten bis zu einer Dicke von fünf Millimetern. Dies geschieht vor allem durch Diffusion über die Synovialflüssigkeit und für die tiefer liegenden Schichten, in Gelenken mit dickem Gelenkknorpel über die Gefäße der subchondralen Spongiosa. Zwischen Gelenkkapsel und Gelenkknorpel ist die Bewegung des Gelenkes für den Substratfluß essentiell [11.7]. Die Aufnahme der Nährstoffe [Abb. 11.**7**, s. S. 151) wird durch Einwalken („Einmassieren, Durchknetung" durch Gelenkbewegungen) verstärkt.

Adaptationen des Faserknorpels auf adäquate Belastungsreize sind:

- Zunahme der Anzahl und der Größe der Knorpelzellen,
- Steigerung des Stoffwechsels der Knorpelzellen und
- Vermehrung der kollagenen Fasern und Änderung der Faserstruktur.

Dies bedeutet, daß das Knorpelgewebe trainierbar ist, wenn bei regelmäßigem, langsam progressiv steigendem Training genügend Zeit für das Erreichen des Trainingseffektes gelassen wird. Höhere Belastungen, wie sie z. B. im Sport angestrebt werden, sollten in einem zumindest über Monate ansteigenden Training erreicht werden [11.8].

Bindegewebe

Lockeres Bindegewebe. Das lockere Bindegewebe hat keine kraftübertragende Aufgabe. Die gute Durchblutung wird durch die allgemein kreislaufaktivierende Wirkung einer physischen Belastung nicht erhöht und damit aufgrund der im lockeren Bindegewebe gelegenen spezifischen Zellen die unspezifische Abwehrfähigkeit des Organismus gesteigert.

Elastisches Bindegewebe. Die hier dominierenden elastischen Fasern liegen stark gewellt in paralleler (im *Nackenband* und den *Zwischenbogenbändern der Wirbelsäule*) und netzförmiger (in den Lungenbläschen *(Alveolen)*, und den *Gefäßwänden*) Anordnung. Die daraus resultierende hohe Zugelastizität bis zu 150% bei einem Zug von 2 N/mm^2, wird besonders in den Gefäßen (Windkesselfunktion der Aorta) und in der Lunge deutlich. Sie bringt die Fasern in ihre Ausgangslage zurück. Bei physischer Belastung wird die Unterbelüftung einzelner Alveolen aufgehoben. Die daraus resultierende Steigerung der atmungseffektiven Lungenoberfläche erfolgt bei regelmäßig Sporttreibenden stärker und mit größerer Zuverlässigkeit als bei Nichtsportlern.

Faserreiches, straffes Bindegewebe. Das faserreiche, straffe Bindegewebe ist vorwiegend aus parallelgerichteten kollagenen Faserbündeln aufgebaut. Es kommt vor allem in *Sehnen, Bändern, Gelenkkapseln* und *Faszien* vor. Seine kollagenen Fasern sind gewellt. Durch Zugwirkungen werden sie gestreckt. Die in sie eingelagerten elastischen Fasern bringen sie danach in ihre gewellte Ausgangsstellung zurück. Dadurch wird z. B. die Zugwirkung der Muskulatur über die Sehnen nicht ruckartig, sondern fließend auf den Knochen übertragen. Nur die inneren Faserbündel sind gefäßlos. Ihr Stoffaustausch erfolgt durch Lymphdurchflutung und wird dadurch erschwert, daß die selbst nur wenig durchlässigen Fasern wegen ihrer Funktion ganz dicht aneinanderliegen. Die Regenerationsfähigkeit dieser Gewebeart ist dadurch reduziert. Das straffe Bindegewebe dient zur Übertragung der Muskelkraft auf die Knochen durch die Sehnen, der Stabilisation der Gelenke durch Bänder respektive Gelenkkapseln und zur Schutzumhüllung der Muskeln bzw. von Muskelgruppen. Die Zugfestigkeit ist ca. 60 N/mm^2, die Dehnbarkeit ca. 3%. Bei überschwelligen Reizen kommt es zu morphologischen und funktionellen Anpassungsreaktionen.

- Hypertrophie der kollagenen Fasern, Vergrößerung des Sehnenquerschnittes;
- Zunahme der Zugfestigkeit der Fasern durch Veränderung ihrer Feinstruktur;
- Abnahme des Wassergehaltes und
- Verbesserung der Durchblutungsverhältnisse durch eine funktionelle Erweiterung des Kapillarbettes sowohl der Bindegewebshüllen der Sehnen als auch des Sehnengewebes selbst.

Das straffe Bindegewebe reagiert auf eine kurzzeitige funktionelle Mehrbelastung zunächst mit einer Lockerung der Feinstruktur. Diese zieht eine Herabsetzung der Reißfestigkeit um 10% nach sich. Bei der Zunahme des Sehnenquerschnittes und der Zugfestigkeit verringert sich die Dehnungsfähigkeit nur unwesentlich [11.9].

Die Hauptanforderung an Sehnen und Ligamente ist die Widerstandsfähigkeit gegenüber Spannungskräften (Tab. 11.**2**). Viidik [11.10] findet Dehnungswerte in der Breite von 0,08 bis 0,35 (dimensionslos) und Bruchspannungen zwischen 45 und 125 N/mm^2. Dichte parallelfaserige kollagene Gewebe (Sehnen; Ligamente

Tabelle 11.2 Reißnennspannung (in N/mm^2) und Dehnung (dimensionslos) an diesem Punkt für verschiedene menschliche Gewebe und anorganische Materialien [11.11]

	Spannung	Dehnung
Skelettmuskel[1]	0.3	1.4
Spongiöser Knochen	1.2	0.006
Ligamentum nuchae[2]	2.4	1.25
Haut (thorakal)[3]	15	1.1
Muskelfascie[4]	15	0.17
Sehne	60	0.10
Kompakta	150	0.015
Aluminiumlegierung	210	0.1
Mittlere Stahllegierung	600	0.12

[1] „Frischer" Wert, angenähert aus Experimenten, 48 Stunden postmortal
[2] Von Rindern. Mittlerer Wert für die stärksten (3.2) und schwächsten (1.6) Teile (die entsprechenden Dehnungen sind jeweils 1.6 bzw. 0.9)
[3] Ausgetestet in transversaler Richtung
[4] Ausgetestet in hauptsächlichem Faserverlauf

haben etwa die gleiche Stärke) gehören zu den stärksten Weichteilgeweben unseres Körpers, gleichzeitig sind sie aber die am wenigsten dehnbaren Strukturen. Sehnen 2–5%, Ligamente 20–35% zum Vergleich zu Muskelgewebe von 40–50% [11.12]. Die geringe Dehnbarkeit der Sehne ist von Vorteil für die Speicherung elastischer Kräfte (gespeicherter Bewegungsenergie). In der Sehne geht bei Dehnbeanspruchung weniger mechanische Energie verloren als beim Muskel [11.13].

Diese Stärke wird von der Kollagenfaser abgeleitet, diese stellt die hauptsächliche strukturelle Komponente der Faszien dar. Die Fasern in einer Sehne sind parallel zueinander angeordnet und daher alle etwa zur gleichen Zeit unter Belastung. In einer Faszie verlaufen die Fasern in verschiedenen Richtungen und weisen bei einer unaxialen Spannung eine ungleiche Verteilung der Kraftaufnahme auf. Obgleich die Fasern in einer Faszie die gleichen mechanischen Eigenschaften haben wie in einer Sehne, ist das ganze Gewebe schwächer, weil nicht alle Fasern den einwirkenden Spannungskräften entgegenwirken, während alle miteingeschlossen werden, wenn ein Gewebsquerschnitt berechnet wird.

Die gleichen Anpassungserscheinungen wie bei Sehnen und Bändern finden sich auch im *intra- und perimuskulären Bindegewebe*, obschon der morphologische Aufbau und die strukturelle Zusammensetzung unterschiedlich sind. Sie bestimmen zu einem großen Teil die viskoelastischen Eigenschaften des Muskels und schützen ihn somit vor Überdehnung [11.14]. Die Zellen des Binde- und Stützgewebes sind zu einer hohen Stoffwechselleistung fähig. Die dominierenden, kraftübertragenden Strukturen sind im Gegensatz zu anderen Gewebearten gefäßfrei. Verzögerte Regenerations- und Anpassungsprozesse resultieren aus dieser Stoffwechselbesonderheit (Abb. 11.**4a–c**, s. S. 146). Der Kollagengehalt im Muskel steigt unter einem Training an und zwar absolut mit der Zunahme der Kraft, wobei das relative Verhältnis zur Muskulatur unverändert bleibt [11.15]. Dies ist ein Beleg für die Zunahme des Bindegewebes, welches den Gesamtmuskel durch das Epimysium, die einzelnen Muskelfaserbündel mit dem Perimysium, sowie die einzelnen Muskelfasern durch das Endomysium einscheidet.

Prinzipiell paßt sich das Binde- und Stützgewebe wie andere Gewebe Belastungen an. Für seine normale Struktur und Funktion ist der Belastungsreiz sogar Voraussetzung. Es gilt jedoch, die Belastung entsprechend den individuellen Gegebenheiten zu dosieren [11.16].

Verglichen mit dem Muskelgewebe ist der metabolische Turnover von Sehnen- und Bandgewebe wegen der schlechteren Vaskularisation und Zirkulation viel langsamer. Die adaptive Antwort auf ein Training ist demzufolge langsamer, aber sehr wirkungsvoll, wenn der Zeitrahmen groß genug ist. Wie im Krafttraining, bewirkt auch Langzeitausdauer-Training bedeutende Anpassungen im intramuskulären Gewebe. Die Erhöhung der Kollagenbiosynthese erhöht den absoluten und relativen Betrag von intramuskulärem Kollagen. Dieses steigert die muskuläre Widerstandsfähigkeit gegen Streß [11.15].

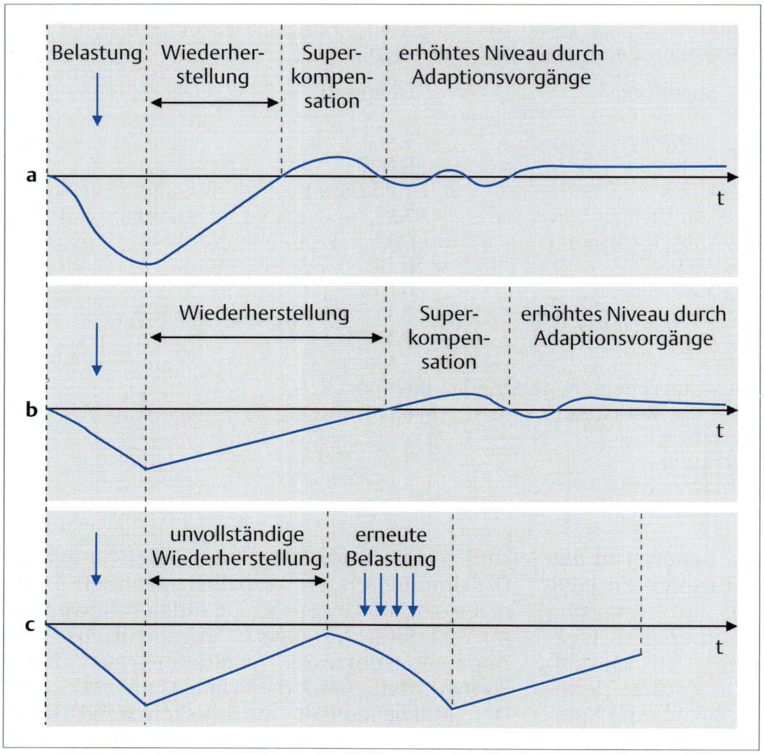

Abb. 11.4a–c Hypothetischer zeitlicher Verlauf der Wiederherstellungs- und Adaptationsvorgänge am
a Muskelgewebe,
b Binde- und Stützgewebe bei vollständiger Wiederherstellung,
c Binde- und Stützgewebe bei unvollständiger Wiederherstellung [11.17].

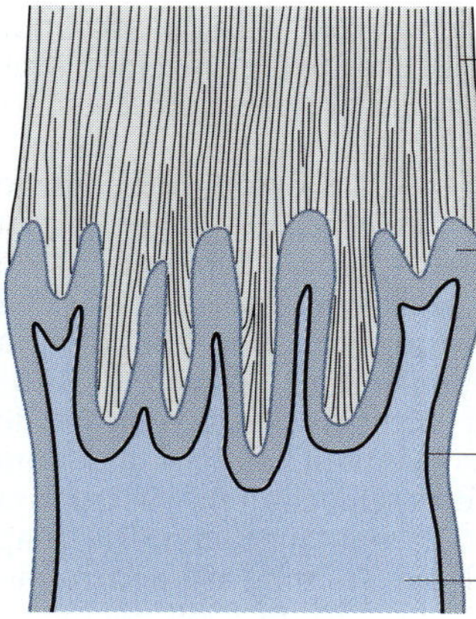

Abb. 11.5 Schematische Figur der Ultrastruktur der Muskel-Sehnen-Verbindung [11.18].

Muskel-Sehnen-Übergang

Der Muskel-Sehnen-Übergang ist eine hochspezialisierte Region in der Muskel-Sehnen-Einheit. In dieser Region wird die in den Muskelfasern generierte Spannung von den intrazellulären kontraktilen Proteinen zu den extrazellulären bindegewebigen Proteinen, den kollagenen Fibrillen der Sehne übertragen (Abb. 11.**5**). Bei dieser Art von Faltung der Membran der Muskelzellenden, ist das Kontaktgebiet zwischen den Muskelfasern und den Sehnenkollagenfasern 10–20fach erhöht. Dies kann die Kraft pro Flächeneinheit der Muskel-Sehnen-Verbindung während der Kontraktion signifikant verringern. Im Tierversuch wurde gezeigt, daß unter Belastung diese Verbindung die schwächste Stelle der Muskel-Sehnen-Einheit ist. Bei den Menschen geht aus Computertomographie-Studien der ischiokruralen Muskulatur hervor, daß Zerrungen tendentiell in der Muskel-Sehnen-Verbindung vorkommen [11.19].

Die Reaktion der **Muskulatur** auf überschwellige Reize wird in der Regel ausführlich beschrieben. Der Effekt der Hypertrophie ist in der Beschreibung der physiologischen Strukturveränderungen erläutert (vgl. Kap. 9.1).

11.2 Reaktionen verschiedener Gewebe auf überschwellig zu starke Reize

Negative Effekte einer körperlichen Belastung können nicht nur nach Überlastungen, vor allem im untrainierten Zustand, sondern auch im Verlaufe sehr intensiver Belastungen akut auftreten. Sie können über längere Belastungsperioden bei geringeren Belastungsintensitäten im Sinne einer Überlastung addiert werden. Die negativen Folgen sind um so stärker, wenn eine Erkrankung die Belastbarkeit der verschiedenen Gewebe herabsetzt, z. B. die herabgesetzte Belastbarkeit des Knochens bei der Osteoporose.

Knochengewebe

Beim Knochengewebe kann es infolge zu starker Beanspruchung zu Gewebsschäden über Knochenrisse bis hin zu Knochenbrüchen führen. Dabei spricht man von „Ermüdungs"- oder besser von Erschöpfungsfrakturen [11.20]. Man hat am Beispiel der Tibia festgestellt, daß die niedrigsten Bruchkräfte bei Belastung auf *Biegung* etwa im körperfernen Drittel des Unterschenkels liegen. Dort befindet sich meistens die nach Umfang und Durchmesser schwächste Stelle des Schienbeinschaftes. Für den Biegebruch nach rückwärts ergeben sich um 10% niedrigere Kräfte wegen der von der Belastungsrichtung abhängigen unterschiedlichen Zugspannungen an der Schienbeinkante und der Rückfläche.

Die Belastbarkeit der Tibia auf *Drehung* liegt (ebenfalls querschnittsabhängig) bei etwa einem Drittel ihrer Biegegrenzwerte, mit einer maximalen *Zusatzbiegung* bis zur vollen Biegebruchgrenze, vermindert sich das Frakturdrehmoment im Mittel um 16%, das elastische Drehmoment nur um etwa 13%. Und dies, obwohl das aufgebrachte Biegemoment dreimal so groß ist wie das Drehmoment. Umgekehrt ändern sich bis zur halben zusätzlichen Biegelast die Grenzdrehmomente noch nicht.

Die Belastungsuntersuchungen mit ganzen Schienbeinen zwischen dem 18. und 60. Lebensjahr lassen nur eine Querschnitts- aber keine Altersabhängigkeit erkennen. Aber die mechanischen Eigenschaften der Knochensubstanz erleiden spätestens ab dem 30. Lebensjahr einen deutlich meßbaren Qualitätsverlust. Umgekehrt hat Wittmann [11.21] am Beispiel der Biegewiderstandsmomente nachgewiesen, daß diese altersabhängig ansteigen und somit offensichtlich den Qualitätsverlust des alternden Knochens kompensieren. Eine mögliche Ursache für dieses Verhalten fand man an Querschnittsserien darin, daß der Schienbeinschaft im Laufe des Lebens einem Formumbau im Sinne eines immer ausgeprägteren Dreiecksquerschnittes unterliegt. Erst gegen Ende des fünften Lebensdezenniums vermag allmählich das Schienbein den Qualitätsverlust seiner Werkstoffeigenschaften nicht mehr auszugleichen. Die Belastungsfähigkeit vermindert sich bis zum siebzigsten Lebensjahr im Durchschnitt schon um beinahe die Hälfte. Des weiteren ist diese Sachlage in einer Aktivitätsminderung vieler älterer Menschen begründet, die ihrerseits eine allgemeine Inaktivitätshypotrophie zur Folge hat. Das Einsetzen dieses „Alterungsvorganges" ist in hohem Maß aktivitäts- bzw. trainingsabhängig und kann im Einzelfall weit hinausgeschoben sein. In der Altersgruppe der *Kinder* folgt die Querschnittsabhängigkeit der Belastungsgrenzen anderen Gesetzmäßigkeiten als bei Erwachsenen. Deshalb liegt die Belastungsfähigkeit des Schienbeins mindestens bis zum 16. Lebensjahr weit, bis 50%, unter der von Erwachsenen – auch wenn sie entsprechend ihrer Körpergröße schon Querschnittsabmessungen Erwachsener erreicht haben. Die Streubreite ist sehr gering, weil die Jugend „dauernd auf den Beinen" und fast ausnahmslos körperlich sehr aktiv ist. Bei Belastungsgeschwindigkeiten unter Stoß- (200 mm/sek.), Schlag- (4000 mm/sek.) und Drehbeanspruchung (200 mm/sek., Drehgeschwindigkeit 236°/sek. und 4000 mm/sek, Drehgeschwindigkeit 597°/sek.) erträgt die Tibia im Mittel bis zu 25% höhere Belastungen. Darüber hinaus rückt die Elastizitätsgrenze deutlich nach oben, näher an die Frakturgrenze. Der Knochen erträgt bei langsamen Biege- und Drehvorgängen im Sekundenbereich (1 mm/sek., = 6°/sek.) die geringsten Belastungen [11.22].

Kapsel-Band-Apparat

Muskelaktionen bewirken in unterschiedlichem Ausmaß Kompressions- und Scherkräfte auf Gelenkstrukturen des Kapsel-Band-Apparates. Eine Möglichkeit der Belastung mit niedrigen Kompressionskräften stellt das isokinetische Training mit hoher Bewegungsgeschwindigkeit dar. Dabei wird ein großes Maß an neuraler Aktivität bei gleichzeitig niederen Drehmomenten erreicht. Bei diesem Training ist der Hypertrophiereiz allerdings gering. Es ist eher zur Optimierung der nervalen Aktivierung geeignet. Ergometertraining oder Schwimmen als nicht gewichtsabhängige Belastungsformen sind andere Möglichkeiten von gelenkentlastendem Training. Eine Verminderung der Gelenkflächenbelastung wird nach Grimby [11.23] nicht selten auf Kosten einer entsprechenden Zunahme der Belastung des Bandapparates erreicht. Ein häufig diskutiertes Beispiel ist die Empfehlung, aus der Sicht der Entlastung des vorderen Kreuzbandes bei einem Kniegelenkswinkel zwischen 25° und 60° zu trainieren, weil dabei die Bandspannung geringer ist als bei mehr Knieextension. Grimby meint jedoch, daß es in diesem Winkelbereich zu einer Zunahme der Reaktionskräfte im patellofemoralen Gelenk kommt.

Knorpel

Infolge seiner begrenzten Ernährungssituation bei einem Mißverhältnis zwischen Belastbarkeit und Belastung ist der *hyaline Knorpel* gefährdet. Bei übermäßiger Druckbelastung entstehen:

- Knorpelrisse,
- Änderungen der Knorpelarchitektur,
- Knorpeldefekte.

Solche Defekte sind nicht mehr vollständig reparabel. Sie werden durch einen weniger druckelastischen Ersatzknorpel, den Faserknorpel, aufgefüllt [11.24]. Bei erhöhter mechanischer Beanspruchung oder einer „knorpelschwächenden" Krankheit kann es über den völligen Abrieb des Knorpels bis zum Anschliff des dann oft sklerotischen subchondralen Knochens kommen [11.25].

An den Lokalisationsstellen des *elastischen Knorpels* können bei wiederholten, mit Blutergüssen und Knorpelbrüchen einhergehenden Verletzungen der Ohrmuschel irreversible Deformierungen des äußeren Ohres, ein sogenanntes „Blumenkohlohr" entstehen [11.26].

Jede abrupte Belastungssteigerung kann bei *Faser-* oder *Bindegewebsknorpel* zur Dekompensation des Gewebeverbandes führen, also zur Zerstörung, zur Arthrose [11.27].

Sehnen und Ligamente

Sie werden durch körperliche Belastung dicker und kräftiger. Im allgemeinen ist der knöcherne Ansatz die Schwachstelle des Bandes. Werden isolierte Knochen-Band-Präparate gedehnt, so reißt das Band laut Grimby meist nicht in der Mitte, sondern am Ansatz. Für die einzelnen Bänder ist dies jedoch unterschiedlich, so ist die Widerstandsfähigkeit des medialen Kollateralbandes in der Mitte am geringsten [11.28].

Am Bindegewebe kommt es insbesondere dann zu Überlastungserscheinungen, wenn Bänder im Heilungsprozeß nach Verletzungen oder Operationen unter Spannung geraten. Ganz besonders gefährdet ist das vordere Kreuzband als wichtigstes Beispiel, das in einem Kniestreckungsbereich zwischen 60° und 0°, und hier wiederum ganz besonders zwischen 30° und 0°, unter Spannung gerät. Diese Aussage beruht vorwiegend auf Knochen-Band-Präparaten [11.29].

Muskeln

Muskelkater. Vor allem nach Überbelastung von untrainierten Muskeln oder Muskelgruppen treten die allgemein bekannten, typischen Beschwerden des *Muskelkaters* auf. Diese Beschwerden beruhen auf kleinsten Verletzungen des Muskelgewebes bzw. auf hierdurch ausgelösten reaktiven Entzündungsprozessen. Der Muskelkater tritt typischerweise auf, wenn die in einem Bewegungsablauf erforderliche Feinkoordination entweder aus Übungsmangel nicht in genügendem Maße vorhanden, oder als Folge von großer Ermüdung zumindest momentan verlorengegangenen ist. Man findet mikroskopisch *myofibrilläre Schädigungen* im Bereich der Z-Streifen, Membranschäden, ödematöse Schwellungen und andere Entzündungszeichen. Die Kreatinasekonzentration im Serum bzw. Plasma, steigt an, wobei die Höhe dieser Konzentration als direktes Maß für den Grad der Muskelschädigung angesehen werden kann, nachdem die Kreatinkinase fast ausschließlich, neben dem begleitenden Bindegewebe, im Muskelgewebe vorkommt.

Durch die Schädigung bzw. durch Entzündungsprozesse kann es zu einer *Beeinträchtigung der Muskelfunktion* kommen. Nach besonders hohen Belastungen, wie bei supramaximalen dynamisch exzentrischen Belastungen, ist die Muskelkraft oft bis zu einer Woche reduziert. Nach dem zeitlichen Verlauf kann man zwischen einem „Sofortmuskelkater" und einem „verzögerten Muskelkater" unterscheiden, wobei beim letzteren die Beschwerden ihr

Maximum erst zwei Tage nach der Belastung erreichen. Der verzögerte Typ ist charakteristisch für hochintensive Kontraktionen. Sehr typisch ist dies für untrainierte Personen, die häufig schon nach leichteren exzentrischen Belastungen unter ausgeprägten, verzögert einsetzenden Beschwerden leiden. Der Muskelschmerz kann aber auch sofort im Anschluß an die (zu hohe) Belastung auftreten.

Bei einem Training kommt es zu Anpassungserscheinungen welche die Ursache des Muskelkaters und die daraus resultierenden Funktionsstörungen völlig beseitigen oder abschwächen. Den Betroffenen sollte man empfehlen, während der Beschwerdephase die körperliche Aktivität in reduzierter Form fortzuführen, da die adaptiven Vorgänge bereits einsetzen, bevor es zu einer völligen Wiederherstellung der Muskelfunktion gekommen ist. Zudem tragen warme Bäder und leichte Massagen zu einer Lösung der Begleitspasmen über eine gesteigerte Durchblutung zu einer rascheren Resorption der lokalen Ödeme bei. Zur Frage der Natur dieser Anpassungserscheinung gibt es eine Reihe unterschiedlicher Hypothesen.

Nach *intensiven Ausdauerbelastungen* kommt es zu einer etwas anderen Art des Muskelkaters. Hier bestimmt nicht das Ausmaß der entwickelten muskulären Spannung, sondern der metabolischen Anforderungen den Muskelkater. Die hierbei auftretenden Symptome können verschiedenen Einzelfaktoren zugeordnet werden. Einer dieser Faktoren besteht im Auftauchen freier Radikale, die zu einer Membranschädigung führen können. Die freie Radikale entstehen im Verlaufe aerober Stoffwechselprozesse, sowie unter Einwirkung des Enzyms Xanthinoxidase im Stoffwechsel der Purinnukleotide. Diese freien Radikale könnten für die Entstehung von Muskelschädigungen bei Kraftbelastungen mit geringer Intensität und hoher Wiederholungszahl von Bedeutung sein [11.30]. Eine andere Möglichkeit des Muskelkaters liegt im direkten katabolen Effekt von sehr lang durchgehaltenen, intensiven Belastungen auf die Muskelfasern.

Muskelfaservergrößerung. Die Größe der Muskelfasern kann sich mehr als verdoppeln. Ob die kontraktile Kapazität proportional der Vergrößerung der Muskelfasern ansteigt, ist bisher noch nicht hinreichend untersucht worden. Unter pathologischen Bedingungen wird das hohe Wachstumspotential der motorischen Einheit deutlich. Wenn es z.B. bei einer Poliomyelitis zu einer Reduktion der verfügbaren Zahl an motorischen Einheiten kommt, so können die Muskelfasern ihr Volumen auf das 2–3fache vergrößern, ohne daß hierdurch aus funktioneller Sicht negative Effekte im Sinne einer Einschränkung der kontraktilen Leistungsfähigkeit der Faser erkennbar wären.

Die Gewebe in unserem Knorpel haben eine vielfältige Adaptationsfähigkeit, welche sich bei Belastungen, die sich über längere Belastungsperioden bei geringeren Belastungsintensitäten addieren, im Sinne einer Überlastung zeigen können.

Bei der oben erwähntem Betrachtungsweise des Muskelkaters können *Muskelzerrung* und *Muskelriß* lediglich als gröbere Form der Traumatisierung aufgefaßt werden. Die Übergänge sind fließend zu verstehen und der Unterschied besteht einzig in der Anzahl der gerissenen Fasern. Die Ursache für eine Zerrung wie für einen Riß ist ätiologisch ebenfalls in einer gestörten Koordination beim Einsatz einzelner Faserbündel oder Muskelgruppen zu sehen.

11.3 Reaktionen verschiedener Gewebe auf unterschwellige Reize

Knochen

Wenn einem Knochen die zur Erhaltung seiner Struktur nötige Belastung fehlt, kommt es zu Veränderungen im Aufbau des Knochens. Eine solche Veränderung finden wir bei der Inaktivitätsosteoporose des Knochens. Dabei entstehen Knochenverlustraten, die 5–20fach über denen anderer kalzipenischer Erkrankungen liegen. Es besteht eine unkontrollierte Aktivität der Osteoklasten mit trabekulärer Resorption bei praktisch fehlender osteoblastischer Aktivität. Dem gesteigerten Abbau entsprechend steigt der Spiegel des Hydroxyprolins im Serum, sowie die Kalziumausscheidung im Urin, in extremen Situationen liegt auch eine Hyperkalziämie vor. Das Endstadium ist irreversibel und hängt vom Ausmaß des Trabekelverlustes ab. Die kontinuierlich passive Bewegung ist nicht ausreichend zur Prophylaxe der Immobilisationsosteoporose [11.31].

Verglichen mit dem Effekt des Trainings, ist der Effekt der *Immobilisation* am Knochen genau umgekehrt. Immobilisation stimuliert die Knochenresorption und senkt die Knochenformation bis zur Osteoporose. Das Knochenvolumen nimmt ab, aber das Verhältnis zwischen kalzifizierter und nicht kalzifizierter Matrix bleibt unverändert. Der mineralisierte und nichtmineralisierte Matrixverlust kommt bei Tierversuchen sowohl im trabekulären wie im kortikalen Knochen vor. Der Kortex wird dünner, das Volumen der Havers-Kanäle und Resorptionsplätze steigt an, und das trabekuläre Knochenvolumen nimmt ab. Der kortikale Knochen reagiert langsamer auf die Immobilisation als der trabekuläre Knochen, aber er ist die Hauptkomponente der Zerbrechlichkeit des immobilisierten Knochens [11.32].

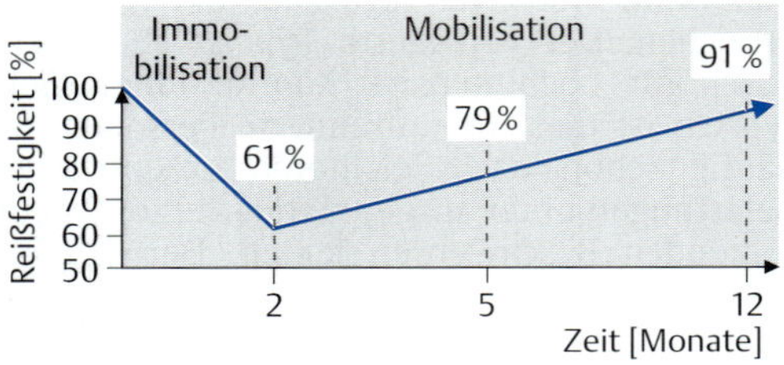

Abb. 11.6 Reißfestigkeit von immobilisierten Bändern [11.35].

Kapsel-Band-Apparat

Im Bereich der bindegewebigen Umwandlung stellt man Veränderungen im Kapsel-Band-Apparat wie bei den bindegewebigen Hüllen der Muskulatur fest. Der Anteil fibröser Fasern nimmt auf Kosten elastischer Fasern zu. Der Elastizitätsverlust passiver Strukturen bewirkt *Bewegungseinschränkung* die bis zur Kontraktur gehen kann. Zentralnervös soll die Abrufbarkeit gewisser Bewegungsprogramme abnehmen. Die Untersuchungen des Kapsel-Band-Apparates von Burri, Gerber u. a. und Refior [11.33] zeigen, daß eine Immobilisation verminderte Kapseldurchblutung, intensive Synoviareizung, Adhäsionsbildungen, Bindegewebsproliferationen und Kapselschrumpfung bewirkt. Nach der Immobilisation tritt bei Beginn der Remobilisation mit großer Regelmäßigkeit ein Reizerguß mit all seinen Konsequenzen wie intraartikuläre Drucksteigerung, Entzündungsreaktion etc. auf. Die ligamentäre Insertion am Knochen wird geschwächt und das Einsprossen von Kapillaren wird behindert. Die funktionsgerechte Ausrichtung der neugebildeten kollagenen Faserstrukturen und somit die Zunahme der Zugfestigkeit wird gleichzeitig verzögert. Noyes und Good [11.34] stellten fest, daß vormals straffe Bänder durch Immobilisation später eine ligamentäre Laxität und gleichzeitig eine verminderte Reißfestigkeit aufweisen. Nach acht Wochen Immobilisation betrug die Reißfestigkeit noch 61%, nach fünf Monaten Mobilisation erst 79% und nach zwölf Monaten 91% (Abb. 11.**6**). Im Normalfall wird heutzutage nicht mehr so lange immobilisiert. Die Abbildung 11.**6** weist darauf hin, daß die Abnahme im Vergleich zur Zunahme der Reißfestigkeit viel rascher voranschreitet.

Die physiologische Grundlage von freier Gelenkbeweglichkeit und freiem Gelenkspiel zeigt, daß in der Gelenkkapsel die Faserausrichtung einem netzartigen Muster folgt, im Gegensatz zur parallelen Ausrichtung der Kollagenfibrillen in Bandstrukturen [11.36]. Die Fibrillen richten sich nach der gelenkspezifischen Belastung aus, neugebildete Fasern werden streßorientiert angelagert. Weiter findet sich unter den Bedingungen der „streß-deprivation" ähnlich wie in ligamentären Strukturen eine ungerichtete und randomisiert (willkürlich) erscheinende Ausrichtung der Kollagenfibrillen, wobei die Verschieblichkeit der Fasern gehemmt wird [11.37]. Die Immobilisation verkürzt das Bindegewebe. Das resultierende Bild nach Immobilisation des Schultergelenkes gleicht histologisch und in seinen funktionellen Parametern beim einen Kaninchen dem Bild der „Frozen shoulder" [11.38]. Woo et al. [11.39] zeigen, daß der erste Bewegungszyklus nach 12wöchiger Gipsimmobilisation eines Kaninchenkniegelenkes eines um den Faktor 12 erhöhten Krafteinsatzes bedarf. Notch-Impingement, Zyklops-Syndrom, Fettkörper- und Retinakulumfibrose sowie intra- und extraartikuläre Bridenbildung sind das typische Bild der Arthrofibrose nach Bandeingriffen am Kniegelenk [11.40].

Die „Kraft der Reparation" zeigt sich an folgenden *Beispielen:*

Menschliche Knie, die für mehr als 12 Monate immobilisiert waren, zeigen bei pathologischen Untersuchungen ein weites Spektrum, das von einer vollständigen Überwucherung des Gelenkinnenraumes mit fettigem degenerativen Narbengewebe bis hin zur kompletten fibrösen Ankylose reicht [11.41]. Nach ventraler Fusion zeigten Baker u. a. [11.42] vergleichbare Verlaufssequenzen in den Facettengelenken.

Nicht traumatisierte Gelenke sind nach einer Immobilisation von sechs Wochen steif [11.43]. Die Beweglichkeit ist aber innerhalb weniger Minuten passiven Bewegens wiederhergestellt. Dauert die Immobilisation jedoch länger, so entstehen deutliche Kontrakturen [11.44].

Knorpel

Eine Gelenkimmobilisation führt beim Knorpel zu einer deutlichen Verschlechterung seines Zustandes [11.45]. Die *Aufnahme der Nährstoffe* (Abb. 11.**7**) wird durch Einwalken verstärkt und somit durch Immobilisation verhindert [11.46]. Der Gelenkknorpel schwindet also dort, wo der Erhaltungsreiz der wechselnden Druckbelastung fehlt. Histologisch findet sich mit zunehmender Dauer der Immobilisation eine zahlenmäßige Abnahme der Zellen in der Tangential- und Übergangszone. Die bekannte säulenförmige Anordnung der Knorpelzellen geht mit zunehmender Deviation der Zellreihen zur Peripherie verloren. 4 Tage nach Immobilisation und Kompression sind beim *hyalinen Knorpel* am Kniegelenk verminderte Anfärbbarkeit der Zellkerne der Chondrozyten sichtbar. Nach 7 Tagen hat die Demaskierung der Kollagenfibrillen bei fortschreitendem Verlust der Knorpelzellmatrix vor allem an der Tibiagelenkfläche zugenommen. Nach 14 Tagen sind erstmalig sogenannte Cluster als Ausdruck eines regeneratorischen Bemühens der Knorpelzellen darstellbar. Nach 3–4 Wochen ist die Grundsubstanz weitgehend verschwunden, die demaskierten Fibrillen sind rupturiert und fragmentiert, sie haben jede Verlaufsorientierung verloren. Diese Phase korreliert makro skopisch mit dem typischen Bild einer Arthrose, die von Aufrauhungen bis zu Knorpelulzerationen führen kann [11.47].

Analysen im immobilisierten Gelenkknorpel zeigen eine signifikante *Reduzierung der oxidativen Zellatmung;* die Knorpelzelle stellt infolge von Sauerstoffmangel auf anaeroben Energiestoffwechsel über die Glykolyse um. Die für den anaeroben Stoffwechsel typischen Isoenzyme der Laktatdehydrogenase nehmen signifikant zu [11.48]. Immobilisation oder reduzierte Gewichtsbelastung führen zu einer deutlichen Syntheseminderung der Knorpelzellen und zu einer Reduzierung des Anteils der Proteoglykane an der Extrazellulärmatrix [11.49]. Diese Verminderung der Proteoglykane bedeutet, daß das Wasserverbindungsvermögen und die Straffung des Kollagenfasernetzwerkes vermindert sowie die elastische Widerstandsfähigkeit beeinträchtigt ist. Die Knorpeldicke wird reduziert, die Fibrillenstruktur des Kollagennetzwerkes wird demaskiert. Nach Biedert [11.50] kommt es während des Heilungsprozesses zur Ablagerung von Stoffwechselprodukten an der Knorpeloberfläche. Bei Immobilisierung werden sie infolge der fehlenden Wechselbelastung nicht genügend abtransportiert. Dies führt schließlich zur Zerstörung von Knorpelzellen, das heißt, eine Immobilisation führt zum Absterben von Chondrozyten und über die Freisetzung von lysosomalen Enzymen zur Knorpelautolyse. Da sich der Knorpel bei Immobilisation schlechter ernährt, nimmt der Wassergehalt und somit die Knorpeldicke ab, womit die Stoßabsorptionsfähigkeit sinkt.

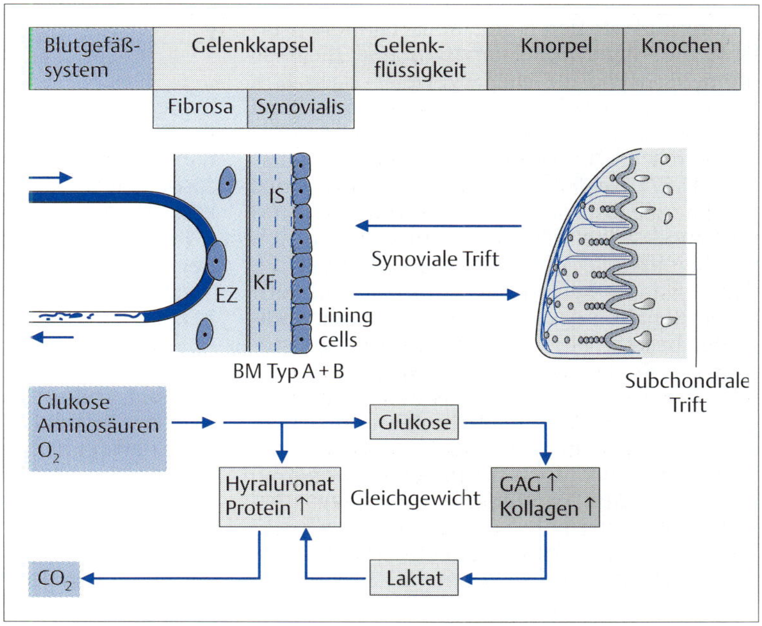

Abb. 11.7 Aufnahme von Nährstoffen in den Knorpel [11.51].

Immobilisation startet somit ein *Arthrosegeschehen*, das sich in der Knorpelmatrixzusammensetzung sowie morphologisch (histologisch und rasterelektronenoptisch) nicht von Arthroseformen anderer Genese unterscheidet [11.52].

Versuche mit Ratten zeigten bei Immobilisation des Knies in Flexionsstellung eine größere Hypotrophie als in Extensionsstellung. Nach drei Wochen Ruhigstellung waren die Veränderungen bei der Extensionsstellung immer noch fokal in einem kleinen Bereich im Gegensatz zur Flexionsstellung, wo die ganze gewichtstragende Fläche des distalen Femurs betroffen war [11.53].

Sehnen und Bänder

Bei dem relativ schlecht durchbluteten Gewebe der Sehnen und Bänder, entstehen die gleichen Folgen wie bei den anderen Geweben: ungenügende Ausrichtung der Kollagen- und Faserstrukturen, ungenügende Gefäßeinsprossung, Adhäsionsbildung zwischen Sehnen und Sehnenscheide, sekundäre Muskelverkürzungen etc. [11.54]. Die Verwachsungen von Sehnennarben mit den Umgebungsstrukturen sind unter frühfunktioneller Behandlung geringer. Die sonographische Binnenstruktur von Achillessehnen beim Menschen erscheint homogener und die kollagenen Fibrillen deutlich besser ausgerichtet [11.55]. Bei Sehnennähten an der Hand lassen sich Sehnenadhäsionen bei frühfunktioneller Behandlung im Vergleich zur postoperativen Immobilisation reduzieren [11.56].

Aufgrund der tiefen metabolischen Rate, verläuft die Hypotrophie langsam und nicht so dramatisch wie im Muskelgewebe. Nach acht Wochen Immobilisation zeigt das Kreuzband einen Rückgang der Zugbelastung um ca. 35% bei gleichzeitiger Zunahme der Banddehnbarkeit [11.57]. Nach Akeson [11.58] reduziert sich die Energieabsorptionsfähigkeit immobilisierter Bänder auf ein Drittel des Ausgangswertes. Der signifikante Abfall der Zugbelastung der Bänder ist ein Ergebnis der reduzierten Materialeigenschaften des Kollagens. Unter Immobilisation besteht eine quantitative Synthesestörung der Bindegewebszellen und eine strukturelle Degeneration der Faserstruktur [11.59]. In den ersten neun Wochen Immobilisation ist die Kollagenmenge nur um ca. 5% reduziert, als Nettoeffekt aus überschießender Produktion auch qualitativ veränderten Kollagens bei gleichzeitig vermehrtem Abbau. Nach 12 Wochen vermindert sich der Anteil des Kollagens dann um 25%. Die Regenerationskapazität der Bänder ist laut Amiel u.a. [11.60] eingeschränkt. Die qualitativen Änderungen in der Kollagensynthese sind u.a. meßbar an der Zunahme der reversiblen Cross-link-Formationen [11.61].

Hypotrophie der Skelettmuskulatur

Oft stellt sich die Indikation für das Krafttraining in der Physiotherapie aufgrund bereits festgestellter Atrophie der Skelettmuskulatur oder der Atrophieprophylaxe. Daher scheint es uns angebracht, die Pathophysiologie der Atrophie näher zu betrachten. Der Begriff → Atrophie (s. Beachte) stammt aus der allgemeinen Pathologie und wird folgendermaßen definiert:

Atrophie

Darunter versteht man die Verkleinerung eines vorher zu normaler Größe entwickelten Gewebeverbandes oder Organs durch zellstrukturbedingte Rückbildung. Die ursprüngliche Form der Gewebe kann bleiben oder abgewandelt sein [11.62].

Beachte:

Der Begriff Atrophie darf nicht wortgetreu verstanden werden. Genaugenommen liegt nicht fehlende Trophik (Ernährung) des Gewebes vor, sondern vielmehr handelt es sich um eine Hypotrophie, also eine Mindernährung. Im medizinischen und physiotherapeutischen Sprachgebrauch hat sich allerdings der nicht ganz korrekte Begriff „Atrophie“ durchgesetzt. Wir verwenden jedoch den präziseren Fachausdruck der Hypotrophie.

Diese Definition grenzt sich vom Terminus der Hypoplasie deutlich ab. Bei der Hypoplasie handelt es sich um eine ontogenetisch verursachte Entwicklungsstörung, die zur Kleinheit eines Organs führt.

Bei der Hypotrophie erfolgt die Reduktion der Gewebsmasse auf zwei Wegen:

- Einfache und numerische Hypotrophie
  - Verkleinerung der das Gewebe bildenden Zellen (entspricht der *einfachen Hypotrophie)* oder
  - die Zellzahl des Gewebes hat sich reduziert (entspricht der *numerischen Hypotrophie*, genauer: zellnumerische oder hypoplastische Hypotrophie).

Leider trifft diese Unterscheidung nicht immer zu, dann nämlich, wenn nicht die Zahl und Größe der Zellen, sondern eine histologische

Einheit (z. B. Nierenglomeruli) oder eine Zellorganelle (z. B. Mitochondrien) selbst abnimmt.

- Eine Hypotrophie beruht nicht immer auf pathologischen Prozessen, sondern sie kann in vielen Fällen als *physiologisches Phänomen* beobachtet werden. Ein typisches Beispiel wäre die Rückbildung eines Organs nach der Erfüllung seiner Funktion (Ovarien, Uterus etc.) oder involutionsbedingt (Thymus, Ductus Botalli etc.). Aufgrund des zurück gegangenen gewebs- und funktionserhaltenden Reizes, durch fehlende hormonelle Stimulantien, hypotrophieren diese Organe.
  Schließlich handelt es sich bei einer Adaption an rückläufige Anforderungen ebenfalls um eine physiologisch bedingte Reaktion. Diese ist besonders gut sichtbar im Senium bei der Altershypotrophie (z. B. Haut, Knochen, Gehirn, Leber) [11.63].

Der morphologische Aufbau der quergestreiften Muskulatur kann in zwei Gewebstypen unterteilt werden:

- Die *aktiven* Strukturen, welche die eigentliche Kraft entwickeln, gebildet durch die Sarkomere und
- die *passiven* Strukturen, die aus einer Mischung von elastischen und kollagenen Fasern den bindegewebigen Anteil der Muskulatur darstellen. Sie dienen der Stabilität der Faseranordnung und verhindern die Überdehnung.

Aus dieser Betrachtungsweise muß die morphologische und funktionelle Reaktion der Muskulatur bei deren Immobilisation ebenfalls gesondert angesehen werden. Die aktiven und passiven Strukturen verhalten sich wie in Abb. 11.**8** (s. S. 153) dargestellt.

In der allgemeinen Pathologie unterscheidet man zwischen pathologischen und physiologischen Hypotrophien (Alter). Die pathologischen sind ischämische-, hormonale-, inanitiations- (langandauernder Hunger oder Resorptionsstörungen), druckbedingte und durch Inaktivität verursachte Hypotrophien. Sie unterteilen sich in eine:

- *generalisierte* Hypotrophie, z. B. metabolisch bedingt bei Unterernährung oder endokrin bedingt bei Hypophysenvorderlappeninsuffizienz und eine
- *lokalisierte* Hypotrophie, z. B. infolge lokaler Durchblutungsstörung, als Druckhypotrophie bei Gefäßkompression oder Inaktivitätshypotrophie.

Inaktivitätshypotrophie. Diese kann man am häufigsten bei der Skelettmuskulatur beobachten [11.64]. Deshalb erläutern wir nur die Aspekte der zur Inaktivität führenden Mechanismen. Grundsätzlich hängt der Stoffwechselzustand eines Organs nicht nur von neuralen und hormonalen Einflüssen ab, ebenso unterliegt er dessen funktioneller Beanspruchung.

Das gleiche gilt für die Skelettmuskulatur: Neben einer ausreichenden Durchblutung für eine adäquate Sauerstoff- und Substratversor-

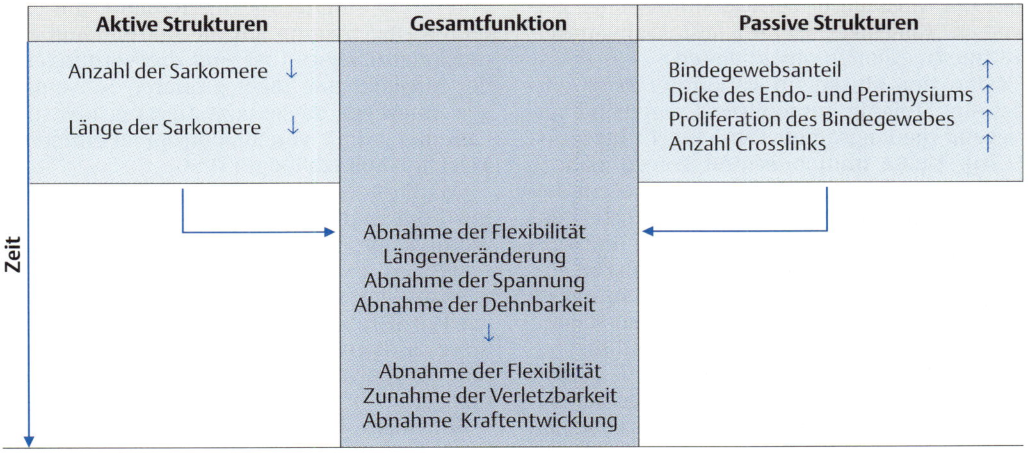

Abb. 11.8 Morphologisches und funktionelles Verhalten der aktiven und passiven Strukturen der quergestreiften Muskulatur bei Immobilisation [11.65]

gung bzw. für den Abtransport von metabolischen Abbaustoffen, ist sie für die Erhaltung der Funktionsfähigkeit auf ein intaktes neuromuskuläres System angewiesen [11.66].

Bei ihr ist der funktionelle Reiz zur Erhaltung der Substanz die Aktivität. Nach Cotta u. a. [11.67] braucht ein Muskel täglich eine Mindestaktivität von ca. 20% der isometrischen Maximalkraft damit er nicht hypotrophiert. Die Aktivität der Muskulatur kann aus verschiedenen Gründen vermindert sein:

- *Immobilisation:* erzwungene Ruhigstellung (z. B. nach Fraktur durch Gipsverband);
- *neural:* Lähmungen (periphere Nervenläsion, Poliomyelitis, Paraplegie etc.);
- *reflektorisch:* nozizeptiver somatomotorischer Blockierungseffekt, reziproke Inhibition bei Gelenkspathologien und Schmerzen;
- *rheumatisch:* chronische Erkrankungen des Bewegungsapparates (Myopathien, Myositiden, rheumatoide Arthritis, Vaskulitiden) [11.68].

Bei der durch die Immobilisation verursachten Inaktivitätshypotrophie der Muskulatur beobachtet man mikroskopisch zwar keine Veränderung der Muskelfaseranzahl, jedoch erscheinen die Myofibrillen durch den Abbau der Proteinfilamente sehr schmal. Die Kerne sind klein. Ferner bedeutet die Hypotrophie der Muskelzelle, daß ein Abbau der Mitochondrien begleitet von einer Pigmentzunahme stattfindet [11.69]. Auf diese regressiven Veränderungen sind schließlich die von außen gut sichtbaren Substanzverluste der Muskulatur zurückzuführen. Der Verlust an Kontraktionskraft läßt sich mittels Kraftmeßmethoden objektivieren.

Wenn der Muskel in verkürzter oder entspannter Stellung immobilisiert wird, sind vorwiegend die langsamen Typ-I-Fasern betroffen [11.70]. Unter Immobilisation zeigen nahezu alle Fasern schnelle Myosinketten und ein oxidatives und glykolytisches Enzymmuster, das schnelle Fasern auszeichnet [11.71]. Entsprechend reduziert sich die Kontraktionszeit des Muskels; langsame Typ-I-Fasern dominierte Muskeln werden unter Immobilisation schneller [11.72]. Auch die funktionellen und biochemischen Parameter bestätigen so die Typ-I-Faser-betonte Hypotrophie [11.73]. Die Schwächung betrifft nahezu selektiv die Extensionen und ist um so ausgeprägter, je niedriger die Testgeschwindigkeit bei der isokinetischen Kraftmessung ist [11.74].

Zusätzlich gilt, daß nur soviel *Kraft* entwikkelt werden kann, wie Muskelfasern aktiviert werden. Diese Bedingung ist häufig nach Immobilisierung oder einer Verletzung nicht mehr erfüllt, entweder als unspezifische Konsequenz des Bewegungsmangels (unzureichende nervale Stimulation) oder als Folge einer reflektorischen Hemmung [11.75]. Durch zusätzliche Gewebeschädigung wie z. B. des intramuskulären Bindegewebes und/oder Nervenverletzungen kann die Situation noch weiter verschlechtert werden. Die praktisch relevante Reduzierung der Muskelkraft wird für die erste Woche von 3–4% pro Tag angenommen. Danach verlangsamt sich der Prozeß.

Nach einer Woche Bettruhe vermindert sich die *Muskelmasse* um ca. 13% [11.76]. Eine vierwöchige Ruhigstellung bedeutet, daß die Kraft um ca. 30–50% des Ausgangswertes abnimmt. Der Kraftverlust beträgt bei gesunden Freiwilligen nach drei Wochen Immobilisation im M. quadriceps 40% bei einer Winkelgeschwindigkeit von 60°/s, bei 180°/s 28% [11.72]. Der deutliche Kraftverlust bei niedrigen Winkel geschwindigkeiten ist demnach Ergebnis der Typ-I-Fasern-Hypotrophie [11.77]. Häggmark [11.78] hat bei Patienten mit einem beweglichen Gipsverband gezeigt, daß die Quote Typ-II-Typ-I-Faserfläche im Muskelquerschnitt unverändert bleibt und die volle Beweglichkeit schneller erreicht wurde. Eine Gipsruhigstellung führt z. B. bei Kniegelenksoperationen schon nach zwei Wochen zu einem Kraftverlust von zirka 1/5 der Maximalkraft. Dabei schreitet der Kraftverlust viermal rascher vorwärts als der Kraftgewinn [11.79].

Diese Angaben gelten allerdings nur für die untere Extremität. Spekulativ bleibt die Frage, ob die Übertragung auf die Rumpf- und Armmuskulatur legitim ist und die Verminderung der Muskelmasse nicht größeren Schwankungen unterliegt, da sie vom Ausgangsniveau des Patienten und von hypotrophiehemmenden Mechanismen abhängt [11.80].

Wenn im Reizspektrum Stimulationsimpulse mit höherer Intensität fehlen, die speziell die motorischen Einheiten mit höheren Reizschwellen ansprechen, findet sich eine mehr oder weniger selektive Hypotrophie der schnellen Typ-II-Fasern. Häggmark u. a. [11.81] finden diese Formen der selektiven Muskelhypotrophie als typisch für die Folgen von Bewegungsmangel.

Allgemein kann man annehmen, daß *alle Muskelfasertypen* am Hypotrophieprozeß betroffen sind. Unterschiedlich ist jedoch das Verhältnis des Ausmaßes, welcher Fasertyp dominanter atropher Änderungen unterliegt. Spring u. a. [11.82] fassen mehrere Untersuchungen zu dieser Frage folgendermaßen zusammen: „Ob sich die proportionale Verteilung der Muskelfasertypen verändert oder konstant bleibt, wird zur Zeit nicht einheitlich beantwortet. Gute Arbeiten weisen auf eine Abnahme des Muskelfasertyps I hin. Sicher ist jedoch, daß der Muskelfaserquerschnitt der langsamen Typ-I-Fasern deutlich mehr abnimmt als der der schnellen Typ-II-Fasern".

Warum dies so ist und welche Bedeutung dies für die Praxis hat, zeigt der Einfluß des Spannungs- und Dehnungszustandes eines Muskels auf das Ausmaß des Schadens durch Immobilisation. Wenn in völlig entspannter Position die Muskulatur ruhiggestellt wird, fehlt die Muskelspannung. So sind die Muskelspindeln entspannt, was die monosynaptische Reflexaktivität vermindert, geringere afferente Impulsinformation ist die Folge [11.83]. Die Hypotrophie wird durch die Immobilisation eines verkürzten Muskels akzentuiert [11.84].

Anscheinend stellt der normale *Längen- und Spannungszustand* eines Muskels einen Schwellenwert dar [11.85]. Immobilisation jenseits dieser Schwelle, d. h. in größerer Dehnung, verlangsamt die Entwicklung des Immobilisationsschadens. Immobilisation in Verkürzung führt auch zum Abbau serieller Sarkomere und so zu einer substantiellen Verkürzung des Muskels bei gleichzeitig vermehrtem bindegewebigem Durchbau des Muskels [11.86]. Halbstündiges Dehnen aus der Gipsschale heraus stellt eine ausreichende Prophylaxe gegenüber der Verkürzung und dem bindegewebigen Ersatz dar [11.87].

Zwei Hypothesen geben zusätzliche Hinweise, daß der *Muskelfaserquerschnitt* der langsamen Typ-I-Fasern deutlich mehr abnimmt, als der der schnellen Typ-II-Fasern:

- Die Antigravitätsmuskulatur hat eher das Innervationsmuster der Typ-I-Fasern. Die Hypothese stützt sich darauf, daß bei der Immobilisation die Antigravitätsarbeit wegfällt. Klinisch beobachtet man diese Reaktion z. B. beim M. quadriceps, der bedeutend mehr hypotrophiert als sein Antagonist (Ischiokruralmuskulatur) [11.83].

- Offenbar spielen schmerzhafte Zustände, wie sie z. B. nach Operationen oder Verletzungen vorkommen können, bei den Hypotrophieprozessen eine wichtige Rolle. Laut Spring et al. [11.83] haben Untersuchungen an α-Motoneuronen ergeben, daß starke Schmerzen jegliche Aktivität des entsprechenden Muskels hemmen. Handelt es sich nur um leichte Schmerzen, werden nur Motoneurone der Typ-I-Fasern gehemmt.

Eine vier Stunden anhaltende *Blutsperre* führt 20 Tage später zu einer Muskelhypotrophie von über 50%. Trotzdem sind nach dem heutigen Kenntnisstand Immobilisationsphänomene am Knochen und Muskel nicht durch eine verringerte Durchblutung zu erklären. Die Kapillarisierung eines immobilisierten Muskels ist unverändert, in anderen Untersuchungen sogar signifikant erhöht. Der Blutfluß bleibt konstant oder ist sogar gesteigert. Dies könnte zum Teil Folge des verringerten Muskeltonus sein. Nach Triffitt u. a. [11.88] ist auch der Blutfluß in der Tibiadiaphyse unter Gipsruhigstellung konstant. Patienten können postoperativ ihre Muskulatur oft schlecht aktivieren. Dies wird häufig als Folge einer reflektorischen Muskelhemmung durch Gelenkerguß oder Schmerz erklärt [11.89].

Durch eine intraoperative Ischämie („Abbinden") können periphere Nervenläsionen entstehen, was die gleichen Symptome auslöst.

Altershypotrophie. Erstaunlich früh beginnen die altersbedingten Hypotrophieprozesse, denn bereits im frühen Erwachsenenalter (etwa um das 30. Lebensjahr) verliert die Muskulatur ohne einen entsprechenden Trainingsreiz an Masse. Mit ca. 50 Jahren hat eine untrainierte Person rund 10% weniger Muskelmasse. Dieser Prozeß schreitet weiter, so daß bei einem Achtzigjährigen nur noch 50% der ursprünglichen Muskelmasse vorhanden sind. Diese Angaben stammen von Untersuchungen am M. vastus lateralis. Der Hypotrophieprozeß findet nicht nur durch die Abnahme der Fasergröße, sondern vorwiegend aufgrund eines anzahlmäßigen Verlustes an Muskelfasern statt. Genau genommen nimmt die Anzahl der Muskelfasern beider Fasertypen ab, währenddessen sich die Typ-II-Fasern zusätzlich noch verkleinern. Man vermutet, daß bei der Altershypotrophie neurogene Faktoren eine Rolle spielen, weil nämlich die Reinnervation der Muskelfasern während des physiologischen Prozesses von Denervation und Reinnervation nicht mehr Schritt halten kann. Werden einmal die Muskelfasern nicht mehr innerviert, so gehen sie zugrunde, und nicht kontraktionsfähiges Fett- und Bindegewebe tritt an deren Stelle [11.83].

Die beschriebenen Hypotrophieprozesse der Skelettmuskulatur sind zusammengefaßt noch einmal in Tab. 11.**3** dargestellt.

Der Aktivierungsgrad der Muskulatur bzw. das Ausmaß ihrer Hemmung kann objektiv

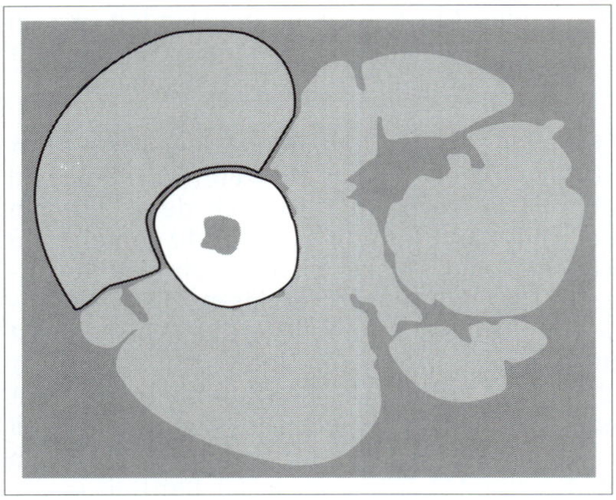

Abb. 11.9 Computertomographisches Bild eines Oberschenkelquerschnitts [11.90].

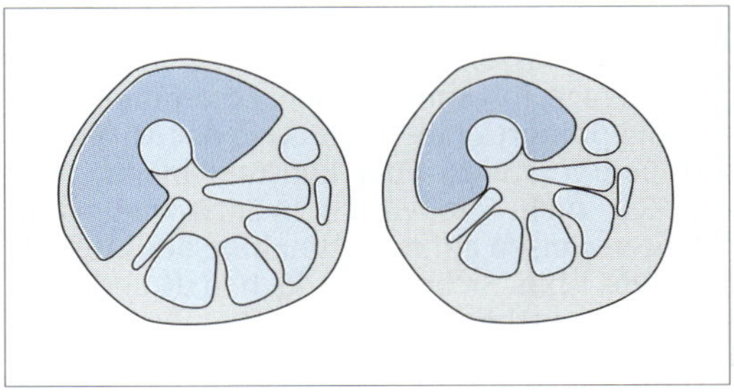

Abb. 11.10 Unterschiedliche Muskelquerschnitte bei gleichem Extremitätenumfang [11.90].

durch die Elektromyographie (EMG) beurteilt werden. In der Klinik ist eine EMG-Überwachung meistens zu aufwendig. In der Praxis konzentriert man sich auf die Beobachtung indirekter Parameter, wie z.B. Messung der Muskelkraft, des Muskelquerschnitts durch Computertomographie (Dator) – wobei die Muskelbäuche vom subkutanen Fett und vom Skelett abgegrenzt werden können (Abb. 11.**9**) –, Ultraschall oder Umfangmessungen.

Bei der Interpretation solcher indirekter Parameter ist Vorsicht geboten. So konnte beispielsweise gezeigt werden, daß nach Verletzungen oder Immobilisierungen der Oberschenkelmuskulatur bis zu 25% des Querschnittsverlustes in Folge von Inaktivitätshypotrophie durch eine Zunahme des Volumens anderer Gewebe, z.B. des subkutanen Fettgewebes, maskiert werden können [11.91] (Abb. 11.**10**).

Nervensystem

Bisher betrachteten wir die Hypotrophieprozesse lediglich hinsichtlich der Muskulatur. Es handelt sich jedoch bei der Ruhigstellung einer Gliedmaße oder des ganzen Körpers (Bettruhe) um ein viel breiter gefächertes Problem. So sind in erster Linie die leistungsbestimmenden Faktoren für die Kraft sowie für die Ausdauer betroffen. Die Ausdauerfähigkeit hängt wesentlich vom Anteil der Typ-I-Fasern, der Kapillarität sowie des Mitochondrien-, Glykogen- und Lipidvolumens ab. Gerade diese Elemente reduzieren sich bei der Muskelhypotrophie.

Die Anpassungsreaktionen beschränken sich nicht nur auf die kontraktilen Strukturen, sondern weiten sich auf andere Gewebe bzw. Systeme aus:

Auf *neuraler* Ebene beobachtet man die Abnahme der gleichzeitigen Rekrutierbarkeit mehrerer motorischer Einheiten pro Muskel, was einer Verminderung der intramuskulären Koordinationsfähigkeit gleichkommt. Durch die Ruhigstellung wird die intermuskuläre Koordination gestört, was vor allem bei späterer sportlicher Betätigung mit überraschenden unkontrollierten Bewegungen Bedeutung erlangt. Ferner vermindert sich die *Herz-Kreislauf*-Leistungsfähigkeit. Eine einwöchige Bettruhe bedeutet eine Verminderung der maximalen Sauerstoffkapazität des Gesamtkörpers um ca. 30%, die Vitalkapazität nimmt ab und die aerobe Schwelle sinkt.

Wir bereits erwähnt, verursacht eine schmerzbedingte reflektorische Inhibition des

Tabelle 11.3 Hypotrophie der Muskelfasern (↓ weniger, ↓ ↓ mehr) [11.92]

Ursache	Muskelfaser Typ I	Muskelfaser Typ II
▪ Immobilisation	↓ ↓	↓
▪ Chronische rheumatologische und internistische Erkrankungen	↓	↓ ↓
▪ Altersprozeß	↓	↓ ↓
▪ Trainingsmangel, Trainingsabbruch	↓ ↓	↓ ↓

neuromuskulären Systems Verhaltensmuster, die aufgrund von Schonmechanismen zu Bewegungsmangel führen. Brügger [11.93] beschreibt Schonmechanismen, die den Muskeltonus dermaßen reduzieren können, daß sekundär die muskuläre Hypotrophie entsteht: *Nozizeptoren* melden Gefährdungen, Gefahrenquellen und Verletzungen. Sie registrieren schon kleinste Störfaktoren.

Die Nozizeptoren kommen, mit wenigen Ausnahmen wie z. B. im Knorpel und im Zentralnervensystem, überall im Körper vor. Damit der enorme Fluß an nozizeptiven Signalen das zentrale Nervensystem (ZNS) nicht mit unbedeutenden Einflüssen stört, schützt sich das System, indem auf Rückenmarksebene eine Hemmung stattfindet. Signale der Mechanorezeptoren aktivieren den nozizeptiven Hemmechanismus, wodurch der zentripetale Fluß an nozizeptiven Signalen abgeschwächt wird. Bei Zunahme der nozizeptiven Signale wird jedoch das Hemmsystem deaktiviert. Die ungehindert zentral weitergeleiteten nozizeptiven Signale erreichen nun die subkortikalen Strukturen. Die dort verarbeiteten Signale bewirken eine subkortikale Organisation von Globalbewegungen (Bewegungsmuster) unter dem Einfluß von Störfaktoren. Erfordern die Störfaktoren die Mitwirkung des Individuums an der Schonung, werden die nozizeptiven Signale vom Individuum als *Schmerzen* wahrgenommen.

Die Wirkung der Nozizeptorenaktivitäten in den subkortikalen Organisationsstufen auf die Bewegungsabläufe werden als *nozizeptiver somatomotorischer Blockierungseffekt* (NSB) bezeichnet. Der NSB hängt von der Intensität der Summation nozizeptiver Rezeptorenaktivitäten und der kortikalen Wahrnehmung der Bewegungsausführung ab. Das Verhalten des spinalen Hemmsystems, und damit verbunden die Weiterleitung oder Blockierung der afferenten Schmerzsignale nach zentral, entsteht durch den Summationseffekt zwischen Nozizeptorenaktivitäten und Mechanorezeptorensystemen. Wenn die Dominanz der Mechanorezeptorensysteme über die Nozizeptorenaktivitäten besteht, aktivieren die Summationseffekte das Hemmsystem, und damit ist das Schmerztor geschlossen.

Der NSB tritt in Aktion, wenn das Schmerztor wegen des Übergewichts an nozizeptiven Signalen offen ist, wodurch die nozizeptiven Signale nach kortikal weitergeleitet werden. Er organisiert subkortikal Ausweichbewegungen (schonende Bewegungsmuster), um die Störfaktoren auszuschalten oder zu mildern. Diese efferente Antwort heißt arthrotendomyotische Reaktion. Sie kann so ausfallen, daß sich die Muskulatur in einem verminderten Spannungszustand befindet, wobei die Induktion der Muskelkontraktion fehlt oder stark reduziert ist. Die Hemmung der Kontraktion geht z. B. auf einen Aktionsschmerz der Muskulatur zurück [11.93].

Die reflektorisch inhibierenden Einflüsse der Gelenkpathologien und der Schmerzen verunmöglichen eine einwandfreie Innervation der das betroffene Gelenk bewegenden Muskulatur. Dadurch vermindert sich die Kontraktionskraft u. U. so, daß die Muskulatur hypotrophiert. Solche reflektorischen Innervationsstörungen treten bei Gelenkprozessen jeder Art oder bei Ruhigstellung auf. Untersucht man dieses Phänomen näher, finden sich Zusammenhänge von Schmerz- und Gelenkeinflüssen auf die Muskelinnervation:

- Bei den *Mechanismen mit Schmerzen* spielen Mechanorezeptoren (Typ III) wie Muskelspindeln und Golgi-Organe eine wesentliche Rolle. Sie haben freie Nervenendigungen und sind dadurch besonders anfällig. Z. B. reizen abrupte oder chronisch langanhaltende Druckeinwirkungen, elektrischer Strom, chemische Substanzen wie auch das bei entzündlichen Prozessen immer beteiligte interstitielle Ödem. Diese afferenten Signalaufnehmer funktionieren gewissermaßen als Schmerzrezeptoren, deren Signale dann in sehr dünnen (2–5 μm) und langsam leitenden (15–25 bzw. 0,5–2 m/s) Nervenfasern (Typ Aδ oder C) nach zentral geleitet werden. Schmidt u. a. [11.94] konnten zeigen, daß zentral auf Rückenmarksebene die Signale mit der Efferenz inhibitorisch verschaltet werden und die Willkürinnervation via α- und γ-Motoneuron gehemmt wird [11.95].

- Der Einfluß *gelenkpathologischer Zustände* mit Gelenkerguß auf die Muskelinnervation erfolgt durch einen anderen Mechanismus: Schon 1965 wurden erstmals reziproke Zusammenhänge zwischen erhöhtem synovialem Flüssigkeitsvolumen im menschlichen Kniegelenk verbunden mit verminderter Willkürkraft des M. quadriceps beschrieben. Es entstand der Begriff der reflektorischen Muskelhemmung. Bewegungseinschränkungen können durchaus vorliegen, ohne daß sie der Betroffene bewußt wahrnimmt. Nach Stokes und Young [11.75] können schon kleinere Gelenkergüsse die Muskelfunktion merkbar beeinträchtigen. Solche Dysfunktionen werden natürlich mit steigenden Schmerzen zunehmend beeinflußt.

Bei einer hydroptischen Synovialschwellung mit 10–200 ml intraartikulärem Flüssigkeitsvolumen gelingt es den Probanden wegen der Quadricepsinhibition nicht mehr, das gestreckte Bein von der Unterlage abzuheben. Ferner ergaben Untersuchungen bei Probanden mit künstlich gesetztem Kniegelenkerguß zwar ein Quadricepsversagen, bei Beimengung von Lokalanästhetika hingegen blieb die Inhibition aus. Elektromyographisch konnte gezeigt werden, daß bei Patienten mit chronischem Kniegelenkerguß unmittelbar nach der Punktion eine Zunahme der isometrischen Quadricepskraft um rund 14%, bei intraartikulär appliziertem Lokalanästhetikum weitere 8% hinzu kamen [11.96].

Die beachtliche reflektorische Hemmung der Kniegelenkstreckmuskulatur durch Dehnung der intrakapsulären Mechanorezeptoren und Reizung der Nozizeptoren, stellt einen wichtigen pathophysiologischen Mechanismus zur Erklärung der Muskelhypotrophie bei Kniegelenkerguß und (schmerzhafter) Kapselreizung jeglicher Genese dar.

Es ist bekannt, daß nach einer Immobilisation die Rehabilitation der Hypotrophie nicht einfach ist und daß die Muskelhypotrophie und Funktionseinschränkungen irreversibel sein können. Sicher ist, daß je länger die Immobilisation dauert, desto schwieriger ist die Erholung. Ein Muskel, der vor einer Immobilisation auftrainiert wurde, kann der Hypotrophie besser widerstehen [11.97].

11.4 Belastungsgestaltung

Für eine optimale Therapie braucht es mehr als die theoretischen und praktischen Kenntnisse des Trainings.

Wir konzentrieren uns hier auf die direkten körperlichen Einflüsse des Trainings mit dem Bewußtsein, daß die indirekten Einflüsse ebenso wichtig oder sogar vorwiegend sind. Voraussetzung ist hier die Bereitschaft des Patienten zur Therapie.

Jedes Gewebe reagiert auf adäquate, regelmäßige Belastungsreize mit einer positiven Anpassungsreaktion. Diese führt zu einer Erhöhung der Belastungsverträglichkeit. So reagiert der Knochen auf intermittierende Zug- und Druckbelastung, der Knorpel auf intermittierende Druck- und Schubbelastung, Sehnen und Bänder auf intermittierende Zugbelastung, die Muskulatur auf verschiedene Formen der Kontraktion und Dehnung.

Einflußfaktoren

Da die Belastbarkeit wie auch der Heilungsvorgang inter- und intraindividuell ist, ist auch die Therapie individuell. Zur Unterstützung der Rehabilitation ist also eine Über- oder Unterbelastung zu verhindern, um einen (zusätzlichen) Schaden zu vermeiden, das bedeutet, Vorbeugung von Fehlbelastungen, besonders des Binde- und Stützgewebes, Beschleunigung der Wiederherstellungsprozesse, Optimierung der Adaptationsmechanismen und Prophylaxe von Verletzungen.

Dazu sollten die folgenden *beeinflussenden Faktoren* berücksichtigt werden.

- Das bedeutet bei der *Wundheilung* vor allem zu achten auf:
  - eine ausgewogene Ernährung mit genügend Eiweiß und Vitamin C, A und K;
  - Sauberkeit zur Verhinderung einer Infektion;
  - Wundschonung, also keine Überbelastung der Wundränder;
  - eine lokale Hyperämie zur Beschleunigung der Wundheilung;
  - eine allgemeine Durchblutungsförderung z. B. durch ein dynamisches Ausdauertraining,
  - Berücksichtigung der reflektorischen Störungen: nozizeptiver somatomotorischer Blockierungseffekt, reziproke Inhibition bei Gelenkpathologien und Schmerzen;
  - die Sensibilität: Stimulation von z. B. peripheren Nervenläsionen, jedoch vorsichtige Dosierung, da der Schmerzreflex fehlt.

- Allgemeine Faktoren, die die *postoperative Belastbarkeit* beeinflussen, wie:
  - Art und Schwere der Verletzung,
  - Operationsbefund und Ausmaß und Art der notwendigen Operationen,
  - Zeit nach der Operation,
  - Allgemeinzustand,
  - Fehlbildungen, Tumore, Grunderkrankung/Leiden etc.,
  - Rehabilitationsziel.

Durch eine Operation werden die einzelnen Gewebsstrukturen in unterschiedlichem Maße verändert. Diese Strukturveränderung wie der Heilungsverlauf können durch die Art der Rehabilitation direkt beeinflußt werden [11.98].

- Bezogen auf die *Gewebe* bedeutet das Beachtung:
  - des biologischen *Alters*. In jungen Jahren ist die Empfindlichkeit des Gewebes der Geschwindigkeit des Wachstums direkt proportional [11.99]. So besteht besonders während des puberalen Wachstumsschubes ein erhöhtes Risiko hinsichtlich Fehlbelastung des Binde- und Stützgewebes. In späteren Jahren ist vor allem der Trainingszustand und das Trainingsalter ausschlaggebend;
  - des aktuellen *Trainingszustandes*. Je länger und besser jemand trainiert ist, um so höher ist die Belastungsfähigkeit. Bei Verletzungen ist die Belastbarkeit reduziert;
  - der *Konstitution*. Die Belastbarkeit kann zum Beispiel aufgrund genetisch bedingter Minderwertigkeit des Binde- und Stützgewebes reduziert sein;
  - des allgemeinen *Gesundheitszustandes*. Infekte oder Mangelernährungszustände haben u. a. negative Auswirkungen auf die Belastbarkeit.

- In bezug auf *Immobilisation* ist zu beachten:
  - Der *Knochen* reagiert mit einer gesteigerten Resorption, welche nach sechs Wochen abnimmt und nach fünf bis sechs Monaten stoppt. Kontinuierlich passive Mobilisation ist nicht ausreichend zur Prophylaxe der Immobilisationsosteoporose. Muskelaktionen sind die wichtigsten Stimulationen zur Osteoporoseprophylaxe [11.100].
  - Immobilisation bewirkt beim *Kapsel-Band-Apparat* verminderte Durchblutung, Synoviareizung, Adhäsionsbildungen, Bindegewebsproliferationen, Kapselschrumpfung, Reizerguß bei Beginn der Remobilisation, sinkende Ausrichtung der Faserstrukturen, d. h. Abnahme der Zugfestigkeit.
  - *Hyaliner Knorpel* zeigt nach zwei Monaten Mobilisation reversible Veränderungen. Faserknorpel weist eine Abnahme der Chondrozyten, des Proteoglykangehaltes, der Knorpeldicke sowie eine schlechtere Regenerationsfähigkeit auf. Nach Immobilisation steigt der Verlust der Knorpelzellmatrix 14 Tage lang. Dabei reduziert sich die oxidative Zellatmung, der Wassergehalt sinkt und die elastische Widerstandsfähigkeit nimmt ab, d. h. Aufweichung der Oberfläche und ungenügender Abtransport der abgelagerten Stoffwechselprodukte, woraus eine Zerstörung der Knorpelzellen resultiert.
  - Bei *Sehnen und Bändern* zeigt sich: sinkende Kollagensynthese, Dickenwachstum und Crosslinks, eine Desorientierung der Kollagenfasern, Laxizität nach Immobilisation bei gleichzeitiger Reißfestigkeitsabnahme durch ungenügende Ausrichtung der Faserstrukturen, verminderte Gefäßeinsprossung, Adhäsionsbildung zwischen Sehne und Sehnenscheide, sekundäre Muskelverkürzungen und Gelenkkontrakturen. Nach acht Wochen Immobilisation zeigt z. B. das Kreuzband eine Abnahme der Zugfestigkeit von 35%.
  - Die *Muskulatur* zeigt eine Abnahme des intra- und intermuskulären Bindegewebes, der Mitochondrien, Kapillaren, Fettverbrennungskapazität, Glykogenreserven, sowie eine verminderte Koordination und Wahrnehmung. Je länger die Immobilisation dauert, desto größer ist die Hypotrophie. Je besser trainiert ein Muskel ist, respektive je schneller der Kraftzuwachs erreicht wurde, um so schneller nimmt die Kraft ab. Immobilisation unter Dehnung bremst die Hypotrophie. Die Kraft nimmt viermal schneller ab als zu. Die Reduzierung der Muskelkraft wird für die erste Woche von 3–4% angenommen. Eine vierwöchige Ruhigstellung bedeutet, daß die Kraft um 30–50% abnimmt. Zur Erhaltung braucht es täglich eine Mindestaktivität von 20% der Maximalkraft.

Bei der *allgemeinen Immobilisation*, dem Nichtbelasten vor allem der unteren Extremitäten ist zusätzlich zu beachten:

- erhöhte Thromboemboliegefahr,
- verminderte Herz-Kreislauf-Leistung,
- erhöhte Dekubitusgefahr,
- erhöhte Pneumoniegefahr.

Ziel und Durchführung der Behandlung

Eine vorübergehende Immobilisation nach einem Trauma oder einer Operation ist trotz der negativen Folgen nicht immer zu umgehen. Die postoperative oder posttraumatische Belastbarkeit des Bewegungsapparates hängt direkt vom jeweiligen Rehabilitationszustand ab. Die Rehabilitation wird in der Hauptsache durch den Zustand der Muskulatur (und des Herz-Kreislauf-Systems) gekennzeichnet. Ein *Ziel der Behandlung* soll deshalb in der Verhinderung eines starken Muskelfunktionsverlustes liegen. Eine möglichst früh-funktionelle Nachbehandlung ist anzustreben, weil eine Ruhigstellung die o. g. unerwünschten Begleiterscheinungen bewirkt. Über die einzelnen Details der frühfunktionellen Nachbehandlung gehen die Meinungen auseinander. Es ist wünschenswert, daß der Operateur anhand der Wundheilung, seiner Erfahrung und der durchgeführten Operation genaue Angaben zur Zug- und Gewichtsbelastungsgrenze sowie zum Bewegungsausmaß (bei unteren Extremitäten) macht. Dieses zusätzliche Wissen hilft dem Physiotherapeuten eine adäquate Rehabilitation durchzuführen.

Frühmobilisation. Die Wirksamkeit der Frühmobilisation hängt von der Kontrolle des Schmerzes, der Entzündung, Schwellung und anderen möglichen Komplikationen ab. Diese bewirken eine reflektorische Hemmung der Muskelaktivität über dem betroffenen Gelenk. Zu Beginn der Therapie sollten deshalb diese Faktoren behandelt bzw. vermieden werden, z. B. durch kontrollierte Bewegung in Kombination mit anderen Behandlungsmodalitäten wie Kälte oder transkutane neurale Stimulation. Die Rehabilitation soll für jedes Gelenk und jede Art von Verletzung separat angepaßt sein unter Berücksichtigung der verletzten Struktur, welche von zu intensiver und zu früher Mobilisation geschützt werden soll, und umgekehrt der gesunden Strukturen, welche so früh wie möglich mobilisiert werden sollen.

Wenn immer möglich, ist die Position der immobilisierten Gelenke so zu wählen, daß die leicht hypotrophierende Muskulatur wie die der Mm. quadriceps und triceps surae in leichter Dehnstellung sind. Wenn wenig Gefahr zur Hypotrophie besteht, ist die Ruhestellung der Gelenke ideal. Für das Training ist der Gelenkdruck zur Vermeidung von Komplikationen möglichst niedrig zu halten. Beim Knie ist das z. B. in einem Winkel zwischen 15° und 60°. Kaufmann u. a. [11.101] zeigen, daß isokinetisches Training große unphysiologische Belastungen auf die betroffenen Gelenke ausübt. Deshalb ist mit den altbewährten Möglichkeiten wie Ergometer, Gewichte heben, Treppen steigen etc. zu trainieren. Während der ganzen Remobilisationsphase ist ein möglichst breites Spektrum an Stimulation vor allem zur Kraft- und Ausdauerförderung wichtig, um alle muskulären Dysfunktionen zu verhindern. Innerhalb der Schmerztoleranz ist alles, außer den absoluten Kontraindikationen erlaubt. Das erfordert eine gute Kooperation zwischen Patient und Therapeut [11.102].

Präventives Training. Die alte Hypothese, daß ein vor der Immobilisation auftrainierter Muskel der Hypotrophie besser widerstehen kann, ist in der wissenschaftlichen Literatur nicht ausreichend dokumentiert. Appell [11.103] zeigte jedoch bei Versuchen mit Mäusen im M. tibialis anterior, daß ein Präventionstraining von einer Woche die unter normalen Umständen immobilisationsinduzierte Hypotrophie von 35% vollständig aufheben konnte. Es resultierten nur gerade 5% Hypotrophie nach einer Woche Immobilisation. Dies übertraf sogar den Effekt einer einwöchigen Mobilisation nach der Ruhigstellung, wonach immer noch 13% Hypotrophie vorhanden war. Die Untersuchung von Ratten an den Mm. tibialis anterior und soleus von Karpka u. a. [11.104] deuten an, daß das präventive Training die deadaptativen Änderungen durch Immobilisation während der ersten paar Wochen der Ruhigstellung verlangsamt. Solange ein präventives Training keine Kontraindikation hat, sollte es vor einer Immobilisation empfohlen werden. Schließlich hat das Training nicht nur auf die Muskulatur einen nützlichen Effekt, sondern auch auf die anderen Gewebe wie Sehnen, Bänder, Knorpel und Knochen. Wichtig ist zu wissen, daß eine Anpassung für diese Gewebe viel länger dauert als beim Muskel. Das bedeutet, daß für eine optimale Immobilisationsprävention auf lange Sicht, d. h. auf Monate geplant werden sollte.

Prophylaxe des Knochenverlustes. Training spielt bei der Prophylaxe des Knochenverlustes eine dominante Rolle und kann weder durch Ernährung noch hormonal ersetzt werden [11.105]. Für einen maximalen Effekt braucht es entsprechende Belastung, aber ohne Beteiligung der Antigravitationsmuskulatur ist das Training wirkungslos [11.106]. D. h. Training in der vertikalen Position und nicht im Bett, also sobald wie möglich auf den Füßen üben. Die nicht betroffenen Bereiche können zur Unterstützung der betroffenen Seite nicht nur über die bessere aerobe Ausdauerleistung zur Regenerationsbeschleunigung beitragen. Durch das Phänomen des „Cross-Transfer“, wird die kontralaterale Seite mittrainiert. In der Untersuchung von Kannus et al. [11.107] ergab sich nach sieben Wochen eine Erhöhung der Kraft bei den Mm. quadriceps und hämstrings von 35–60% ohne Training der betroffenen Seite.

Bei verschiedenen Autoren findet man unterschiedliche Belastungsangaben für verschiedene Traumata, welche die meisten Ärzte in Verordnungen in dieser Form weitergeben.

- Stabile Frakturen der kaudalen BWS und LWS:

Lagerung bis zur Beschwerdefreiheit ca. 10 Tage.

- Instabile Frakturen:
  Ausheilung erfordert eine Liegetherapie von 8–12 Wochen.
- Isolierte Tibiafraktur bei konservativer Behandlung:
  Stabilisierung durch Oberschenkelgipsverband 8–12 Wochen.
- Meniskus:
  Postoperativ isometrische Übungen besonders der Quadricepsmuskulatur für zwei Wochen, ab 0-10-90° Bewegungsfähigkeit zunehmende Belastung, Sport ab 12. Woche.
- Bandausriß, Bandriß (Ligamentruptur):
  Ohne Operation ist eine Ruhigstellung im Gips an der unteren Extremität für sechs Wochen, an der oberen für drei Wochen erforderlich.
- Muskelfaserriß:
  Nach 24–48 Stunden hyperämisierende Behandlung, keine Dehnungsübungen.

Solche Angaben sind zu allgemein und erlauben durch die globalen Einschränkungen nur eine ineffiziente Therapie. Unter Berücksichtigung o. g. Kenntnisse und Anwendung der genannten Prinzipien der Leistungssteuerung, sowie der Variation mit den Methoden des Krafttrainings, des Ausdauertrainings und des Beweglichkeitstrainings beginnt eine optimale Rehabilitation am ersten postoperativen, respektive posttraumatischen Tag.

Durch optimale Zusammenarbeit aller Beteiligten, wie Patient, Therapeut, Arzt kann die Therapie, und d. h. die Heilungszeit weiter optimiert werden.

Da die Durchblutung für die Heilung der Gewebe eine wesentliche Rolle spielt, ist zur Unterstützung der Wundheilung und der weiteren Rehabilitation ein Ausdauertraining über die ganze Rehabilitationszeit empfehlenswert.

12 Wundheilung

Für das Verstehen der Auswirkungen einer Verletzung auf den Körper, sind die Kenntnisse der grundsätzlichen Vorgänge und Abläufe unerläßlich. Diese Kenntnisse erlauben eine schärfere Abgrenzung der Vorsichtsmaßnahmen in der Therapie, womit eine gezielte Rehabilitation möglich ist.

Wunde

ist eine mit Substanzverlust einhergehende Zusammenhangstrennung von Körpergeweben, die meistens durch eine Verletzung verursacht wird.

Formen der Wunde sind:

- *Mechanische* Wunden durch äußere Gewalteinwirkung, vor allem als Schnitt- und Stichwunden (scharf, schneidend, spitz), Quetsch-, Platz-, Riß- und Schürfwunden (stumpf) und Schußwunden;
- *thermische* Wunden durch Einwirkung von Hitze, elektrischem Strom etc. (Verbrennung) oder Kälte (Erfrierung);
- *chemische Wunden*, vor allem durch Verätzung mit Säuren oder Laugen;
- *strahlenbedingte* Wunden durch Einwirkung aktinischer (Ultraviolettstrahlung) und ionisierender Strahlung;
- *biologisch* bedingte Wunden bei Stoffwechselstörungen (z. B. Ulcus cruris, Glucosemangel, Insulinmangel etc.)

[12.1]

Die Wunde als lokale Weichteilschädigung hat stets allgemeine Rückwirkungen auf den Gesamtorganismus. Die schwerwiegendste und gefährlichste ist der Schock. Je nach Entstehung der Wunde kann die Temperaturregulation beeinträchtigt werden. Dies geschieht als Folge der Weichteilschädigung mit einem Anstieg der Körpertemperatur, einer Veränderung der Blutzellzahl mit Leukozytenanstieg, Thrombozytenabfall, einer Veränderung des Serum-Eiweiß-Gleichgewichts und des Säure-Basen-Haushaltes.

Der Gesamtorganismus reagiert auf eine Verletzung mit einer Adaptationsreaktion bestehend aus Alarmreaktion (Anstieg der Glukokortikoidkonzentration), Widerstand (gesteigerte Sympathikusaktivität) und Erschöpfung mit Verlust der Adaptation. Schmerz, Blutung und Infektion sind weitere wesentliche allgemeine Rückwirkungen auf den Gesamtorganismus [12.2].

Eine Verletzung unterbricht Gewebsbeziehungen sowie Gewebskontinuität. Ist das Gewebe verletzt, werden jene Vorgänge gestartet, die das verletzte Gewebe reparieren sollen. Eine „Verletzung" bedeutet Zelläsion, sie kann in Zelltod, Schädigung der Mikrozirkulation und somit im Zusammenbruch des Blutflusses enden. Eine Reihe von Reaktionen folgen der Verletzung: Entzündung, Gerinnung, Zellmobilisation (Fibroblasten, Makrophagen), Formation des Granulationsgewebes (Narbe), Reparatur und Remodellierung (Abb. 12.**1**).

Der Körper versucht den Defekt durch *vernarbende Stützgewebe* zu verschließen. Sind innere oder äußere Körperoberflächen betroffen, kommt Epithelialisierung hinzu. Gebilde

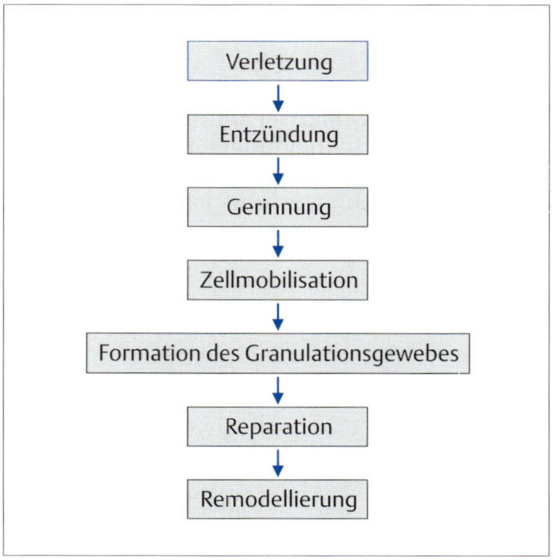

Abb. 12.1 Vorgänge von einer Verletzung zu Reparation und Remodellierung [12.3].

des Stützgewebes, insbesondere Knochen und Sehnen, werden gewebetypisch wieder aufgebaut [12.4].

Physiologische Vorgänge zur Regeneration zerstörten Gewebes bzw. zum Verschluß einer Wunde, insbesondere Neubildung von Bindegewebe und Kapillaren, führen

- bei der **primären Wundheilung** infolge minimaler Bindegewebsneubildung zwischen den gut durchbluteten und ggf. adaptierten Wundrändern einer sauberen Wunde zu deren raschem und komplikationslosem Verschluß mit weitgehender Herstellung des unversehrten Zustandes. Wird der entstandene Defekt durch funktionell gleichartige Zellen ersetzt und der Normalzustand des Gewebes wiederhergestellt, spricht man von einer *vollständigen* pathologischen Regeneration (s. **Beachte:**). Heilt der Defekt unter Bildung funktionell minderwertigen Ersatzgewebes (Narbengewebe) ab, spricht man von einer *unvollständigen* pathologischen Regeneration.

Beachte:

Da eine Wunde eine Gewebeschädigung durch pathophysiologische Mechanismen darstellt, wird die Wundheilung als pathologische Regeneration bezeichnet. Im Gegensatz dazu steht die physiologische Regeneration, die den physiologischen Verschleiß ersetzt.

Folgende Voraussetzungen sind für eine vollständige pathologische Regeneration nötig:

- Das Gewebe muß teilungsfähig sein (vollständige Regeneration ist in Ruhegeweben wie Herzmuskel und Ganglienzellen nicht möglich).
- Die Struktur, die für den spezifischen Zellersatz zuständig ist (Basalmembran, Gefäßbindegewebe) darf nicht zerstört sein.

In allen anderen Fällen wird im Rahmen der Wundheilung der Defekt durch Ersatzgewebe aufgefüllt. Dies ist typisch bei neuralem Gewebe.

- Bei Wunden mit weiter auseinanderliegenden (gequetschten oder nekrotischen) Wundrändern bzw. Wundinfektion erfolgt eine verzögerte **sekundäre Wundheilung,** bei der es infolge einer bakteriellen oder abakteriellen Entzündung zur Auffüllung des Gewebedefekts mit Granulationsgewebe und ausgedehnteren Bildung von Narbengewebe kommt. Die Epithelisierung vom Rand her bildet den Abschluß der Wundheilung [12.5].

12.1 Phasen der Wundheilung

Vereinfacht verläuft der Wundheilungsprozeß in drei Phasen, wobei der zeitliche Ablauf variabel ist und Überschneidungen möglich sind. Die Phasen der Wundheilung (Abb. 12.**2**) sind stark voneinander abhängig und variieren dementsprechend in ihrer Dauer.

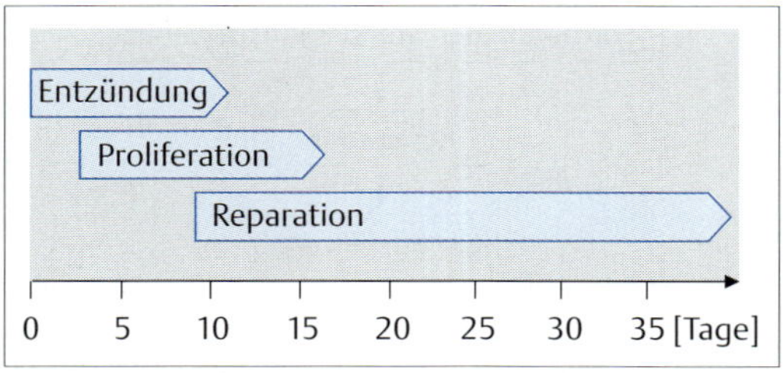

Abb. 12.2 Phasen der Wundheilung.

- 1. *Entzündungsphase* vom ersten bis vierten Tag und länger:
  a) Exsudationsphase mit Schorfbildung in den ersten Stunden;
  b) Resorptionsphase mit kataboler Autolyse vom ersten bis dritten Tag; Synonyme der Entzündungsphase sind: Exsudativ-, Latenz-, Substrat-, Abräumphase.
- 2. *Proliferationsphase* vom dritten, vierten bis siebten respektive 14. Tag und länger als anabole Reparation mit Bildung von Kollagen durch Fibroblasten. Synonyme der Proliferationsphase sind: Kollagenphase, Granulationsphase.
- 3. *Reparationsphase:* Umwandlung des Granulationsgewebes in Narbengewebe ab dem siebten, achten respektive 14. bis

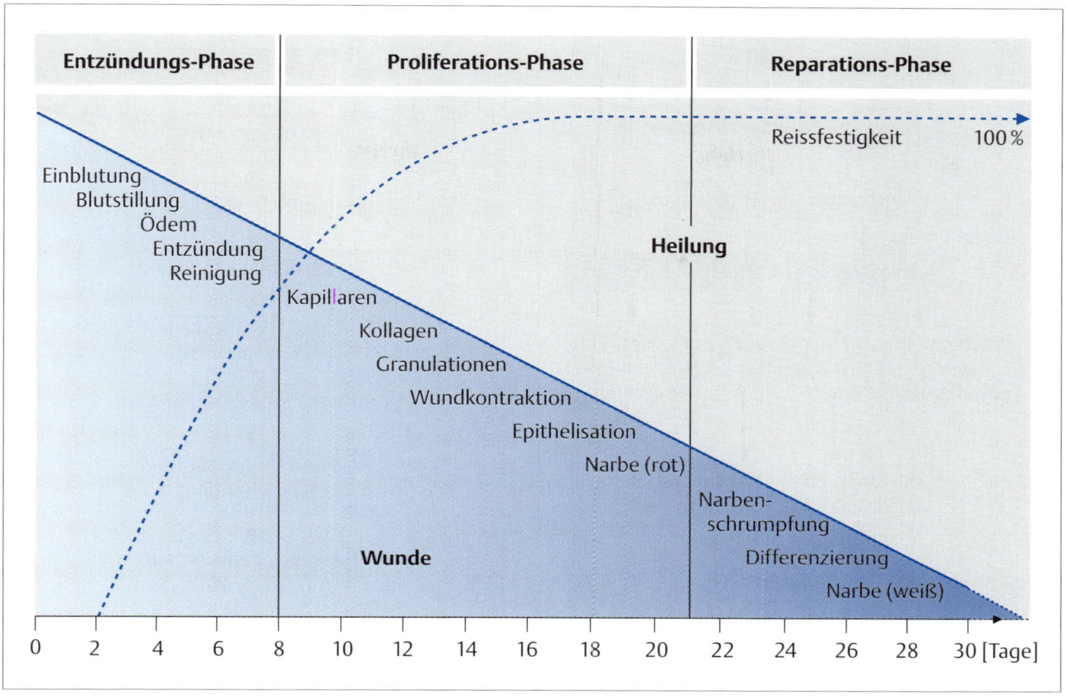

Abb. 12.3 Phasen der kutanen Wundheilung und Entwicklung der Reißfestigkeit. Ersatz der Wunde durch geheiltes Gewebe in Einzelschritten von der Einblutung bis zur Narbe [12.6].

20. Tag und länger. Synonyme für Reparationsphase sind: Remodellierungs-, Organisations-, Differenzierungsphase, Adaptation, Phase der Zell- und Faserreifung.

Die drei Hauptphasen der Wundheilung lassen sich als Übersicht sehr gut am Beispiel der Heilung von Hautwunden zeigen (Abb. 12.**3**).

Entzündungsphase

Damit eine Wundheilung stattfinden kann, muß zuerst eine akute Entzündungsreaktion im Wundgebiet stattgefunden haben.

Entzündung

entspricht der physiologischen Reaktion eines Gewebes auf eine Verletzung. Sie dient der Infektabwehr und der Einleitung des Reparationsprozesses.

Wenn die akute Entzündung durch eine Infektion oder ein weiterführendes Trauma kompliziert ist, wird das Ausmaß der Verletzung erweitert, und es kann zu einer *chronischen* Entzündung kommen [12.7] (Abb. 12.**4**, s. S. 166).

Nach einer Verletzung, sofern eine Wunde als Zellschädigung verstanden wird, setzt unmittelbar eine Blutung durch Zerstörung von Blutgefäßen und danach eine *Gerinnung* (Koagulation) durch Thrombozytenaggregation (unspezifische reversible Zusammenballung) mit dem Ziel der Wundabdichtung ein. Diese wird durch Fibrinausschüttung (Fibronektin) bewirkt.

Eine vorübergehende, einige Minuten dauernde Vasokonstriktion, gefolgt von einer verlängerten Vasodilatation, resultiert in einer erhöhten vaskulären Permeabilität (Abb. 12.**5**, s. S. 166). Verschiedene *Mediatoren* wie Histamin, Serotonin, Bradykinin, Prostaglandine, Leukotriene, O_2-Metaboliten, PAF (Platelet activating factor), IL-1 (Interleukin) und TNF (Tumor necrosis factor) werden durch Blutkoagulation Zellaktivierung und Zelltod (Nekrosen) frei, sie induzieren eine *Leukozyteneinwanderung* und eine *erhöhte Permeabilität* der noch unbeschädigten Blutgefäße rund um die verletzte Region. Auch die auf Hypoxie beruhende primäre Gewebsazidose (Glykolyse, katabole Stoffwechsellage) und die Änderung der Mikrozirkulation (Prä-, Peri- und Poststase) werden durch die Freisetzung von Mediatoren eingeleitet. Diese vasoaktiven Stoffe fördern die Permeation, Exsudation und Emigration [12.8].

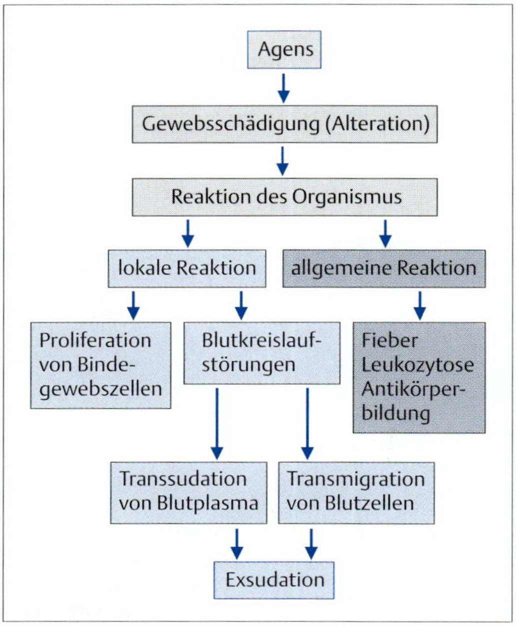

Abb. 12.4 Ablauf einer Entzündungsreaktion [12.9].

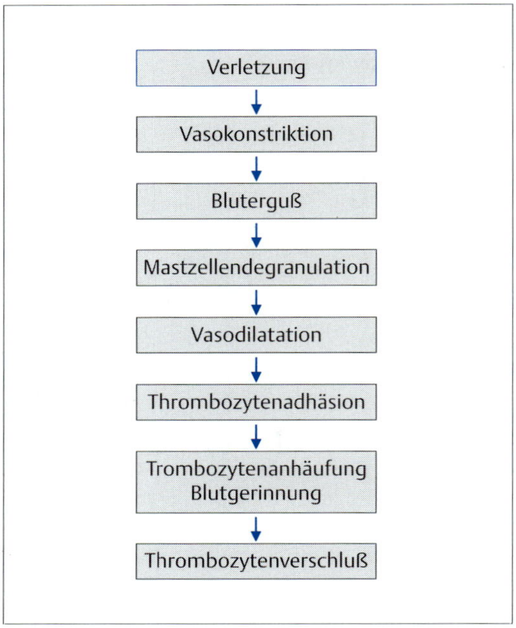

Abb. 12.5 Initiale Veränderungen im Gewebe nach einer Verletzung in den ersten 1 bis 3 Minuten [12.3].

Der Leukozyteneinstrom und die erhöhte Permeabilität bedingen einen erhöhten *Ausstrom von Plasmaproteinen* in den interzellulären Raum, womit der verminderte onkotische Druck zusätzlich zu einer Flüssigkeitsansammlung und Schwellung führt.

Besonders wichtig ist die Einwanderung der Leukozyten, weil diese verantwortlich für die Entfernung von nekrotischen Zellen sowie körperfremden Partikeln sind und Bakterien bekämpfen. Ist diese Aufgabe zum größten Teil erfüllt, geht der Zerfall der eingewanderten Granulozyten mit der Freisetzung von hydrolytischen Enzymen, die den *Abbau untergegangenen Gewebes* fördern, einher, und die nekrotischen Gewebebestandteile werden durch chemotaktisch angelockte Makrophagen phagozytiert (Abb. 12.**6**).

Als wesentliche an der Wundheilung beteiligte Zellen sind vor allem die Granulozyten, Makrophagen, Lymphozyten, Thrombozyten und Fibroblasten zu nennen, die auch bei Entzündungsreaktionen beteiligt sind. Im Prinzip ist die Wundheilung nur eine *Sonderform* der Entzündung. Die daran beteiligten Zellen produzieren und beeinflussen sich gegenseitig durch Mediatoren und die sogenannten Wachstumsfaktoren.

Neuere Untersuchungen zeigen, daß *humoralen Wachstumsfaktoren* eine wesentliche Bedeutung zukommt. Sie werden als kontrollierende Botensubstanzen angesehen, die den Wundheilungsprozeß beeinflussen. Wachstumsfaktoren werden von Zellen produziert und interagieren mit definierten Zellmembran-Rezeptoren, um eine spezielle biochemische Nachricht zur Zielzelle zu überbringen. Die Wachstumsfaktoren sind nicht isoliert zu betrachten, sondern es laufen ganze Mediatorenkaskaden bei der Wundheilung ab. Gut erforschte Wachstumsfaktoren sind z. B.:

- TNF (Tumor necrosis factor),
- IL-1 (Interleukin-1),
- TGF-Beta (Transforming growth factor),
- EGF (Epidermal growth factor),
- FGF (Fibroblast growth factor).

Zusätzlich zu ihren individuellen In-vitro-Aktivitäten bestehen zwischen den meisten oder allen Wachstumsfaktoren komplexe Interaktionen, die imstande sind, die Balance der Wirkungen der einzelnen Faktoren zu beeinflussen. Wir beschreiben dies anhand einer Gewebsazidose infolge O_2-Mangel, wobei ein pO_2-Mangel eine Gewebsazidose bedingt. Dadurch werden chemotaktische Faktoren aus untergehenden

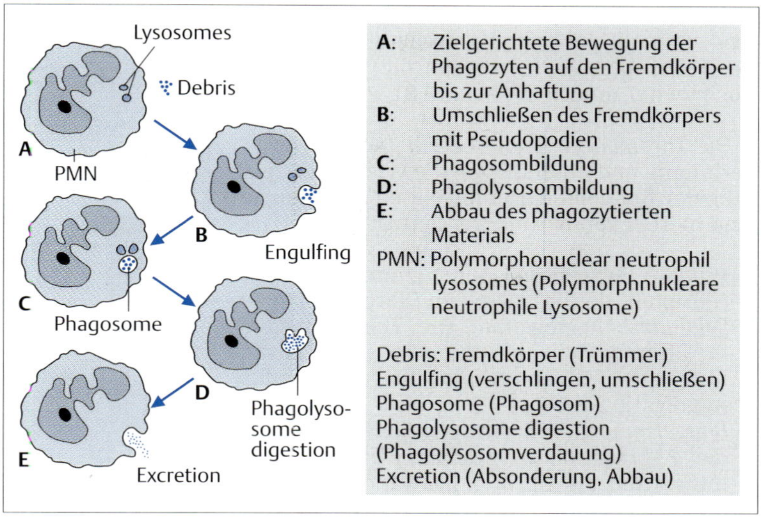

Abb. 12.6 Schritte in der Phagozytose der Leukozyten [12.10]

Zellen in der Wunde frei, welche Makrophagen zur Migration in die Wunde anregen. Eigentlich sind pO_2-Mangel und Azidose potentiell schädliche Vorgänge, führen aber gegenregulatorisch über die Makrophageneinwanderung und Stimulation zur Bildung von Wachstumsfaktoren, die u. a. die Neoangiogenese und die Umwandlung und Einwanderung von Fibroblasten steuern [12.11].

Antworten der Zellen können Zellmigration, Phagozytose, Zellproliferation und Beeinflussung des Kollagenstoffwechsels sein. Die zeitlich zuerst, zumeist innerhalb von Minuten, nachweisbaren Thrombozyten und Gerinnungsvorgänge, dienen der Wundabdichtung. Granulozyten sind nach etwa 24–48 Stunden nachweisbar und werden durch chemotaktische Wirkstoffe, wie bakterielle Produkte, Komplement C5a und TGF-Beta angelockt. Zusätzlich zu ihrer antimikrobiellen Funktion können sie neutrophile Proteasen und freie Sauerstoffradikale zur Wundreinigung freisetzen. Nach der Phagozytose von Bakterien und Zelldebrid gehen sie durch Eiterbildung in der infizierten Wunde unter. Nur ausgeprägte Thrombozytopenien oder Granulozytopenien können klinisch erkennbare Wundheilungsstörungen zur Folge haben. Die zirkulierenden *Monozyten* der extravasalen *Gewebsmakrophagen* sind nach derzeitigem Kenntnisstand die bedeutendsten Zellen, die auf die Wundheilung Einfluß nehmen. Sobald der Monozyt die Gefäßwand durchwandert hat und in die Wunde eindringt, wird er zu einem Gewebsmakrophagen. Dies ist ein unidirektionaler Prozeß. Die Makrophagen dominieren etwa 48–72 Stunden nach der Verletzung die Wunde (Abb. 12.**6**).

Den *Makrophagen* kommen zwei Funktionen zu:

- Gewebeständige Makrophagen = phagozytotische Histozyten
- Antigenpräsentierende Zellen = dentrische Zellen

Ortsständige Bindegewebszellen werden als undifferenzierte Mesenchymzellen bezeichnet. Aus ihnen differenzieren sich die Myofibroblasten und Fibroblasten, die für den Kollagenstoffwechsel von eminenter Bedeutung sind. Die Lymphozyten wandern zuletzt in die Wunde ein.

Die Steuerung der Makrophagen und der übrigen an der Wundheilung beteiligten Zellen, wird durch die Wachstumsfaktoren beeinflußt. Makrophagen und andere Zellen produzieren die Wachstumsfaktoren (Mediatoren) [12.11].

Nach einer Verletzung degranulieren Mastzellen (Abb. 12.**7**) und setzen lysosomale Enzyme, Hyaluronsäure, Heparin, Prostaglandine, chemotaktische Mediatoren für Leukozyten und Histamin frei. *Histamin* zum Beispiel, ein vasoaktives Amin, ist verantwortlich für die Vasodilatation und Erhöhung der Gefäßpermeabilität während der ersten Minuten nach einer Verletzung.

Die Makrophagen beginnen nun, wie die Leukozyten, bestimmte Wachstumsfaktoren zu produzieren, welche für die Initiierung des Granulations- und Proliferationsprozesses wichtig sind. Anhand der Granula im Zytoplasma und der Form ihres Kerns werden die Leukozyten noch weiter unterteilt (Abb. 12.**8**).

Die *Thrombozyten* sind beteiligt an der Blutgerinnung und unterstützen die Wiederherstellung der Blutgefäße. Die folgenden Funktionen sind hierbei von besonderer Bedeutung:

- *Primäre Aggregation* führt zum Verschluß (Pfropfen) der beschädigten Blutgefäße.
- *Sekundäre Aggregation:* Die Thrombozyten im Pfropfen scheiden ihren Inhalt der Granula aus (Adenosindiphosphat leitet die Aggregation ein).
- *Blutgerinnung:* Verschiedene Stoffe, während der Aggregation freigesetzt, werden durch Interaktion zu Fibrin umgewandelt. Dieses bildet ein Netzwerk, womit der primäre Thrombozytenpfropf stabilisiert wird.
- Der *Gerinnungspfropfen* wird unter dem Einfluß von Aktin, Myosin und Adenosintriphosphat zusammengezogen.
- Das Enzym *Plasmin* ist primär verantwortlich für die Auflösung des Blutpfropfens, nachdem unter dessen Schutz die Abdichtung der Blutgefäßwände erfolgt ist [12.13].

Wenn keine sekundäre Wundinfektion stattfindet, nimmt die Infiltration der Granulozyten nach einigen Tagen ab. Das Ende der primären Entzündungsphase in der Wundheilung zeigt die beginnende Phagozytose von alten und ausgedienten Neutrophilen durch Makrophagen an. Im Falle eines erneuten Traumas oder eines Infektes findet eine sekundäre Entzündungsreaktion statt [12.14].

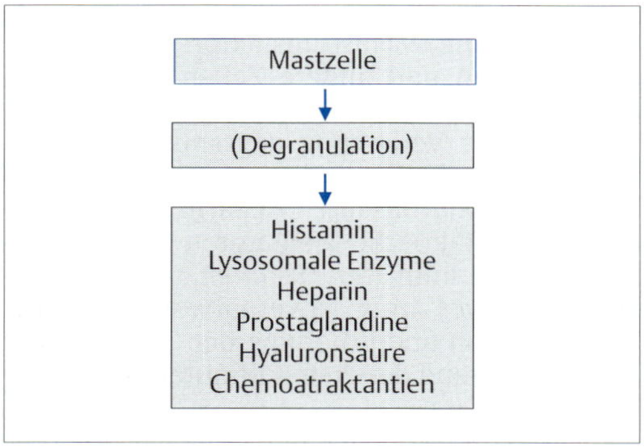

Abb. 12.7 Aktion von Mastzellen in einer Wunde [12.12].

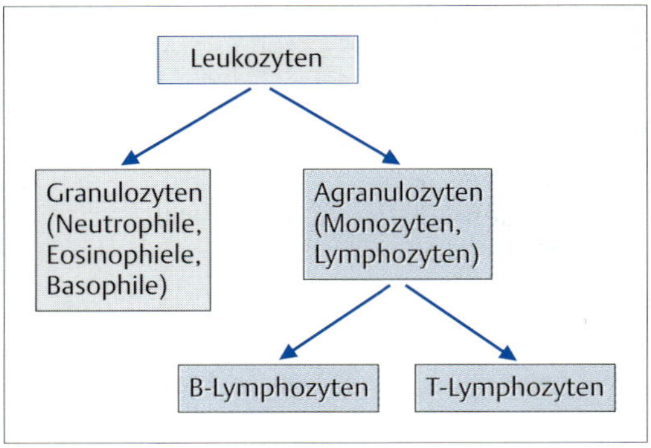

Abb. 12.8 Unterteilung der Leukozyten [12.13].

Proliferationsphase

Bereits in der Entzündungsphase beginnt die Proliferation von Matrix und Granulationsgewebe. Solange jedoch im betreffenden Gewebe noch Entzündungsreaktionen ablaufen, kann keine vollständige Wiederherstellung stattfinden. Erst wenn alles nekrotische Material phagoziert ist, kann das Gewebe vollständig regenerieren [12.15].

Die zweite Phase wird durch Einsprossung von neuen Blutgefäßen, der sogenannten *Angiogenesis*, bestimmt und geht mit der Ausbildung eines Granulationsgewebes, d. h. mit tiefrotem Wundgrund, Synthese von freiem Bindegewebe und Blutklumpenentfernung einher. Dadurch verbessert sie die Durchblutung und der Gewebesauerstoffdruck pO_2 steigt deutlich an. Eine *Kollagensynthese*, also die Proliferation von neuem Kollagen durch die Fibroblasten, wird aus Hydroxiprolin über Prokollagen und Tropokollagen eingeleitet. Die Ausscheidung der Kollagenvorstufen geht von den Fibroblasten und Myofibroblasten aus. Die Fibroblasten beginnen sich in der Wunde rasch zu vermehren und verteilen sich im ganzen Wundgebiet *(Migration)*. Die Aufgabe der Fibroblasten ist es, Substanzen zu produzieren, welche das neue Bindegewebe bilden. Durchschnittlich am 6. Tag ist die maximale Anzahl der Fibroblasten erreicht.

Die Einwanderung, die Vermehrung der Fibroblasten und Einsprossung neuer Blutgefäße wird zu einem großen Teil durch Wachstums- und chemotaktische Faktoren stimuliert, die von den Thrombozyten und Makrophagen abgegeben werden [12.16].

Extrazellulär entstehen Kollagenfasern durch die Vernetzung von Mukopolysacchariden, d. h. Produktion von Matrix und Ablegen von Matrix Fibronektin. Die Ablage von *Matrix Fibronektin* ist von großer Bedeutung für die Wundheilung, da Makrophagen, neue Blutgefäße und Fibroblasten über diese Matrix in die Wundregion migrieren. Durch die Bildung neuer Blutgefäße werden Sauerstoff und Baustoffe, welche die Fibroblasten für die Kollagensynthese benötigen, in den Wundbereich transportiert. Die Makrophagen sorgen für einen kontinuierlichen Stimulus für dieses System.

Wie zu erkennen ist, sind Makrophagen, Fibroblasten und Blutgefäße für die Proliferation voneinander abhängig. Die multifunktionellen Eigenschaften von Fibronektin (verschiedene Bindungsdomänen) machen dieses Molekül sehr wichtig für die gesamte Proliferation. Der richtige physiologische Einbau des neu gebildeten Gewebes wird durch dieses Molekül gesichert, unter der Voraussetzung, daß wir den richtigen Reiz geben. Nach der Proliferationsphase nimmt die Fibronektinmenge stark ab und wird durch Kollagentyp I verdrängt, respektive ersetzt [12.16].

Die *Wundfestigkeit* ist vom geordneten Kollagenfasergehalt abhängig. Sie ist um so höher, je besser das Gewebe durchblutet ist. Der lokale katabole geht in einen anabolen Stoffwechsel über. Das Resultat ist die Überbrückung des Defektes und die beginnende Wundkontraktion. Die Wundkontraktion beginnt, wenn bei fortgeschrittener Heilung die Vaskularisation zurückgeht und das Granulationsgewebe ersetzt ist. Dieser Ablauf wird durch den Eiweiß- und Vitamin C-Gehalt beeinflußt. Die Wundkontraktion resultiert aus der Kontraktion des Bindegewebes, welche um den 4. Tag beginnt und während mehrerer Wochen weitergeht [12.17].

Reparationsphase

Die Reparationsphase ist der Prozeß, aus dem die Kollagensynthese resultiert. Die Qualität des Gewebes wird langsam erhöht, bis die normalen Eigenschaften wieder erreicht sind. Der „Turnover" von Kollagen dauert 250–500 Tage [12.16]. Im Verlauf von Wochen nimmt der Zellgehalt, d. h. Fibronektin und Hyaluronsäure ab, die Kollagenfasern reifen aus. Die Matrixkomponenten werden von Kollagentyp III zu Kollagentyp I umgewandelt. Die Folge davon ist eine höhere Absorptionskapazität für einwirkende Kräfte. Die Fasern ordnen sich gemäß den Hautspannungslinien, den sogenannten Langer-Linien [12.18] an. Der Wassergehalt in der Wunde nimmt ab, und es kommt zur Wundkontraktion. Die Bedeutung der Proteoglykane innerhalb einer Matrix steigt, weil sie Wasser und Kollagen binden, und dadurch in der Lage sind, unter normalen Bedingungen auftretende Kräfte zu absorbieren, und somit das Kollagen zu schützen. Die Wunde wird unter Kollagenfaserzunahme belastungsfähiger und damit widerstandsfähiger.

Besondere Bedeutung haben die Prozesse, die für die Bildung von intermolekularen Crosslinks verantwortlich sind. Ab diesem Zeitpunkt ist es wichtig, die richtigen Impulse an die sich neubildenden Strukturen zu geben. Die Matrix, vor allem Fibronektin, kann damit den entsprechenden physiologischen Einbau des neuen Gewebes steuern [12.16].

Die Reparatur einer verletzten Stelle kann durch eine minimale oder erweiterte Narbenformation stattfinden. **Narbengewebe** ist Bindegewebe mit einem sehr hohen Kollagenfaseranteil. Die Reparatur durch Narbenformation findet durch Ausbreitung von Zellen und anderen bindegewebigen Strukturen statt. Hat sich eine Narbe einmal gebildet, beginnen sich die Kollagenfasern durch Neuausrichtung zu remodellieren [12.3].

12.2 Mechanismus des Wundverschlusses

Der Wundverschluß beruht auf drei Mechanismen (Abb. 12.**9**). Im folgenden sind diese näher beschrieben.

- Das **Granulationsgewebe** entsteht sowohl aus ortsständigen undifferenzierten Mesenchymzellen als auch aus dem Blut eingewanderten Zellelementen durch Entdifferenzierung, Zellteilung und nachfolgende Ausdifferenzierung. Das Granulationsgewebe bildet den Boden für die Epithelialisierung und eine Barriere gegen Bakterien [12.19].

- Die Bedeckung, d. h. die **Epithelialisierung** größerer Granulationsflächen geschieht durch Migration von Epithelzellen. Sehr kleine Wunden können schon nach wenigen Stunden bedeckt sein. Bei größeren Granulationsflächen häufen sich die Epithelzellen während der ersten Tage der Wundheilung in

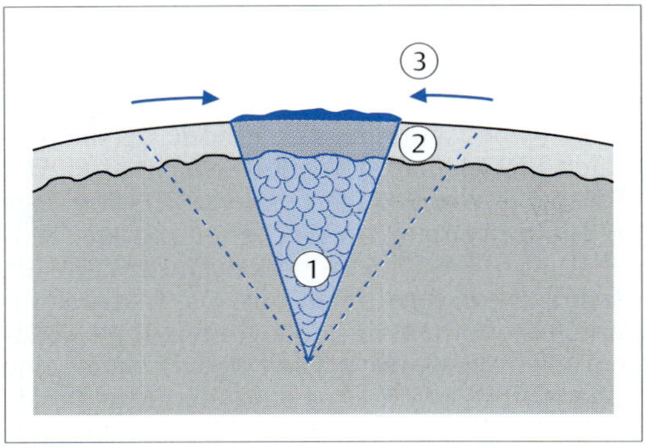

Abb. 12.9 Wundverschluß durch drei Mechanismen, Bildung von
1. Granulationsgewebe,
2. Epithelgewebe und
3. Verkleinerung durch Wundkontraktion (je mehr durch bloße Kontraktion, um so beweglicher die umgebende Haut!) [12.20].

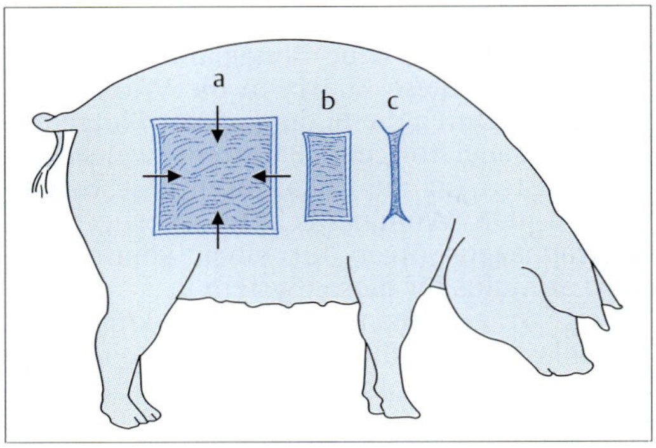

Abb. 12.10 Wundkontraktion (a–c) erfolgt senkrecht zu den Langer-Linien und beruht auf Zugkräften im Granulationsgewebe [12.21].

der Entzündungsphase aufgrund mitotischer Reproduktion im Wundrand an. Die Wundkontraktion bewirkt auf weite Distanz im umgebenden Epithelgewebe einen Anreiz zu mitotischer Teilung der Epithelzellen. Schleimhautwunden heilen in analoger Weise, nur erfolgt die Neubildung von Schleimhautgewebe wesentlich vollständiger als die des Epithelgewebes.

- An den meisten Stellen des Körpers reduziert die **Wundkontraktion** die erforderliche Neubildung von Bindegewebe und Epithel um 50–99%, verglichen mit dem vorbestehenden Volumen bei der Verletzung [12.20]. Je beweglicher die Haut auf der Unterlage sitzt, um so stärker wirkt sich die Wundkontraktion aus [12.19]. An allen Körperpartien ist die Beweglichkeit der Haut abhängig vom Verlauf der Langer-Linien, die größte Verschieblichkeit liegt immer quer dazu [12.21]. Unter Wasserabgabe treten die einzelnen Polypeptidketten dichter zusammen, damit kommt es zur Kontraktion des Wundgewebes. Wunden, welche parallel zu den Hautspalt-, Langer- bzw. Falt-Linien verlaufen, heilen mit einer später kaum erkennbaren Narbe, kreuzt die Wunde aber die Hautspaltlinien senkrecht, so entsteht später eine breitere, auffällige Narbe [12.19]. Die Wundkontraktion erfolgt senkrecht zu den Langer-Linien, beruht auf Zugkräften im Granulationsgewebe und ist in Abb. 12.**10** schematisch dargestellt. Die Wundkontraktionskraft ist in der Nähe des Wundrandes besonders groß und hängt primär vom Zellreichtum, aber nicht vom Fasersystem des Granulationsgewebe ab. Der Mechanismus der Wundkontraktion beruht im wesentlichen auf der Tendenz jeder Zelle, sich abzurunden, sobald sie sich in flüssigem Milieu befindet. Bei Wundheilungen, die sich über mehrere Wochen erstrecken, spielen allerdings neugebildete kollagene Faserbündel eine große Rolle, indem sie narbige Verziehungen der Umgebung bewirken. Das kann an den Extremitäten zur Beeinträchtigung der Gelenkbeweglichkeit, im Magen-Darm-Kanal zu Narbenstenosen führen. Bei diesem Vorgang der Kollagenschrumpfung spricht man nicht von Wundkontraktion, sondern von *Wundkontraktur* [12.22].

12.3 Gewebeaugmentation

Augmentation bedeutet: Vergrößerung, Verlängerung, Vermehrung. Es hat sich gezeigt, daß ein langsamer stetiger Zug verschiedenste adulte Gewebe zur Regeneration anregt. Bringt man z.B. einen dehnbaren Gewebeexpander subkutan ein, so wird durch die zunehmende Vorwölbung ein echtes Wachstum des gedehnten Gefäßbindegewebes, der Dermis sowie der Epidermis ausgelöst. Damit gewinnt man Gewebe, das verschoben und zum Decken eines Defektes verwendet werden kann, z.B. zum Wiederaufbau einer wegen Karzinom entfernten Brust oder zur Verlängerung von Gliedmaßen. Hierbei bewirkt langsamer Zug bzw. langsame Verlängerung nach einer Osteotomie nicht nur eine Neubildung von Knochen, sondern ebenfalls ein Wachstum der Weichteile (Gefäße, Nerven, Muskulatur und Haut). Geht es nur darum, einen Knochendefekt zu schließen, so kann man nach einer Osteotomie im metaphysären Bereich ein Knochensegment durch stetigen Zug um einen Millimeter pro Tag transportieren. In der Osteotomiezone entwickelt sich eine neue Kortikalis (Ilizarov), und das über 4–8 cm transportierte Knochensegment kann damit auf beiden Seiten einheilen [12.23].

12.4 Quantitative Messung der Wundheilung

Es gibt zahlreiche Möglichkeiten die quantitative Wundheilung zu messen, wobei zwei Methoden im Vordergrund stehen:

Planimetrieren. Eine erste Möglichkeit ist die Messung der Verkleinerung von Defektwunden durch Planimetrieren der kleiner werdenden Wunde.

Eine gut granulierte und saubere Defektwunde des Menschen verkleinert ihren Durchmesser um 1–2 cm pro Tag. Dies läßt sich durch folgende Formel ausdrücken:

$$T\ (\text{Zeit}) = \frac{D\ (\text{größter Kreisdurchmesser der Wunde})}{k\ (\text{Konstante von 1-2 mm})}$$

Verfolgt man eine Defektwunde bei komplikationslosem Heilungsverlauf durch tägliches Planimetrieren der Wundfläche, so lassen sich drei Phasen unterscheiden [12.24].

1. Während der initialen 2–4 Tage der Entzündungsphase verkleinert sich die Wundfläche nicht.
2. Es folgt die Phase der logarithmischen Verkleinerung der Wundfläche (Abb. 12.**11**).
3. Während der Schlußphase von 2–3 Tagen ist der Wundverschluß etwas verlangsamt.

Solange die Wundheilung durch Infektionen oder sonstige Schädigungen nicht gestört ist, verläuft die Wundreaktion kontinuierlich. Dies bedeutet, daß sich die Wundfläche logarithmisch verkleinert. Die Verkleinerung der Wunden hängt vor allem davon ab, ob das im Zentrum stehende Granulationsgewebe den Wundrand heranziehen kann. Deshalb heilt z.B. eine Wunde über der medialen Tibiafläche, wo sich die Haut wenig verschieben läßt, langsamer und mit breiterer Narbenbildung als an der Wade.

Reißfestigkeit. Die Reißfestigkeit als Ausdruck der Belastbarkeit einer frisch verheilten Wunde ist die zweite Möglichkeit, die quantitative Wundheilung zu messen. Sie wird in Gramm angehängter Gewichte gemessen und hängt im wesentlichen von der Anzahl der neugebildeten Kollagenfasern ab [12.27]. Sie wird durch die Lokalisation und die Durchblutung beeinflußt.

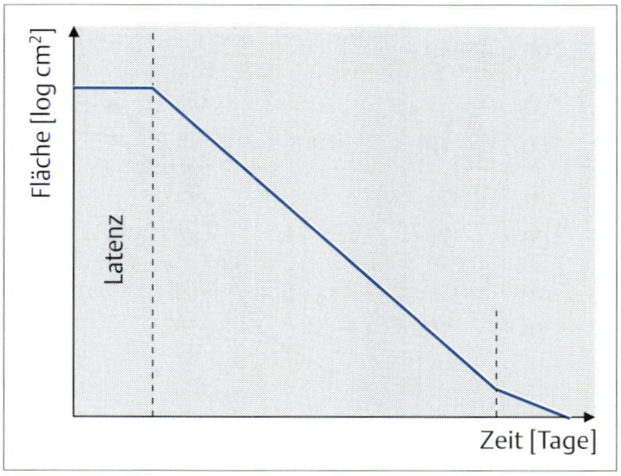

Abb. 12.11 Verkleinerung einer Defektwunde. Der Wunddurchmesser verkleinert sich täglich um den gleichen Betrag (Fläche somit logarithmisch). Abnahme des Wunddurchmessers: 0,5–2 mm/Tag [12.25].

Abb. 12.**12** zeigt die Korrelation zwischen dem Kollagengehalt im Wundgebiet und der Wundfestigkeit.

Die Wundfestigkeit nimmt bei einsetzender Kollagensynthese rasch zu und erreicht beim Bindegewebe und Epithel nach ungefähr 14 Tagen ihren Höhepunkt. Der Kollagengehalt im Wundgebiet beginnt sich nach 4–5 Wochen allmählich zu normalisieren. Die Ausreifung des löslichen Kollagens [12.28] zur unlöslichen Kollagenfaser kann aber über 6 Jahren andauern! Für die Entfernung von adaptierenden Hautnähten gelten Mindestzeiten, die von den individuellen Wundheilungsfaktoren zusätzlich beeinflußt werden können. Je nach Körperregion, Alter und Wundausdehnung gelten folgende Richtgrößen:

- Hals am 3.–5. Tag,
- Kopf am 6.–9. Tag,
- Rumpf am 10.–12. Tag,
- Thorax und Oberbauch ab 8.–10. Tag,
- Unterbauch und Leistengegend ab 8.–10. Tag,
- Hand und Arm ab 10.–12. Tag,
- Fuß und Bein ab 12.–14. Tag, gelenknah 14. Tag [12.29].

12.5 Frakturheilung

Eine besondere Form der Wundheilung ist die Frakturheilung nach Knochenbrüchen. Bei ihr bildet sich ein *Kallus*. Die dabei ablaufenden Vorgänge ähneln denen einer Wundheilung des Bindegewebes. Nämlich mit Blutgerinnung im Frakturspalt, Einwanderung von Fibroblasten und Histiozyten, Kapillarsprossung, bindegewebige Verbindung zwischen den Frakturenden, Umwandlung von Bindegewebszellen in Osteoblasten, Umbau in endgültigen Knochen [12.30].

Jede Fraktur löst eine reparative Entzündung aus, die dazu dient, die separierten Fragmente wieder zu vereinen. Damit diese Heilvorgänge möglichst rasch und ungestört ablaufen können, bedarf jede dislozierte Fraktur der Reposition, der Ruhigstellung sowie einer guten Blutversorgung von Knochen und Weichteilen. In Abhängigkeit von Reposition und der Art der Stabilisierung, d. h. konservative oder operative Frakturbehandlung, werden eine unterschiedliche Morphologie und Verlaufsform beobachtet [12.31].

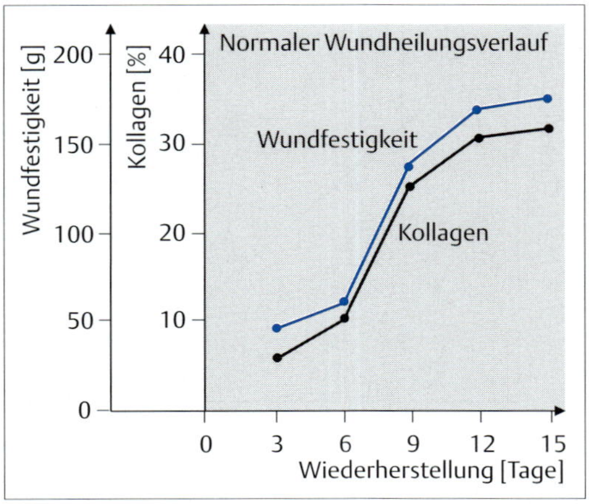

Abb. 12.12 Zunahme der Reißfestigkeit genähter Wunden in Abhängigkeit von der Kollagenbildung [12.26].

Der Knochen ist zur organtypischen Regeneration fähig, d. h., Knochendefekte werden durch neugebildetes Knochengewebe und nicht durch minderwertiges Narbengewebe ersetzt. Die Knochenneubildung kann vom Endost, Periost oder Havers-System ausgehen. Voraussetzung einer ungestörten Knochenheilung sind:

- enger Kontakt der Fragmente,
- ununterbrochene Ruhigstellung der Fraktur,
- ausreichende Durchblutung der Fragmente und umgebender Weichteile.

Primäre Frakturheilung. Bei der primären Frakturheilung wird der Frakturspalt direkt durch in Längsrichtung verwachsende Osteone überbrückt, genannt Kontaktheilung. Voraussetzung dazu ist absolute Ruhigstellung und enger Kontakt der Frakturfläche. Dies ist in der Regel nur bei operativer Freilegung und osteosynthetischer Versorgung der Fraktur möglich.

Sekundäre Frakturheilung. Bei der sekundären Frakturheilung füllt sich der Frakturspalt zunächst mit einem Frakturhämatom, danach folgt Organisation desselben durch Einsprossen von Fibroblasten und Bildung von Narbengewebe, dem Kallus. Darauf beginnt die Differenzierung des Zwischengewebes zu Geflechtknochen, und unter zunehmender funktioneller Belastung bildet sich der lamelläre Knochen aus. Aus Geflechtknochen entsteht außerdem der kompakte Lamellenknochen der Kortikalis. Die sekundäre Knochenbruchheilung ist typisch bei der konservativen Therapie.

Bei der Sekundärheilung wird aufgrund verbleibender Instabilität und zwangsläufiger Vergrößerung der Diastase durch Resorption an den Bruchenden, stabilisierender Kallus gebildet. Da die Reaktionen nicht in unmittelbarer Frakturnähe beginnen, entsteht eine manschettenartige Erweiterung. Diese bewirkt eine breitere „Auflagefläche" und damit frühere Stabilität gegen Biegebeanspruchung. Erst unter der täglichen Belastung wird dieser Kallus in den lamellären Aufbau integriert, was Monate in Anspruch nimmt. Die Ausbildung des Kallus ergibt im Röntgenbild einen guten Parameter für die Beurteilung der Belastbarkeit [12.32].

Spaltheilung. Bei der sogenannten Spaltheilung finden sich zwischen zwei mit einer Osteosynthese fixierten Fragmenten minimale Spalten, diese werden zunächst von Geflechtknochen aufgefüllt und erst sekundär durch den Havers-Umbau in lamellären Knochen umgewandelt [12.33].

Sowohl nach konservativer wie nach operativer Behandlung werden *Störungen der Frakturheilung* beobachtet. Am häufigsten sind dabei verzögerte Heilung (nach vier Monaten röntgenologisch noch keine Kallusbildung), Pseudoarthrose (wenn die Fraktur nach acht Monaten weder nach klinischen noch radiologischen Kriterien geheilt ist) und am gefürchtetsten die Infektion bzw. die Osteitis, insbesondere aber die Kombination von beiden.

Die *Heilungszeiten* sind ausschlaggebend für die Dauer der Ruhigstellung bzw. Entlastung. Dies ist wichtig bei der primären Knochenheilung, da es keine sichtbare Kallusbildung gibt.

- Fingerskelett: 3 Wochen,
- Mittelhandknochen: 4–6 Wochen,
- Radiusbasis: 4–6 Wochen,
- Unterarm: 8–10 Wochen,
- Humerus: 6–8 Wochen,
- Rippen: 3 Wochen,
- medialer Schenkelhals: 12 Wochen,
- Femur: 12 Wochen,
- Tibia: 8–10 Wochen,

[12.34].

Zu beachten ist, daß eine Voraussetzung für eine ungestörte Knochenheilung eine gute Durchblutung der Fragmente und umgebenden Weichteile ist. Das bedeutet für die begleitende Therapie reflektorisch durchblutungsfördernde Maßnahmen, z. B. eine heiße Rolle oder wirkungsvoller eine aktive Therapie, insbesondere ein adaptiertes Ausdauertraining anzuwenden.

12.6 Beeinflussende Faktoren der Wundheilung

Die empirische Beobachtung, daß bei alten Menschen häufiger Wundheilungsstörungen auftreten als beim Kleinkind, beruht vor allem auf Unterschieden in der Dichte des Kapillarnetzes und der arteriellen Versorgung. Organe, die bei jung und alt gleich gut mit Blut versorgt werden, beispielsweise der Darm, heilen auch beim alten Menschen in erstaunlich kurzer Zeit [12.35].

Im **Alter** laufen die Wundheilmechanismen teilweise verlangsamt ab. Die Fibroblastenfunktion zum Beispiel ist wesentlich von der Sauerstoffspannung des Gewebes abhängig [12.36].

Bei bestimmten Krankheitsbildern, z. B. bei Diabetes mellitus findet ein beschleunigter Alterungsprozeß des Bindegewebes statt. Dieser Alterungsprozeß wird in einem hohen Maß durch körperliche Arbeit oder Bewegung, z. B. Sport gehemmt, weil damit die Turnover-Zeit (Umbauzeit) von Kollagen verkürzt wird. Das heißt, die schnellere Erneuerung von Kollagenfraktionen hält das Gewebe jung. Die Stabilisation in nicht reduzierbare Crosslinks erfolgt dadurch langsamer. Crosslinks halten die sekundäre Struktur von Kollagen zusammen. Sie werden auch Wasserstoffbrücken genannt und sind relativ schwache elektrostatische Bindungen. Die große Zahl der Bindungen bedingt eine relativ große Absorptionsfähigkeit, wenn Kollagen unter Streß, d. h. Spannung kommt [12.37].

Nach Untersuchungen nimmt bei Versuchstieren mit *Serumeiweißwerten* unter 5 g% die Reißfestigkeit von Darm- und Hautwunden deutlich ab [12.38].

Insbesondere die *Vitamine* C, A und K sind für die normale Wundheilung notwendig. Vitamin C ist für die Kollagensynthese wichtig [12.38].

Eine reduzierte *Erythrozytenzahl* und insbesondere reduziertes Blutvolumen führen zu einer Verlangsamung der Wundheilung [12.38].

Allgöwer und Siewert meinen, daß die **Histaminliberatoren** die Wundheilung zu beschleunigen vermögen und daß interessanterweise in einer Wunde innerhalb weniger Stunden die Monoaminooxydasen zunehmen. Bekanntlich inaktivieren sie die Katecholamine und das Serotonin. Dies legt den Schluß nahe, daß Vasodilatation bzw. Verkleinerung der Vasokonstriktion die Wundheilung beschleunigt. Das erklärt den günstigen Einfluß der gefäßerweiternd wirkenden Wärme und rechtfertigt das aerobe Ausdauertraining zur reflektorischen Stimulierung des Herz-Kreislauf-Systems.

Hormone, die die Ansprechbarkeit auf Katecholamine vermehren, hemmen die Wundheilung. Dies gilt insbesondere für die Katecholamine selber. Vasokonstriktion hemmt die Wundheilung, was den hemmenden Einfluß von Kälte erklärt [12.38].

Wundinfektion. Bei einer *primären* Wundinfektion sind Kontaminationen durch den Verletzungsgegenstand oder durch Keime der Körperoberfläche bedingt. Werden die Erreger erst bei der Ersten Hilfe oder durch ärztliche Wundversorgung übertragen, spricht man von einer *sekundären* Wundinfektion. Der Keimgehalt in Gelegenheitswunden ist zunächst gering, wobei die Bakterien mehr als sechs Stunden benötigen, um sich zu vermehren und an Virulenz zu gewinnen. Wenn angezüchtete Keime oder virulente Keime von Patienten übertragen werden, kann eine Infektion schneller verlaufen. Streptokokken und Staphylokokken finden sich meist erst nach 12–24 Stunden. Durch Minderdurchblutung, Kapillarkompression mit der Folge einer verminderten Sauerstoffversorgung, wird die Bekämpfung einer Infektion, insbesondere der Anaerobier begünstigt (Bremsen der Übertragung). Alle Formen von Nekrosen sind ebenfalls infektionsgefährdet [12.39].

Der *Verlauf* einer Wundinfektion wird bestimmt durch:

- die Quantität, Qualität und Virulenz, d.h. die Inkubationszeit der Erreger;
- die Resistenz des Organismus, also die Abwehrfähigkeit durch Zellen wie Granulozyten, Makrophagen und Lymphozyten sowie humorale Mechanismen;
- die örtlichen Gewebeverhältnisse wie Qualität und Quantität der Verletzung, Gewebespannung, Fremdkörper, Durchblutung, Gewebe-pO_2, Kontaminationsgrad des Operationsgebietes bei potentiell kontaminierten Hohlorganen [12.19].

Wunddehiszenz. Als Wundruptur oder Wunddehiszenz wird ein postoperatives Auseinanderweichen aller Gewebeschichten bezeichnet, z.B. ein Platzbauch mit Vorfall von Darmschlingen in den ersten zwei Wochen postoperativ. Dies kann auftreten durch Wundheilungsstörungen infolge von Seromen oder Hämatomen oder bei Nahtspannungen. Bei Infektionen spricht man von einer infektiösen Wundruptur. Ätiologisch kommen lokale (z.B. schlechte Naht), allgemeine (z.B. Konstitution oder Leberschaden), medikamentöse oder mechanische Faktoren in Betracht [12.40].

Mikrozirkulationsstörung. Die wichtigste lokale Ursache einer Wundheilungsstörung ist eine Beeinträchtigung der Mikrozirkulation. Sie ist die Folge einer lokalen Schädigung der Gefäße (gequetschter Wundrand) oder einer verminderten Durchblutung bei Arteriosklerose respektive einer Gefäßverletzung. Lokale Hyperämie stellt die wirksamste Maßnahme zur Beschleunigung der Wundheilung dar (z.B. lokale Wärme, sofern der arterielle Zufluß gewährleistet ist) [12.41]. Aktive Maßnahmen verbessern die Durchblutung wirksamer als passive Maßnahmen. Eine globale Perfusionssteigerung steigert die lokale Durchblutung zusätzlich, was mit einem allgemeinen dynamischen extensiven Ausdauertraining optimal erreicht werden kann.

Bei *chronischen nicht heilenden Wunden* bzw. bei Patienten mit Wunden, die über Wochen stationär bleiben, ist eine Ursachenanalyse und gezielte Therapie erforderlich. Meistens liegt eine der folgenden Ursachen vor:

- arterielle oder venöse Zirkulationsstörungen,
- Sequester oder Fremdkörper in der Tiefe,
- kongenitale Fehlbildungen,
- Tumore,
- Tuberkulose,
- „trophische Geschwüre“ an denervierten Körperteilen (Sensibilitätsverlust), denen die „Alarmvorrichtung“ des Schmerzes fehlt;
- Artefakte.

Die vielen beeinflussenden Faktoren machen die Angabe einer genauen Heilungszeit schwierig. Aus Erfahrung entstehen dann zum Beispiel folgende Angaben:

- *Gelenkknorpelverletzung* bei Kontusion und Fissuren: Entlastung des verletzten Gelenkabschnittes für 6–12 Wochen.
- *Meniskusriß:* postoperativ isometrische Übungen besonders der Quadrizepsmuskulatur für 2 Wochen, ab 0-10-90° Bewegungsfähigkeit zunehmende Belastung. Sport ab 12. Woche.

- *Kniekontusion* und -impression ohne knöcherne Beteiligung: konservativ durch 6–8wöchige Entlastung. Mit knöcherner Beteiligung frühzeitige Mobilisation des Gelenkes unter Entlastung von wenigstens 12 Wochen.
- *Muskelzerrung:* nach 3–4 Tagen Wiederaufnahme der Belastung.
- Zerrung und Dehnung (= *Distorsion*): Ruhigstellung des Gelenkes im Gips- oder Tape-Verband für 1–2 Wochen.
- *Muskelfaserriß:* Ruhigstellung und nach 24–48 Stunden hyperämisierende Behandlung, keine Dehnungsübungen [12.42].

Diese Angaben sind sehr ungenau und helfen für eine optimale Therapie nur wenig. Ein ständiger Austausch zwischen allen beteiligten Personen entsprechend dem aktuellen Wundzustand ist erforderlich, um patientenorientiert qualitativ und quantitativ optimal zu therapieren.

13 Therapie bei speziellen Krankheiten

13.1 Bewegungsmangelsyndrom

Bewegungsmangel kommt bei vielen Menschen unserer heutigen Gesellschaft vor. Er ist gekennzeichnet durch Hypokinesie, Adipositas und Muskelhypotrophie und resultiert aus unserer durch Bewegungseinschränkung und Rationalisierung geprägten Arbeitswelt. Der Bewegungsmangel ist auch Ausdruck unserer durch Aufzüge, Rolltreppen und andere Transporthilfen zur Bequemlichkeit neigenden Umwelt, die jede körperliche Beanspruchung auf ein Minimum zu reduzieren hilft. Dazu kommt ein überwiegend passives, konsumierendes Freizeitverhalten vieler Menschen. Oft fördert eine endogen bedingte Antriebslosigkeit die Bewegungsarmut. Ebenso verhängnisvoll wirkt die recht einseitige, kalorienreiche Über- und Fehlernährung.

Bei Menschen mit diesem Verhalten führt die Bewegungsarmut durch die verminderten Anforderungen zu regressiven Anpassungsvorgängen (Maladaptation) in verschiedenen Organen und Organsystemen. Ihre Belastbarkeit ist dadurch reduziert.

Der Bewegungsmangel gehört zu den Risikofaktoren für das gehäufte Auftreten der koronaren Herzkrankheit, der arteriellen Hypertonie oder Verschlechterung von Stoffwechselerkrankungen (Diabetes mellitus, verschiedene Fettstoffwechselstörungen, Gicht etc.). Auch bei der Entstehung und Progression der Osteoporose ist Bewegungsmangel ein verursachender Faktor.

Der Bewegungsmangel selbst ist kein eigenes Krankheitsbild. Im Umfeld von Unsicherheit, Unwissen und Unvermögen bildet er aber in einem verhängnisvollen Circulus vitiosus mit dem bestehenden Leistungsverlust und der reduzierten Nutzung funktioneller Möglichkeiten eine Grundlage dafür, daß Krankheiten entstehen bzw. sich verschlechtern können [13.1] (Abb. 13.**1**).

Therapie. Jede Art körperlicher Bewegung – sei es Freizeitaktivität oder Berufsarbeit, seien es Ergometer oder Krafttraining – kann nach entsprechender Durchführung zu gesundheitsfördernden Anpassungen führen. Die in Tab. 13.**1** angegebenen Energieäquivalente können als Richtwerte für den erforderlichen Energieverbrauch gelten.

Die Anpassungen an ein regelmäßig betriebenes Therapieprogramm betreffen beim Bewegungsmangelsyndrom der *Übergewichtigen* in erster Linie die Zunahme von Energieumsatz, aktiver Körpersubstanz, Herz-Kreis-

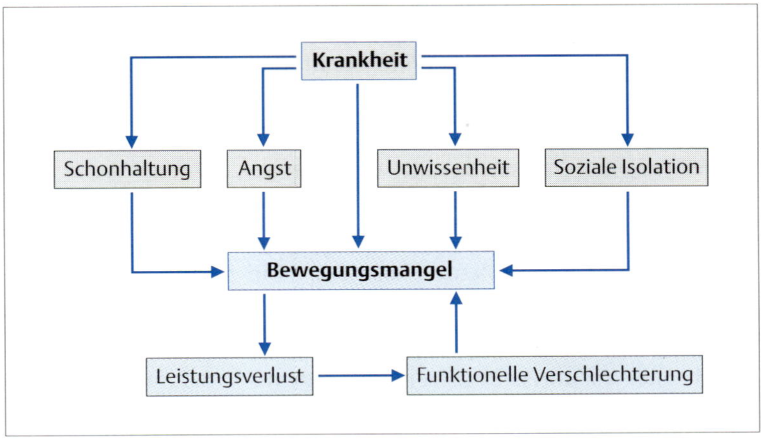

Abb. 13.1 Circulus vitiosus mit Bewegungsmangel, Leistungsverlust und Funktionseinbuße hervorgerufen durch direkte und indirekte krankheitsbedingte Faktoren [13.2].

Tabelle 13.1 Energieverbrauch für jeweils 10 min. verschiedener Tätigkeiten, die nach Bewegungsmangel zunächst durchgeführt werden können (in Kalorien und in bezug zur Körpermasse [13.3]

Tätigkeit	Körpermasse in kg				
	unter 60	70	80	90	über 110
Sitzen	10	12	14	16	20
Hausarbeit	34	41	47	53	68
Treppensteigen, abwärts	56	67	78	88	111
Treppensteigen, aufwärts	146	175	202	229	288
Gehen (3 km/h)	29	35	40	46	58
Gehen (6 km/h)	52	62	72	81	102
Joggen (10 km/h)	90	108	125	142	178
Laufen (12 km/h)	118	141	164	187	232
Radfahren (10 km/h)	42	50	58	67	83
Radfahren (21 km/h)	89	107	124	142	178
Grasmähen mit Maschine	34	41	47	53	67
Grasmähen mit Hand	38	45	52	58	74
Holzhacken	60	73	84	96	121
Kegeln	56	67	78	90	111
Tanzen (mäßig)	35	42	48	55	69
Tanzen (intensiv)	48	57	66	75	94
Golf	33	40	48	55	68
Skilanglauf	98	117	138	158	194
Kraulschwimmen (langsam)	40	48	56	63	80

lauf-Ökonomie und Beweglichkeit. Zusätzlich steigert sich das Selbstbewußtsein der Patienten (Tab. 13.**2**). Die generelle Steigerung der Stoffwechselprozesse im Muskel sowie im Gesamtorganismus werden über eine neurohumorale Aktivierung vermittelt. Sie besteht in Adrenalinausschüttung, Noradrenalinfreisetzung, Aktivierung des sympathischen Nervensystems, Insulinsenkung, vermehrter Cortisolfreisetzung etc.

Eine große Hilfe für die Durchführung der Therapie ist die bewußte Einstellung auf eine aktivere Lebensweise. Dies wird maßgeblich von einigen Persönlichkeitseigenschaften bestimmt. Von entscheidender Bedeutung ist ein Mindestmaß an Intelligenz, Willenskraft und Konsequenz, ob und in welchem Umfang vermehrte körperliche Belastung und richtige Ernährung verwirklicht werden.

Übertriebenes Vorgehen kann bei Übergewichtigen, insbesondere wenn durch Witterungs- und Umwelteinflüsse zusätzliche Belastungsmomente auftreten, eine Reihe gesundheitsgefährdender Probleme auslösen. Die Furcht vor Myokardinfarkt, überschießender Blutdruckreaktion, Gelenk- und Gliederschmerzen, Sturzverletzungen oder Hitzekollaps führt jedoch eher zu unregelmäßiger und ungenügender körperlicher Bewegung und damit zur Unterforderung.

Oft kommen Verdauungsstörungen, Kurzatmigkeit, psychische Labilität sowie eine gewisse soziale Isolierung dazu, so daß ein einmal begonnenes Training wieder abgebrochen oder von vornherein eine körperlich inaktive Lebensgestaltung vorgezogen wird. Das ist besonders dann der Fall, wenn die Bewegungseinschränkungen durch zu hohen Fettanteil an der Gesamtkörpermasse so groß sind, daß selbst einfache Körperübungen nicht ausgeführt werden können. Auch eine hohe psychische Barriere kann eine Aktivierung der Übergewichtigen unmöglich machen wie Abb. 13.**2** zeigt. Aus diesem Grund sind individuelle Vorgehensweisen angebracht.

Bei starkem Übergewicht oder Adipositas sollte die Körpermassenreduzierung allmählich erfolgen. Ärztlich gesteuerte Diätprogramme sollen eine Massenreduktion von etwa 1 kg pro Woche bewirken. Low-level-Fitneßtraining (einfachste Belastungen in der Rehabilitation wie Gehen, Spazierengehen, Treppensteigen und Wandern) kann damit kombiniert werden, da dadurch das nötige Selbstbewußtsein aufgebaut und die normale Alltagsbelastbarkeit erreicht wird.

Bei den Trainingsprogrammen sind Übungen zur Kräftigung der Rücken-, Bauch, Fuß- und Beinmuskulatur betont einzusetzen. Zur Entlastung der Wirbelsäule und der großen Gelenke sollten zunächst Bewegungen im Sitzen, Liegen

Tabelle 13.2 Auswirkungen regelmäßigen sportlichen Trainings bei Übergewichtigen [13.4]

Physiologische Effekte
- Abnahme der Katecholaminfreisetzung,
- Zunahme der peripheren Katecholaminsensibilität,
- Erhöhung des Energieumsatzes,
- Appetitzügelung,
- Abnahme des Körperfettanteils,
- Verminderung der Seruminsulinkonzentration,
- Zunahme der Gewebsinsulinempfindlichkeit,
- Abnahme der Serumtriglyzeride, Zunahme der HDL-Konzentration und Abnahme der VLDL-Konzentration,
- Abnahme der Herzfrequenz in Ruhe und unter Belastung,
- Abnahme des systolischen Blutdruckes,
- Vergrößerung des Herzschlagvolumens, Verminderung des peripheren Gefäßwiderstandes, Abnahme der Herzarbeit,
- Zunahme bzw. Konstanz der Muskelmasse,
- Zunahme der Leistungsfähigkeit,
- Verbesserung der Beweglichkeit,
- Verbesserung der neuromuskulären Koordination

Psychologische Effekte
- Stärkung des Selbstwertgefühls,
- Zunahme des Selbstvertrauens, Verbesserung der Selbsteinschätzung,
- Verbesserung des Körperempfindens,
- Verminderung der Ermüdbarkeit im Beruf,
- Verbesserung sozialer Kontakte und Beziehungen

oder im Wasser insbesondere zur Schulung natürlicher, rückenergonomischer Körperhaltung ausgeführt werden. Eine langsame Steigerung der Belastung wird durch Anpassung der Methoden (z. B. Methode der geringen Krafteinsätze mit mittleren bis hohen Wiederholungszahlen bis zur Methode der mittleren Krafteinsätze mit ermüdenden Wiederholungszahlen) ebenfalls erreicht. Langzeiterfolge stellen sich nur ein, wenn die Motivation zur regelmäßigen körperlichen Betätigung erhalten bleibt bzw. ständig neu belebt wird (Tab. 13.**3**, s. S. 180) [13.5].

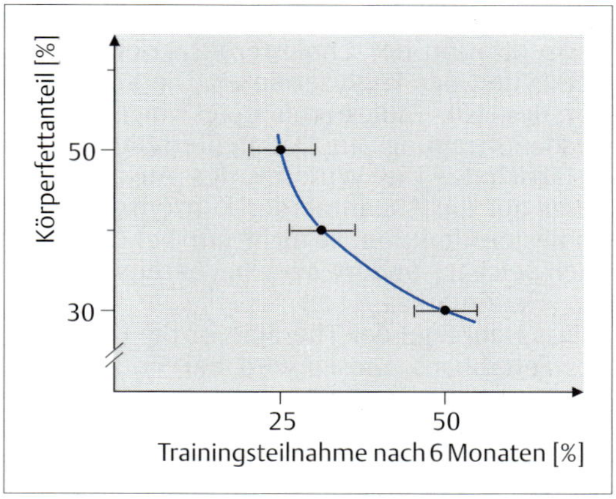

Abb. 13.2 Rückgang der regelmäßigen Trainingsteilnahme Übergewichtiger nach sechs Monaten in Abhängigkeit von der Ausprägung der Adipositas [13.6].

Tabelle 13.3 Forderungen an den Therapeuten zur Verbesserung der Motivation für Teilnehmer an einem Adipositas-Trainingsprogramm [13.7]

- Wecke realistische Ziele, erzeuge keinen Glauben an Wunder!
- Wähle vernünftige Leistungsanforderungen hinsichtlich Intensität, Dauer und Häufigkeit und hinsichtlich realistischer Bewertung möglicher Erfolge.
- Beginne mit dem Programm langsam und allmählich.
- Wähle geeignete Belastungsformen! Bevorzuge aktive Körperbewegungen.
- Betone, daß alle Aktivitäten im Alltagsleben mit Energieverbrauch gekoppelt sind. Wähle eine angenehme Umgebung. Berücksichtige individuelle Wünsche.
- Empfehle die Teilnahme in einer Gruppe. Suche einen hochmotovierten Übungsleiter.
- Überwache die Ergebnisse. Motiviere zur Selbstbeobachtung.
- Sorge für ein positives Feedback, hinsichtlich Veränderungen von Körpermasse, Körperfettanteil, Leistungsfähigkeit, Herzschlagfrequenz, Blutdruck, Serumlipiden, Glukose, Insulin und Harnsäure.
- Nutze alle Möglichkeiten von Belohnungsmechanismen und Belobigungen.
- Sorge dafür, daß der Patient selbst und seine Angehörigen die Beziehung zwischen Energieumsatz, Ernährung und körperlicher Aktivität verstehen.

13.2 Stoffwechselsyndrom

Hyper- und Dyslipoproteinämie. In den hochindustrialisierten Ländern leidet nahezu jeder zehnte Erwachsene an der Erhöhung von Blutfetten in Form einer Hyper- oder Dyslipoproteinämie (angeborene oder erworbene Störung im Aufbau, Transport und/oder Abbau der Lipoproteine). Durch ein ausdauerorientiertes Training im Rahmen der Therapie nimmt die Konzentration der Cholesterolfraktionen (LDL, VLDL) und der Triglyzeride ab. Die Konzentration des HDL-Cholesterols steigt hingegen nach Ausdauertrainings an. Dadurch erhöht sich der Gefäßschutz. Die Wirkung des Ausdauertrainings auf die Abnahme der Konzentration der Cholesterolfraktion ist nicht nur bei Gesunden nachweisbar, sondern auch bei bereits Erkrankten (Herzinfarkt).

Das Hauptziel der Therapie ist die Förderung des Fettabbaus. Dieses wird bei Stoffwechselstörungen nur erreicht, wenn sie gleichzeitig mit Umstellungen in der Ernährung gekoppelt ist. Drei Stunden Ausdauertraining pro Woche ist das Mindestmaß, das zu einer Erhöhung der gefäßschützenden HDL-Cholesterolfraktion führt. Zur Abwechslung der Therapie, Unterstützung des Wohlbefindens und der allgemeinen Fitneß empfiehlt sich die komplexe Kraftentwicklung mit der Methode der geringen Krafteinsätze mit mittleren bis hohen Wiederholungszahlen, z. B. in Form eines Fitneß-Parcours. Dieses anspruchsvolle Belastungsmaß sollte über längere Zeit angestrebt werden [13.8].

Diabetes mellitus Typ II. Zur Behandlung des Diabetes mellitus Typ II (Altersdiabetes) gehören Diät, körperliche Belastung und blutzuckersenkende Medikamente. Falls keine Kontraindikation besteht, ist die Therapie beim Diabetiker obligat. Häufig ist die Zuckerkrankheit gekoppelt mit anderen Risikofaktoren: Übergewichtigkeit (40%), Bluthochdruck (53%), Hyperlipoproteinämie (20%) und Hyperurikämie (23%).

Formen des Ausdauertrainings zur Diabetesbehandlung sind deshalb vorteilhaft, weil sie die Insulinintensivität der Gewebe steigern. Die Glukosetoleranz wird durch Therapie verbessert, d. h. bei Aufnahme einer bestimmten Glukosemenge kommt es zu einem geringeren Ansteigen der Blutglukose (z. B. beim Glukosetoleranztest). Die Mindestbelastung beträgt drei Trainingseinheiten pro Woche. Dazu eignen sich Ergometertraining, Schwimmen, Radfahren, Ausdauerlauf und Aerobic. Zu Beginn genügen 20 Minuten Belastung, um diese innerhalb mehrerer Monate auf 60 Minuten auszudehnen. Als Ergänzung eignet sich die Methode der geringen Krafteinsätze mit mittleren bis hohen Wiederholungszahlen zur Gesundheitserhaltung. Beim Diabetiker besteht immer die Möglichkeit, daß nach längeren Belastungen hypoglykämische Zustände auftreten. Daher sollte dem Diabetiker empfohlen werden, stets Zucker griffbereit zu halten [13.9].

Hyperurikämie. In den industrialisierten Ländern weisen viele Erwachsene eine deutliche Zunahme der Harnsäurekonzentration im Blut auf (Hyperurikämie). Abgelagerte Uratkristalle können Schädigungen in Gefäßen, Gelenken und Nieren hervorrufen. Ursachen der Hyperurikämie sind reichlicher Fleisch- und Alkoholkonsum sowie Bewegungsmangel. Zum schmerzhaften Gichtanfall kommt es mit hoher Wahrscheinlichkeit, wenn die Serumharnsäurekonzentration über 500 µmol/l ansteigt. Ein Anstieg über 430 µmol/l bei Männern und über 300 µmol/l bei Frauen, erfordert das Einhalten von Diätmaßnahmen und verstärkte körperliche Aktivität.

Die Therapie erfordert eine ausdauerorientierte Belastung von zwei bis vier Stunden pro Woche, wobei eine Trainingseinheit etwa 40 Minuten dauern sollte. Im Gegensatz dazu führt intensive Kurzzeitbelastung zum vorübergehenden Anstieg des Harnsäurespiegels im Blut. Somit eignet sich als Ergänzung die Methode der geringen Krafteinsätze mit hohen Wiederholungszahlen ausgezeichnet. Der Erfolg der Therapie tritt nicht sofort ein, sondern erfordert ein mehrmonatiges Diät- und Trainingsprogramm. Ausdauersportler weisen einen um 30–50% niedrigeren Harnsäurespiegel auf als Untrainierte [13.10].

Arterielle Hypertonie. Der dauernd erhöhte Blutdruck, die Hypertonie betrifft etwa 15% der Erwachsenen in den Industrienationen. Bluthochdruck (dauernd >160/90 mmHg) ist oft mit Übergewicht, Hyperlipoproteinämie und anderen Risikofaktoren gekoppelt. Die Bewegungstherapie hat sich als nützliche Ergänzung zur medikamentösen Therapie erwiesen. Sportliche Bewegung beeinflußt die Blutdruckregulation über die Abnahme der sympathischen und adrenergen Herzstimulation und über die Erniedrigung des peripheren Gefäßwiderstandes. Der erhöhte systolische Blutdruck kann dadurch um 10–20 mmHg gesenkt werden.

Dauerbelastungen mit niedriger Intensität (extensives Ausdauertraining) sind vorteilhaft, besonders bei Patienten die über 50 Jahre alt sind. Geeignet sind Wandern, Radfahren, Schwimmen, Laufen, Skilanglauf, Ergometertraining sowie Krafttraining mit der oben genannten Methode. Zu meiden sind Trainingsarten, die einen erhöhten Preßdruck erzeugen. Ein isometrisches Krafttraining mit einer Intensität bis 80% der Maximalkraft zeigt kein kritisches Ansteigen des systolischen Blutdruckes, der Herzfrequenz oder Herzrhythmusstörungen bei Herzpatienten [13.11]. Belastungen, die die Atmung blockieren oder einen Valsalva-Reflex (s. Merke) auslösen könnten, sind zu vermeiden.

Merke:

Reflektorisches, starkes Bauchpressen und Anspannen der Exspirationsmuskulatur.

Dies bedeutet mit einer Intensität von 30–70% der Maximalkraft isometrisch zu belasten, je nachdem wie sich der Blutdruck unter Belastung verhält und welche Nebenbeschwerden vorbestehen. Somit eignet sich z. B. die Methode der mittleren Krafteinsätze mit mittleren Wiederholungszahlen. Bei einer Erhöhung des systolischen Blutdruckes über 180 mmHg in Ruhe, sollten die Belastungen auf Ausdauerbelastungsarten eingegrenzt werden. Zu beachten ist, daß die Bewegungstherapie etwa bei jeder zweiten Person zur Blutdrucksenkung führt. Trotzdem ist Bewegung zu empfehlen, weil das Wohlbefinden gefördert wird und vorteilhafter ist als motorische Unterbeanspruchung. Das Mindestbelastungsmaß ist bei der Hypertonie ein zwei- bis dreimaliges Training von 30 Minuten pro Woche. Längere Trainingseinheiten von 40 bis 60 Minuten Dauer sind wirkungsvoller [13.12].

Adipositas: Das Stoffwechselsyndrom der Adipositas ist ein Risikofaktor für Herz-Kreislauf Erkrankungen und ist oft mit Hypercholesterolämie, Kohlenhydrattoleranzstörungen und Hypertonie verbunden. Beschwerden am Bewegungs- und Stützapparat kommen oft vor.

Neben der optimalen Nahrungsaufnahme ist Bewegungstherapie eine geeignete Maßnahme zur Reduzierung der Körpermasse. Erstes Therapieziel ist die Aktivierung des Herz-Kreislauf-Systems. Schwimmen, Radfahren, Wandern und Skilanglauf eignen sich als extensives Ausdauertraining. Zur Ergänzung könnte ein Krafttraining (Fitneßtraining) mit den Methoden der komplexen Kraftentwicklung ausgeführt werden. Zu Beginn ist das Laufen nicht empfehlenswert, weil die Körperfülle die Fortbewegung stark behindert. Später muß allmählich der Bewegungs- und Stützapparat auf die höhere Belastung vorbereitet werden, z. B. mit einem intensiven Ausdauertraining und Kraftsteigerung mit der Methode der leichten Krafteinsätze mit mittleren Wiederholungszahlen [13.13].

13.3 Herz-Kreislauf-Erkrankungen

Herz-Kreislauf-Erkrankungen stehen nach wie vor an der Spitze der Morbiditäts- und Mortalitätsstatistiken in Europa und Nordamerika. Bewegung gehört zu den wichtigsten Faktoren in der präventiven Einflußnahme für eine aktivere Umstellung der gesamten Lebensgewohnheiten, z. B. nach einem Myokardinfarkt. Größere Kraft- und Schnelligkeitsübungen sind besonders vorsichtig einzusetzen. Ebenso sind Luftanhalten und Preßatmung zu vermeiden.

Bei arteriellen und venösen *Durchblutungsstörungen* und beim *Lymphödem* sollte Bewegungstherapie in niedrig dosiertem, d. h. extensivem Ausdauertraining zunächst mit Intervallcharakter absolviert werden. Ein ähnlicher Trainingseffekt mit zusätzlicher Kraftsteigerung wird erreicht mit der Methode der geringen Krafteinsätze mit hohen Wiederholungszahlen, gewöhnlich mehr als hundert Wiederholungen. Die Ziele sollten auf eine lebenslange Durchführung ausgerichtet werden.

Obstruktive und restriktive *Lungenkrankheiten*, Zustände nach operativer Entfernung einzelner Lungenlappen, Asthma bronchiale und andere Erkrankungen der Lunge sind dosierter bewegungstherapeutischer Einflußnahme zugänglich. Auch hier ist mit Methoden der komplexen Kraftentwicklung mit geringen Krafteinsätzen mit mittleren bis hohen Wiederholungszahlen und mit einem extensiven Ausdauertraining zu beginnen [13.14].

13.4 Osteoporose

Für die Osteoporose werden ein Defizit an Estrogenen, verminderte Kalziumzufuhr und, zumindest für das postmenopausale Auftreten, eine Abnahme der körperlichen Aktivität verantwortlich gemacht [13.15]. Genetische Faktoren und inadäquate Lebensweise modifizieren den Ablauf der Knochendemineralisierung (Abb. 13.**3**). Der Knochenabbau manifestiert sich fast ausschließlich in den Spongiosastrukturen.

Generell wird nebst der Kalzium- und Hormonsubstitution eine Umstellung der gesamten Lebensweise mit optimierter Ernährung und angemessener körperlicher Aktivität angestrebt. Für amenorrhoische Leistungssportlerinnen ist eine vorübergehende Reduzierung des Trainings empfehlenswert.

Die Therapie sollte sich nicht auf die Anwendung von aeroben Belastungen beschränken. Der Muskelkräftigung ist besondere Beachtung zu schenken, weil die Knochenmodellierung maßgeblich durch adäquate Zug- und Spannungsbeanspruchung beeinflußt wird. Zudem bildet die gut trainierte Muskulatur einen Schutz zur Stabilisation der Knochen und hilft Überbelastungen vorzubeugen (z. B. Stürzen).

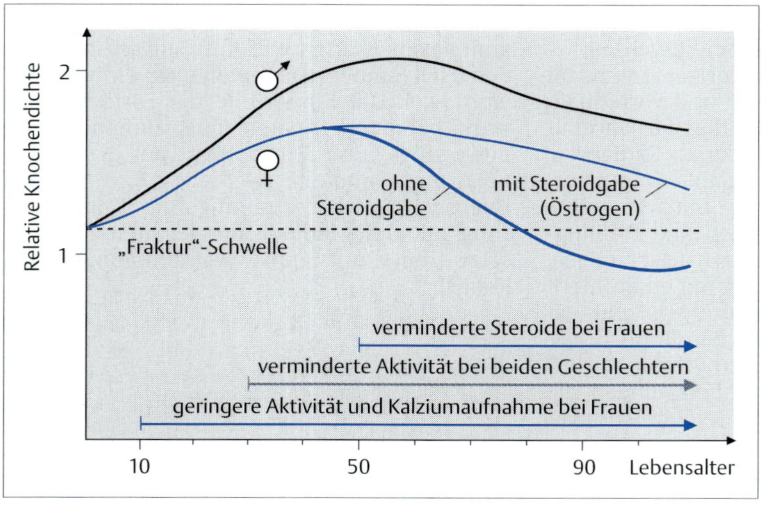

Abb. 13.3 Schematische Darstellung der Beziehungen von Knochenmineralisation zu körperlicher Aktivität, Ernährungsgestaltung sowie Östrogenspiegeländerungen beim männlichen und weiblichen Geschlecht im Alternsgang im Hinblick auf die Entwicklung der Osteoporose [13.15]

Hier bewährt sich die Methode der leichten Krafteinsätze mit mittleren Wiederholungszahlen, die extensive MA-Methode sowie die Standard-MA-Methode I. Zu Beginn sollte mit isometrischer, später bei genügender Stabilität mit dynamisch auxotoner Muskelaktionsform möglichst in axialer Belastungsrichtung trainiert werden [13.16].

Literatur

Abplanalp, S., E. Arnold, D. Burkhardt: Motivation des Patienten zur Physiotherapie. Diplomarbeit Schule für Physiotherapie Inselspital. Bern 1994.

Adam, K., J. Werchoshanskij: Modernes Krafttraining im Sport. Berlin 1974.

Ahrend, E.: Sportmedizinische und -methodische Rehabilitationsprinzipien bei Wiederaufbau des Sportlers nach Sprunggelenkverletzungen. Medizin und Sport 1, 3 (1983) 67–70.

Akeson W.H., D. Amiel, M.F. Abel et al.: Effects of immobilization on joints. Clin. Orthop. 219 (1987) 28–37.

Akeson W.H., D. Amiel, L.Y. Woos.: Immobilization effects on synovial joints. The pathomechanics of joint contracture. Biorheology 17 (1980) 95–103.

Alexander, F.: Psychosomatische Medizin – Grundlagen und Anwendungsgebiete. Berlin 1985.

Allgöwer M., J.R. Siewert: Chirurgie. Berlin 1992.

Allmer, H.: Angst und Bewegungsverhalten. In: Kirkaldy, B.C. (Hrsg.): Individual differences in sport behavior. Köln 1982 (S. 224–239).

Almon R.R., D.C. Dubois: Fiber-type discrimination in diskusse and glucocortioid-induced atrophy. Med. Sci. Sports Exerc. 3 (1990) 304–311.

Amiel D., W.H. Akeson, F.L. Harwood et al.: Stress deprivation effect on metabolic turnover of the medial collateral ligament collagen. Clin. Orthop. 172 (1983) 265–273.

Antonietti, F., R. Baumgartner: Funktionskrankheiten des Bewegungsapparates – Eine Einführung in die Theorie nach Brügger. Diplomarbeit Feusi Physiotherapieschule. Bern 1992.

Appell, H.J., E. Zimmermann: Über den Einfluß eines Höhentrainings auf die Muskelfasern des Zwerchfells der Japanischen Tanzmaus. In: Pflügers Arch. 377, R26, 1978.

Appell, H.J.: Morphological studies on skeletal muscle capillaries under conditions of high altigude. Int. J. Sports Med. 1 (1980) 103–109.

Appell, H.J., B. Welck: Training induced hypertrophy of motor end plates. In: Pflügers Arch. 389, R61, 1981.

Appell, H.J.: Mechanismen und Grenzen des Muskelwachstums. In: Decker, W., M. Lämmer (Hrsg.): Kölner Beiträge zur Sportwissenschaft 12, Jahrbuch der Deutschen Sporthochschule Köln. Schorndorf 1983 (S. 7–18).

Appell, H.J., J. Mester (Hrsg.): Trainingsoptimierung. Zielsetzungen und Massnahmen. Sankt Augustin 1987.

Appell, H.J.: Morphologische Veränderungen des Skelettmuskels durch Inaktivität. In: Puhl, W.: Der Muskel. Uelzen 1989 (S. 17–19).

Appell, H.J.: Muscular atrophy following immobilization. A review. Sports Med. 10 (1990) 42–58.

Appell, H.J., A. Verdock, F. Duesberg et al.: Fehlende Ermüdung der Muskulatur bei Patienten nach Immobilisation ein Paradoxon? sportverletzung – Sportschaden 5 (1991) 205–207.

Appell, H.J.: Can experimental immobilization studies predict the clinical process after orthopedic surgery? Int. J. Sports Med. 14 (1993) 291–293.

Armbrecht A., W. Zenker, H.J. Egbers et al.: Die gipsfreie, frühfunktionelle Nachbehandlung der operativ versorgten Achillessehnenruptur. Chirurg 64 (1993) 926–930.

Avery J.K.: Oral development and histology. Baltimore 1987.

Badtke, G.: Sportmedizinische Grundlagen der Körpererziehung und des sportlichen Trainings. Leipzig 1987.

Badtke, G., W. Giebel, S. Israel et al.: Sportmedizinische Grundlagen: Körpererziehung und Training. Thun 1989.

Badtke, G., F. Bittmann, A. Sotzko: Muskelfunktion bei Hüftextension in der Bauchlage – Untersucht an Kindern der 2. Klasse. Manuelle Medizin 32 (1994) 98–101.

Baker W.C., T.G. Thomas et al.: Changes in the cartilage of the posterior intervertebral joint after anterior fusion. J. Bone Joint Surg. 51b (1969) 737–744.

Bialey, D.A., R.G. Mc Culloch: Bone tissue and physical activity. Can J Sports Sci 15 (1990) 229–239.

Bamford, M.: The value of warm-up. Athletics Coach 3 (1985) 7–11.

Banzer, W., D. Neumann, K. Pfeiffer: Die Bedeutung funktioneller Testverfahren zur Qualifizierung von Rehabiliationsprozessen. Med. Orth. Tech. 4 (1994) 166–169.

Banzer, W.: Medizinische Trainingstherapie. Manuelle Medizin (1996) 90–97.

Barcroft, H, J.L.E. Millan: The blood flow through during sustained contraction. J. Physiol. 97 (1939) 17–31.

Barnard, R.J., G.W. Gardner, W.V. Diaro et al.: Cardiovascular responces to sudden strenous exercise hart rate, blood pressure and ecg. J. Appl. Physiol. 34 (1973) 833–837.

Barter, T.J., P.M. Clarkson, A. Melchionda: The relationship of forearm flexion, isometric strenght, endurance and fiber composition and the effect of heating. Int. J. Sports Med. 3 (1982) 159.

Barth, T.: Rehabilitation und sportliche Wiederbelastung nach operativ versorgten Bandrupturen im Sprunggelenk. Medizin und Sport 1, 3 (1983) 82–83.

Bauersfeld, K.H., G. Schröter: Grundlagen der Leichtathletik. Berlin 1979.

Bäumler, G., K. Schneider: Sportmechanik. München 1981.

Baur, J., K. Bös, R. Singer (Hrsg.): Motorische Entwicklung. Schorndorf 1994.

Baviera, B.: Die Komplexität physiotherapeutischer Grundlagen – Eine Motivation zur Fort- und Weiterbildung. Physiotherapeut 10 (1991) 36–40.

Becher, G., R. Mucke, I. Drews et al.: Experimentelle Untersuchungen zur lokalen muskulären Ausdauer bei isometrischer Armarbeit. Zeitschrift für ges. Hygiene 10 (1982) 714.

Becker, B.: Statistik. München 1993.
Becker-Hartmann, S.: Hautsensibilitätsmessungen bei Funktionsstörungen von Wirbel- und Costotransversalgelenken. Manuelle Medizin 28 (1990) 101–104.
Beckmann, G., H. Liesen, A. Mader et al.: Untersuchungen über den Einfluß sportartspezifischer aktiver Erholung auf die Laktatelimination nach maximalen Leistungen im Schwimmen. In: Heck, H., W. Hollmann, H. Liesen, R. Rost: Sport – Gesundheit und Leistung. Köln 1983.
Berchtold, R., H. Hamelmann, H.J. Peiper et al.: Chirurgie. München 1994.
Berg, A., J. Keul: Kurz- und langfristige Anpassungsvorgänge an Krafttraining. In: Bührle, M. (Hrsg.): Grundlagen des Maximal- und Schnellkrafttrainings. Schorndorf 1985 (S. 61–80).
Beulke, H.: Information, Kybernetik, Steuern und Regeln. Leistungssport 1 (1978) 40–55.
Biedert, R.: Postoperative Belastbarkeit des Bewegungsapparates. 1989.
Billeter, R., H. Hoppeler: Grundlagen der Muskelkontraktion. Sportmedizin und Sporttraumatologie 2 (1994) 6–20.
Birbaumer, N., R.F. Schmidt: Biologische Psychologie. Berlin 1991.
Bischoff, R.: Tissue culture studies on the origin of myogenic cells during muscle regeneration in the rat. In: Mauro, A. (ed.): Muscle regeneration. New york 1979 (S. 13–30).
Blom, C.S., D.L. Costill, N.K. Vollestad: Exhaustive running, inappropriate as stimulus of glycogen supercompensation. Medicine and Science in Sports and Exercise 19, 4 (1987) 398–403.
Blum, B.: Der Muskel – Prophylaxe – Muskelpflege und Stretching. In: Puhl, W.: Der Muskel. Uelzen 1989 (S. 22–23).
Blume, D.D.: Zu einigen wesentlichen theoretischen Grundpositionen für die Untersuchung der koordinativen Fähigkeiten. Theorie und Praxis der Körperkultur 27 (1978) 29–36.
Boidin, P., P. Michel: Das Training des M. vastus medialis obliquus (VMO) mit Hilfe von elektromyographischem Biofeedback. Physiotherapeut 12 (1992) 4–9.
Boisen, M.: Angst im Sport – Der Einfluß von Angst auf das Bewegungsverhalten im Sport. Schriftenreihe des Instituts für Sportwissenschaft der Universität Hamburg. Giessen 1975.
Böning, D.: Aktuelles zum Muskelkater. Sportorthopädie – Sporttraumatologie 11.3 (1995) 167–170.
Bös, K.: Statistikkurs – Einführung in die statistischen Auswertungsmethoden für Sportstudenten, Sportlehrer und Trainer. Heidelberg 1983.
Bös, k.: Handbuch sportmotorischer Tests. Göttingen 1987.
Bourne, G.: The physiological basis of the warm-up. Modern Athlete and Coach 4 (1992) 35–37.
Brown, A.B., N. McCartney, D. Moroz et al.: Strenght training effects in aging. Medicine and Science in Sport and Exercise 20 (1988) 80.
Brügger, A.: Funktionskrankheiten des Bewegungsapparates als biologische Manifestation einer Schonung. Physiotherapeut 12 (1991) 2–14.
Brügger, A.: Die Erkrankung des Bewegungsapparates und seines Nervensystems. Stuttgart 1997.
Bührle, M.: Dimensionen des Kraftverhaltens und ihre spezifischen Trainingsmethoden. In: ders. (Hrsg.): Grundlagen des Maximal- und Schnellkrafttrainings. Schorndorf 1985 (S. 82–110).
Burri, C.: Funktionelle Behandlung nach Bandnaht und Plastik am Kniegelenk. Arch. Klein. Chir., Suppl. 112 (1971).
Butenko, B.J.: Die Steuerung des Trainings von Spitzensportlern. Leistungssport 2 (1972) 433–436.
Camrath, J.E.: Physiotherapie – Technik und Verfahrensweisen. Stuttgart 1983.
Carl, G.: Gewichtheben. Berlin 1967.
Carl, K.: Training und Trainingslehre in Deutschland. Theoretische und empirische Untersuchung zur Entwicklung des Trainings im 19. und 20. Jahrhundert – Dargestellt am Beispiel der Sportarten Kunstturnen und Leichtathletik. Schorndorf 1983.
Carmichael, J.P.: Inter- and intraexaminer reliability of palpation for sacroiliac dysfunktion. J. Manipul. Physiol. Ther. 10 (1987) 164–171.
Carr, J.H., R.B. Shepard, I. Nordholm et al.: Investigation of a new motor assessment scale for stroke patients. Physical Therapy 65 (1985) 175–180.
Condrau, G.: Gedanken zur Psychosomatik des Herzens. Krankengymnast 45 (1993) 276–277.
Conzelmann, A.: Entwicklung der Ausdauer. In: Baur, J., K. Bös, R. Singer (Hrsg.): Motorische Entwicklung. Schorndorf 1994 (S. 151–180).
Cordes, J.C., W. Arnold, B. Zeibig (Hrsg.): Physiotherapie. Darmstadt 1987.
Cotta, H., H. Krahl, K. Steinbrück (Hrsg.): Die Belastungstoleranz des Bewegungsapparates. Stuttgart 1980 (S. 152–158).
Cotta, H., W. Puhl: Pathophysiologie des Knorpelschadens. Hefte zur Unfallheilkunde 127 (1976) 22.
Crasselt, W.: Somatische Entwicklung. In: Baur, J., K. Bös, R. Singer (Hrsg.): Motorische Entwicklung. Schorndorf 1994 (S. 106–126).
Cziske, R., W. Jaeckel, E. Jacobi: Ursachenzuschreibung und Verarbeitung von Krankheit. Krankengymnast 45 (1993) 1514–1517.
Daniels, l. M. Williams, C. Worthingham: Muskelfunktionsprüfung. Stuttgart 1966.
Dean, C., F. Mackey: Motor assessment scale score as a measure of rehabilitation outcome following stroke. Australian Physiotherapy 38 (1992) 31–35.
Debrunner, H.U.: Gelenkmessung (Neutral-0-Methode), Längenmessung, Umfangmessung. In: Bulletin. Offizielles Organ der Schweizerischen arbeitsgemeinschaft für Osteosynthesefragen. Bern 1971
Dech, U.C.: Uebergangsphänomene in der modernen Körperarbeit: Bindeglied und Wegweiser zu einer psychosomatischen Krankengymnastik. Krankengymnast 46 (1994) 886–891.
De Marées, H.: Sportphysiologie. Köln 1981.
Dieckert, J.: Sport und Umwelt – Ein Problemaufriß. In: ADL (Hrsg.): Sport – Lehren und Lernen. Schorndorf 1977 (S. 189–193).
Diekstall, P., W. Schulze, W. Noack: Der Immobilisationsschaden. Sportverl. Sportschad. 9 (1995) 35–43.
Dietrich, l., F. Berthold, H. Brenke: Muskeldehnung aus sportmethodischer Sicht. Medizin und Sport 25 (1985) 52–57.
Djatschkow, W.M.: Die Steuerung und Optimierung des Trainingsprozesses. Berlin 1974.
Dobrowolskij, D., E. Golowin: Eine Methode zur Ausbildung der Explosivkraft. Lehre der Leichtathletik 36, 37 (1974) 1409.
Donskoi, D.: Grundlagen der Biomechanik. Berlin 1975.
Dorn, G.: Physik. Hannover 1971.
Dropmann, O., E. Ludoph: Stellenwert der isokinetischen Kraftdiagnostik bei der Begutachtung des Knie-

gelenkes nach Sportverletzungen. In: Bernett, P., D. Jeschke (Hrsg.): Sport und Medizin – Pro und Kontra. 32. Deutscher Sportärztekongreß. München 1991 (S. 323–326).

Duchateau, J., I. de Montigny, K. Hainaut: Electromechanical failures and lactate production during fatigue. Europ. J. Appl. Physiol. 56 (1987) 287–291.

Duesberg, F., A. Verdonck: Aspekte isokinetischer Test- und Diagnoseverfahren in der Sportmedizin. In: Spintge, R., R. Droh (Hrsg.): Schmerz und Sport. Interdisziplinäre Schmerztherapie in der Sportmedizin. Berlin 1988 (S. 26–32).

Eggli, D.: Training und Diagnostik mit Isokinetik. In: Magglingen 2 (1986) 14–16.

Eggli, D.: Maßvolles Training – Einsatz isokinetischer Systeme. In: von Ow, D., G. Hüni (Hrsg.): Muskuläre Rehabilitation. Erlangen 1989 (S. 117–124).

Ehlenz, H., M. Grosser, E. Zimmermann et al.: Krafttraining. München 1983.

Ehlenz, H., M. Grosser, E. Zimmermann et al.: Krafttraining. München 1987.

Ehlenz, H., M. Grosser, E. Zimmermann et al.: Krafttraining. München 1991.

Ehlenz, H., M. Grosser, E. Zimmermann et al.: Krafttraining. München 1995.

Ehrenstein, W.: Die Bedeutung des Schlafes für den Leistungssportler. Sportarzt und Sportmedizin 7 (1972) 153–155.

Ehrich, D. R. Gebel: Aufbau nach Sportverletzungen. Münster 1992.

Einars, W., W. Mueller-Limroth: Zum Verhalten der EMG-Aktivität bei intermittierenden isometrischen Muskelbeanspruchungen. Europ. J. Appl. Physiol. 3 (1980) 201.

Ellestad, S.M., R.V. Nagle, D.R. Boesler et al.: Elektromyographische und Hautwiderstandsreaktionen auf die osteopathische manipulative Behandlung des Kreuzschmerzes. Manuelle Medizin 28 (1990) 7–12.

Engelhardt, M., G. Neumann: Sportmedizin. Grundlagen für alle Sportarten. München 1994.

Enneking, W.F., M. Horowitz: The intra-articular effects of immobilization on the human knee. J. Bone Joint Surg. 54A (1972) 973–984.

Fahrer, H., H.U. Rentsch, N.J. Gerber, C. Beyeler, C.W. Hess, B. Gruenig: Knee joint effusion and reflex inhibition of quadriceps muscle – a bar to effective retraining. J. Bone Joint Surg. 70B (1988) 635–638.

Famini, M.: Essential physiological elements of warming up. Olymp. Rev. Lausanne 222,223 (1986) 261–264.

Farvel, W.S.: Bewegungssteuerung im Sport. Berlin 1977.

Felder, H: Trainingswissenschaftlich-konzeptionelle Überlegungen zur Therapiesteuerung – Interdisziplinärer Ansatz zur Optimierung des Rehabilitationsverlaufs. Krankengymnast 46 (1994) 1295–1301.

Findeisen, D.G.R., P.G. Linke, I. Pickenhain: Grundlagen der Sportmedizin. Leipzig 1980.

Fink, C., C. Hoser, K.P. Benedetto et al.: Neue Methode zur Klassifikation der Sportfähigkeit nach Knieverletzungen. In: Bernett, P., D. Jeschke (Hrsg.): Sport und Medizin – Pro und Kontra. 32. Deutscher Sportärztekongreß. München 1991 (S. 320–322).

Fischman, D.A.: Developement of striated muscle. In: Bourne, G.H. (ed.): The structure and function of muscle: Structure Part 1, Vol 1, Academic Press, New York 1972 (S. 75–148).

Fleischer, H.: Grundlagen der Statistik. Schorndorf 1988.

Franke, M.: Die medizinischen Probleme des Gesundheitbegriffs. Heidelberg 1972.

Franks, D.B.: Körperliches Aufwärmen. Lehre der Leichtathletik 30, 8 (1991) 15–18.

Freiwald, J.: Prävention und Rehabilitation im Sport. Reinbeck 1989.

Freiwald, J.: Aufwärmen im Sport. Reinbeck 1991.

Freiwald, J., A. Jäger, W. Thoma: Isokinetische und isometrische Muskelfunktionsanalyse nach arthroskopisch durchgeführten vorderen Kreuzbandersatzplastiken. Sportverletzung – Sportschaden 7 (1992) 6–13.

Frick, U.: Kraftausdauerverhalten im Dehnungsverkürzungszyklus. Berichte und Materialien des Bundesinstituts für Sportwissenschaft 13/93. Köln 1993.

Frisch, H.: Manuelle Medizin. In: Camrath, J.E.: Physiotherapie – Technik und Verfahrensweisen. Stuttgart 1983/3

Frohböse, I., D. Lagerstrom: Muskeltraining in Prävention und Rehabilitation nach modernen trainingswissenschaftlichen Prinzipien 1. Gesundheitssport und Sporttherapie 7, 1 (1991) 12–13.

Frohböse, I., D. Lagerstrom: Muskeltraining in Prävention und Rehabilitation nach modernen trainingswissenschaftlichen Prinzipien 2. Gesundheitssport und Sporttherapie 7, 2 (1991) 9–10.

Gabler, H., J.R. Nitsch, R. Singer: Einführung in die Sportpsychologie. Schorndorf 1986.

Gabler, H.: Individuelle Voraussetzungen der sportlichen Leistung und Leistungsentwicklung. Studienbrief 11 der Trainerakademie Köln des Deutschen Sportbundes. Schorndorf 1988.

Gächter, A., P. Stehelin: Arthroskopie kleiner Gelenke: Hand- bzw. Ellbogen- und Sprunggelenkarthroskopie. Therapeutische Umschau 50 (1990) 509–517.

Gaschler, P.: Entwicklung der Beweglichkeit. In: Baur, J., K. Bös, R. Singer (Hrsg.): Motorische Entwicklung. Schorndorf 1994 (S. 181–190).

Gast, A.E., R. Bronks: Angewandte Kinesiologie: Eine Doppelblindstudie zur Bewertung der Muskel-Meridian-Beziehung. Krankengymnast 46, 7 (1994) 1020–1028.

Gebhard, J.S., A. Jäger, M. Starker: EMG-gestützte Funktionsanalyse im Rahmen einer Nachuntersuchung nach arthroskopisch versorgten vorderen Kreuzbandverletzungen. Sportverletzung – Sportschaden 7 (1993) 122–128.

Gerber, C., P. Matter, O.D. Chrisman: Funktionelle Rehabilitation nach komplexen Knieverletzungen. Wissenschaftliche Grundlagen und Praxis. Schweizerische Zeitschrift für Sportmedizin 28, 1 (1980) 37–56.

Giger, U., C. Schmid: Rehatrain. Basel 1992.

Giger, U., C. Schmid: Das Theraband in der muskulären Rehabilitation. Physiotherapie 11 (1993) 4–5.

Glaser, V.: Eutonie. Das Verhaltensmuster des menschlichen wohlbefindens. Heidelberg 1991.

Goldspink, G.: Zelluläre und molekulare Aspekte der Trainingsadaptation des Skelettmuskels. In: Komi, P.V. (Hrsg.): Kraft und Schnellkraft im Sport. Köln 1994 (S. 213–231).

Gonyea, W., G.C. Ericson, T. Bonde-Peterson: Skeletal muscle fiber induced by weight lifting exercise in cats. J. Physiol. 241 (1974) 59–67.

Gottschalk, K., R. Winter: Zu einigen sportmedizinischen Aspekten der Beschleunigung von Wiederherstellungsprozessen im sportlichen Training. Medizin und Sport 24, 6 (1984) 168–173.

Graff, K.: Beurteilung der Sporttauglichkeit aus orthopädischer Sicht. Deutsche Zeitschrift für Sportmedizin 1 (1987) 4–11.

Green, D.: Die Auswirkungen des Aufwärmens auf die Leistung am Beispiel des Schwimmens. Leistungssport 6 (1972) 410–415.

Grimby, G.: Orthopädische Aspekte des Krafttrainings. In: Komi, P.V.: Kraft und Schnellkraft im Sport. Köln 1994 (S. 245–259).

Grosser, M., E. Zimmermann: Aspekte der biologischen Adaptation. Leistungssport 11 (1981a) 245–259.

Grosser, M., E. Zimmermann: Allgemeine Trainingsprinzipien und biologische Adaptation. Kölner Beiträge zur Sportwissenschaft 8/9, Jahrbuch der Deutschen Sporthochschule Köln 1979/1980. St. Augustin 1981b (S. 113–123).

Grosser, M., A. Neumaier: Techniktraining. München 1982.

Grosser, M., P. Brüggemann, F. Zintl: Leistungssteuerung. München 1986.

Grosser, M., S. Starischka, E. Zimmermann: Konditionstraining. Theorie und Praxis aller Sportarten. München 1987.

Grosser, M., H. Hermann, F. Tusker, F. Zintl: Die sportliche Bewegung. Anatomische und biomechanische Grundlagen. München 1987.

Grosser, M., S. Starischka, E. Zimmermann: Konditionstraining. Theorie und Praxis aller Sportarten. München 1989.

Grosser, M.: Schnelligkeitstraining – Grundlagen, Methoden, Leistungssteuerung. München 1991.

Grosser, M., F. Zintl: Training der konditionellen Fähigkeiten. Studienbrief der Trainerakademie Köln des Deutschen Sportbundes. Schorndorf 1994.

Grossmann-Schnyder, M.: Berühren – Ein praktischer Leitfaden zur Psychothonik Glaser in Pflege und Therapie. Stuttgart 1992.

Grubitzsch, S., G. Rexilius: Testtheorie – Testpraxis. Voraussetzungen, verfahren, Formen und Anwendungsmöglichkeiten psychologischer Tests im kritischen Überblick. Reinbeck 1978.

Grundmann, E.: Allgemeine Pathologie. Stuttgart 1989.

Hackfort, D., P. Schwenkmetzger: Angst und Angstkontrolle im Sport. Betrifft: Psychologie und Sport – Sonderband 1. Köln 1980.

Häggmark,T., E. Janson, E. Eriksson: Fiber type area and metabolic potential of the thigh muscle in man after knee injury and immobilization. International Journal of Sports Medicine 2 (1981) 12–17.

Häggmark,T., E. Janson, E. Eriksson: Muscle fiber type changes in human skeletal muscle after injuries and immobilization. Orthopedics 9 (1986) 181–185.

Häggmark, T.: Skelettmuskelveränderungen bei Verletzung und Immobilisierung. In: Cotta, H., H. Krahl, K. Steinbrück (Hrsg.): Die Belastungstoleranz des Bewegungsapparates. Stuttgart 1980 (S. 152–156).

Hagmüller, P.: Empirische Forschungsmethoden. München 1979.

Hall-Crags, E.C.D.: The significance of longitudinal fibre devision in skeletal muscle. J. Neurol. Science 15 (1972) 27–33.

Hallner, D., G.M. Krueskemper: Ergebnisse einer Evaluation Rehabilitationspsychologisch relevanter Persönlichkeitsdimensionen bei rheumatischen Patientengruppen. Krankengymnast 45 (1993) 1504–1509.

Harms, V.: Biomathematik – Statistik und Dokumentation. Kiel 1992/6.

Harre, D. (Red.): Trainingslehre. Einführung in die Theorie und Methodik des sportlichen Trainings. Berlin 1977.

Hartogh, H. (Hrsg.): 1. Internationaler Kongreß der Sportphysiotherapie – Prävention und Rehabilitation im Sport. Erlangen 1986.

Harwood, F.I., D. Amiel: Differential metabolic responses of periarticular ligaments and tendon to joint immobilization. Am. physiol. Soc. (1992) 1687–1691.

Hassan, S.E.A.: Über die Trainierbarkeit der Maximalkraft bei 7–13jährigen Kindern. Dissertation Deutsche Sporthochschule Köln. Köln 1990.

Heck, H.: Energiestoffwechsel und medizinische Leistungsdiagnostik. Studienbrief der Trainerakademie Köln des Deutschen Sportbundes, Bd. 8, Köln 1990.

Hedrick, A.: Physiological responces of warm-up. National Strenght and Conditioning Association Journal 5 (1992) 24–27.

Heiber, U.: Aufwärmen im Volleyball. Diplomarbeit Deutsche Sporthochschule Köln. Köln 1991.

Helberger, C.: Ziel und Zielerreichung im Bereich Gesundheit. In: Zapf, W. (Hrsg.): Lebensbedingungen in der Bundesrepublik. Frankfurt 1977. (S. 684–706).

Hengeveld, E.: Der Entscheidungsfindungsproze? in der Physiotherapie zwischen Überweisung und Behandlung – Eine Standortbestimmung(?). Physiotherapeut 1 (1994) 4–6.

Hensel, H.: Temperaturregulation. In: Keidel, W. (Hrsg.): Kurzgefaßtes Lehrbuch der Physiologie. Stuttgart 1973. (S. 224–235).

Herbeck, B: Aufbautraining nach Muskelverletzung. In: Puhl, W.: Der Muskel. Uelzen 1989. (S. 68–70).

Herbert, R.D., R.J. Balnave: The effect of position of immobilization on resting length, resting stiffness, and weight of the soleus muscle of the rabbit. J. Orthop. Res. 11 (1993) 358–366.

Hermann, T., P. Joray: Physiotherapeutische Behandlungsräume – Eine Untersuchung in bezug auf Wahrnehmung, Wohlbefinden und Funktionalität bei Patienten und Therapeuten. Diplomarbeit Feusi Physiotherapieschule. Bern 1992.

Hernandez-Richter, H.J., H. Struck: Die Wundheilung. Stuttgart 1970.

Herrmann, H.D., H. Eberspächer: Psychologisches Aufbautraining nach Sportverletzungen. München 1994.

Hettinger, T.: Isometrisches Muskeltraining. Stuttgart 1983.

Hinrichs, H.U.: Sportverletzungen – Vorbeugen, Erste Hilfe und Wiederherstellung. Studienbrief der Trainerakademie Köln des Deutschen Sportbundes, Bd. 7, Schorndorf 1989.

Hirche, H., P. Gaehtgens: Störungen der Mikrozirkulation und der Ionenpermeabilität als leistungsbegrenzender Faktor des Muskels. Medizin und Sport 6 (1977) 173.

Hollmann, W.: Von der klinischen Funktionsdiagnostik über die sportmedizinische Leistungdiagnose zur Trainingssteuerung – Ein historischer Überblick. In: Appell, H.J., J. Mester (Hrsg.): Trainingsoptimierung. Zielsetzungen und Maßnahmen. St. Augustin 1987a (S. 165–184).

Hollmann, W.: Muskelkraft und Krafttraining aus sportmotorischer Sicht. Deutsche Zeitschrift für Sportmedizin 38 (1987b) 405–415.

Hollmann, W., T. Hettinger: Sportmedizin – Arbeits- und Trainingsgrundlagen. Stuttgart 1990.

Hoogland, R.: Muskelkraftsteigerung und Muskeldehnung mit elektrischem Strom. Delft [ohne Jahr].

Hopf, H.C.: Einfluß der Nachbehandlung auf die Nervenregeneration. Melsunger med. Mitteilungen (1972) 149.

Hoppeler, H: Die Morphologie der menschlichen Skelettmuskulatur und ihre Anpassungsfähigkeit an unterschiedliche Trainingsbedingungen. Sportverletzung – Sportschaden 2 (1987) 71–75.
Hoppeler, H.: Kraft- und Ausdauertraining – Funktionelle und strukturelle Grundlagen. In: Puhl, W.: Der Muskel. Uelzen 1989 (S. 9–16).
Houston, M.E., J.A. Thomson: The response of endurance-adapted adults to intensiv anaerobic training. Europ. J. Appl. Physiol. 36 (1977) 207.
Howald, H.: Morphologie und funktionelle Veränderungen der Muskelfasern durch Training. In: Bührle, M. (Hrsg.): Grundlagen des Maximal- und Schnellkrafttrainings. Schorndorf 1985 (S. 35–52).
Huguenin, F., A. Hopf: Die dynamische Untersuchung der Subokzipitalregion (Kopfregion) mit der Methode der Magnetresonanz. Manuelle Medizin 31 (1993) 82–84.
Hüllemann, H.D.: Leistungsmedizin. Stuttgart 1976.
Imig, C.J., B.F. Randall, H.M. Ilines: Effect of immobilization on muscular atrophy and blood flow. Arch. Phys. Med. Rehab. 35 (1953) 296–299.
Ingemann-Hansen, T., J. Halkjar-Kristensen, O. Halskov: Skeletal muscle phophagen and lactate concentration in ischaemic dynamic exercise. Europ. J. Appl. Physiol. 3 (1981) 261.
Irving, L.: Adaptation to cold. Science 214 (1966) 94 f.
Israel, S.: Das Erwärmen als Startvorbereitung. Medizin und Sport 12 (1977) 386–391.
Israel, S.: Körperliche Normbereiche in ihrem Bezug zur Gesundheitsstabilität. Theorie und Praxis der Körperkultur 32 (1983) 360–363 und Medizin und Sport 23 (1983) 233–235.
Jakowlew, N.: Sportbiochemie. Leipzig 1977.
Janda, V.: Muskelfunktionsdiagnostik – Muskeltest, Untersuchung verkürzter Muskeln, Untersuchung der Hypermobilität. Berlin 1979.
Janda, V.: Muskelfunktionsdiagnostik – Muskeltest, Untersuchung verkürzter Muskeln, Untersuchung der Hypermobilität. Berlin 1986.
Janssen, J.P., W. Schlicht, K. Carl (Red.): Steuerung und Regelung des Trainings. Köln 1988.
Jiang, B., R.R. Roy, C. Navarro, Q. Nguyen, D. Pirotti et al.: Enzymatic response of cat medial gastrocnemius fibers to chronic inactivity. Am. Physiol. Soc. (1991) 231–239.
Johnson, M.A., D. Polgar, D. Weightman et al.: Data on the distribution of fibre types in thirty-six human muscles. J. Neurol. Sciences 18 (1973) 111–129.
Jonath, U., R. Krempel: Konditionstraining: Training – Technik – Taktik. Reinbeck 1981.
Jonath, U. (Hrsg.): Lexikon Trainingslehre. Reinbeck 1988.
Jones, I.A., I.W. Hunter: Force and EMG correlates of constant effort contractions. Europ. J. Appl. Physiol. 1 (1983) 75.
Josza, I., M. Järvinen, P. Kannus et al.: Fine structural changes in the articular cartilage of the rat's knee following short-term immobilization in various positions: A scanning electron microscopical study. Int. Orthop. 11 (1987) 129–133.
Kannus, P., D. Alosa, I. Cook et al.: Effect of one-legged exercise on the stregth, power and endurance of the contralateral leg. A randomized, controlled study using isometric and concentric isokinetic training. Eur. J. Appl. Physiol. 64 (1992) 117–126.
Kannus, P., I. Jozsa, P. Renström et al.: The effects of training, immobilisation and remobilisation on musculoskeletal tissue. 1. Training and immobilisation. Scand. J. Med. Science Sports 2 (1992a) 100–118.
Kannus, P., I. Jozsa, P. Renström et al.: The effects of training, immobilisation and remobilisation on musculoskeletal tissue. 2. Remobilisation and prevention of immobilization atrophy. Scand. J. Med. Science Sports 2 (1992b) 164–176.
Karlsson, J.: Localized muscular fatigue – role of muscle metabolism and substrate depletion. In: Hutton, R.S., D.J. Miller (Ed.): Exercise in sport sciences reviews. Vol. 7. The Franklin Institute Press 1980. Philadelphia 1979 (S. 1).
Karpakka, J., K. Väänänen, S. Orava et al.: The effects of preimmobilization training and immobilization on collagen synthesis in rat skeletal muscle. Int. J. Sportmed. 11 (1990) 484–488.
Kaufmann, K.R., K.N. An, W.J. Litchy, B.F. Morrery et al.: Dynamic joint forces during knee isokinetic exercise. Am. J. Sports Med. 19 (1991) 305–316.
Kayser, D.: Fitneß. In: Röthig, P. (Red.) Sportwissenschaftliches Lexikon. Schorndorf 1976. (S. 134).
Kayser, D.: Training und Animation im Breitensport. In: Carl, K., D. Kayser, H. Mechling et al. (Hrsg.): Handbuch Sport – Wissenschaftliche Grundlagen von Unterricht und Training. Bd. 1. Düsseldorf 1984 (S. 329–350).
Kempf, P.W., W. Roth: Selbstkonzeptänderung bei Patienten mit chronischen Rückenschmerzen. Krankengymnast 45 (1993) 1510–1513.
Keul, J., E. Doll, D. Keppler: Muskelstoffwechsel. München 1969.
Keul, J.: Problematik der Regeneration in Training und Wettkampf aus biochemischer und physiologischer Sicht. Leistungssport 1 (1973) 24–33.
Keul, J.: Training und Regeneration im Hochleistungssport. Leistungssport 3 (1978) 236–246.
Keul, J., A. Berg, M. Lehmann et al.: Erschöpfung und Regeneration des Muskels in Training und Sport. Leistungssport 14 (1984) 13–18.
Keul, J., A. Berg: Energiestoffwechsel und körperliche Leistung. In: Hollmann, W.: Zentrale Themen der Sportmedizin. Berlin 1986 (S. 196–244).
Kiesewetter, C.: Befunderhebung/Basistechniken. In: Kolster, B., G. Ebelt-Paprotny, M. Hirsch (Hrsg.): Leitfaden Physiotherapie – Befund, Techniken, Behandlungen, Rehabiliation. Stuttgart 1994 (S. 54–104).
Kindermann, W.: Regeneration und Trainingsprozeß in den Ausdauersportarten aus medizinischer Sicht. Leistungssport 8, 4 (1978) 348–357.
Klaus, G.: Wörterbuch der Kybernetik. Bd. 2. Hamburg 1969.
Klee, A.: Haltung, muskuläre Balance und Training – Die metrische Erfassung der Haltung und des Funktionsstandes der posturalen Muskulatur – Möglichkeiten der Haltungsbeeinflussung durch funktionelle Dehn- und Kräftigungsübungen. In: Brack, R., A. Hohmann, H. Wieland (Hrsg.): Trainingssteuerung – Konzeptionelle und trainingsmethodische Aspekte. Stuttgart 1994 (S. 311–316).
Klein-Vogelbach, S.: Therapeutische Übungen zur funktionellen Bewegungslehre – Analysen und Konzepte. Berlin 1986.
Klein-Vogelbach, S.: Funktionelle Bewegungslehre. Berlin 1990a.
Klein-Vogelbach, S.: Ballgymnastik zur funktionellen Bewegungslehre – Analysen und Rezepte. Berlin 1990b.
Knapp, V.U.: Die Wunde. Stuttgart 1981.

Knebel, K.P.: Funktionsgymnastik. Reinbeck 1991.
Knott, M., D.E. Voss: Komplexbewegungen – Bewegungsbahnung nach Dr. Kabbat. Stuttgart 1970.
Knuttgen, H.G., W.J. Kraemer: Terminology and measurement in exercise performance. Journal Applied Sport Science Research 1 (1987) 1–10.
Koch, B.: Zum Leistungsprofil im Speerwurf. Eine komplexe Leistungs- und Belastungsanalyse zur Auswirkung spezifischer Trainingsbelastungen auf das Wettkampfverhalten von Speerwerfern und zur Bedeutung verschiedener Wurfgeräte im Techniktraining im Hinblick auf die Bewegungsstruktur der Wettkampfdisziplin. Dissertation Deutsche Sporthochschule Köln. Köln 1985.
Kolles, H.: Statistische Auswertungen in der Medizin. Neckarsulm 1989.
Kolster, B., B. Sonnwald: Sportmedizin und Sportphysiotherapie. In: Kolster, B., G. Ebelt-Paprotny, M. Hirsch (Hrsg.): Leitfaden Physiotherapie – Befund, Techniken, Behandlungen, Rehabiliation. Stuttgart 1994 (S. 595–617).
Komi, P.V.: Faktoren der Muskelkraft und Prinzipien des Krafttrainings. Leistungssport 5 (1977) 3.
Komi, P.V., P. Tesch: Emg frequency spectrum, muscle structure and fatigue during dynamic contractions in man. Europ. J. Appl. Physiol. 42 (1979) 41–50.
Konzag, G.: Psychologische Probleme des sportlichen Wettkampfes. Körpererziehung (1976) 264–273.
Krämer, W.J.: Endokrine Reaktionen und Adaptationen unter einem Krafttraining. In: Komi, P.V. (Hrsg.): Kraft und Schnellkraft im Sport. Köln 1994 (S. 290–301).
Kuhn, W.: Eine vergleichende Untersuchung zum physischen und mentalen Aufwärmen. Leistungssport 2 (1973) 140–146.
Kuner, E., V. Schlosser: Traumatologie. Stuttgart 1988.
Kuntoff, R., Z. Darwish: Wie erwärmen wir uns vor dem Wettkampf? Der Leichtathlet 46 (1975) 5 u. 8.
Larsen, C.: Die 12 Grade der Freiheit – Kunst und Wissenschaft menschlicher Bewegungskoordination. Via Nova Peterberg 1995.
Laurig, W.: Beurteilung einseitiger dynamischer Muskelarbeit. Schriftenreihe Arbeitswissenschaft und Praxis. Bd. 33. Berlin 1974.
Laurila, A.I., Jeffery et al.: Immobilization induces carbonic anhydrase II in type II fibers of rat skeletal muscle. J. Ilistochem. Cytochem. 5 (1991) 617–624.
Lehnertz, K., D. Martin, J. Nicolaus: Grundlegende Untersuchungen zur Kraftausdauer. In: Carl, K., H. Mechling, K. Quade et al. (Hrsg.): Krafttraining in der sportwissenschaftlichen Forschung. Köln 1992 (S. 354–379).
Lentell, G.L., I.L. Katzman, M.R. Walteri: The relationship between muscle funktion and ankle stability. J. of Orthopaedic And Sports Phys. Therapy 11 (1990) 605–611.
Letuwnik, S., J. Freiwald: Der Rückentrainer – Vorbeugen mit dem Aktivprogramm. Reinbeck 1994.
Letzelter, M.: Trainingsgrundlagen. Training, Technik, Taktik. Reinbeck 1978.
Letzelter, M., Steinmann, W.: Kraftausdauer- Konstrukt oder konditionelle Fähigkeit? In: Brack, R., A. Hohmann, H. Wieland (Hrsg.): Trainingssteuerung – Konzeptionelle und trainingsmethodische Aspekte. Stuttgart 1994 (S. 299–305).
Leuenberger, U.: Nonverbales Verhalten – Ein Versuch, die Wahrnehmung und Interpretation der Körpersprache und deren Einfluß in der Physiotherapie aufzuzeigen. Diplomarbeit Feusi Physiotherapieschule Bern. Bern 1993.
Lewit, K.: Manuelle Medizin im Rahmen der medizinischen Rehabilitation. München 1984.
Lienert, G., U. Raatz: Testaufbau und Testanalyse. Weinheim 1994.
Liesen,H.: Die Bedeutung trainingsbegleitender leistungsphysiologischer Untersuchungen in der Vorbereitung auf die Olympischen Spiele. In: Hartogh, H. (Hrsg.): 1. Internationaler Kongreß der Sportphysiotherapie – Prävention und Rehabiliation im Sport. Erlangen 1986 (S. 178–192).
Lobenhoffer, P., A. Gögüs, T. Gerich: Die Therapie der Arthrofibrose nach Bandeingriffen am Kniegelenk. Orthopäde 22 (1993) 392–398.
Lüthi, J.M., H. Gerber, H. Claasen et al.: Die verletzte und die immobilisierte Muskelzelle: Ultrastrukturelle Betrachtungen. Sportverletzung und Sportschaden 3 (1989) 58–61.
McDonald, K.S., M.D. Delp, R.H. Fitts: Fatigability and blood flow in the rat gastrocnemius-plantaris-soleus after hindlimb suspendion. Am. Physiol. Soc. (1992) 1135–1140.
MacDougall, J.D., D.G. Sale, J.R. Moroz et al.: Mitochondrial volume density in human skeletal muscle following heavy resistance training. Med. Science Sports 11 (1979) 164–166.
MacDougall, J.D., G.C.B.Elder, D.G. Sale et al.: Effects of strenght training and immobilization on human muscle fibers. Europ. J. Appl. Physiol. 43 (1980) 25–34.
MacDougall, J.D.: Morphological changes in human skeletal muscle following strenght training. In: Jones, N.L., A.J. McCartney, McComas (Ed.): Human muscle power. Champaign 1986 (S. 269–288).
MacDougall, J.D.: Hypertrophie und/oder Hyperplasie. In: Komi, P.V. (Hrsg.): Kraft und Schnellkraft im Sport. Köln 1994 (S. 232–239).
McFarlane, B.: Warm-up patterns design. In: NSCA Journal 9, 4 (1987) 20–24.
McKenzie, R.: The lumbar spine-mechanical diagnosis and therapy. Waikanae 1981.
McKenzie, R.: The cervical and thoratic spine-mechanical diagnosis and therapy. Waikanae 1990.
Mader, A.: Eine Theorie zur Berechnung der Dynamik und des Steady states von Phosphorylierungszustand und Stoffwechselaktivität der Muskelzelle als Folge des Energiebedarfs. Habilitation Deutsche Sporthochschule Köln. Köln 1984.
Mader, A.: A transcription-translation activation feedback circuit as a function of protein degradation with the quality of protein mass adaption related to the average functional load. J. Theor. Biol. 134 (1988) 135.
Mader, A.: Aktive Belastungsadaptation und Regulation der Proteinsynthese auf zellulärer Ebene. Ein Beitrag zum Mechanismus der Trainingswirkung und der Kompensation von funktionellen Mehrbelastungen von Organen. In: Böning, D., K.M. Braumann, M.W. Busse et al. (Hrsg.) Sport – Rettung oder Risiko für die Gesundheit. 31. Deutscher Sportärztekongreß. Köln 1989 (S. 177–191).
Mader, A.: Aktive Belastungsadaptation und Regulation der Proteinsynthese auf zellulärer Ebene. Dt. Zeitschrift für Sportmedizin 41, 2 (1990) 40–46.
Mader, A.: Der Mechanismus der aktiven strukturellen Belastungsanpassung auf zellulärer Ebene – Praktische Konsequenzen eines theoretischen Konzepts. In: Brack, R., A. Hohmann, H. Wieland (Hrsg.): Trainingssteuerung – Konzeptionelle und trainingsmethodische Aspekte. Stuttgart 1994 (S. 169–170).

Maehl, O., O. Höhnke: Aufwärmen – Anleitungen und Programme für die Sportpraxis. Ahrensburg 1988.
Maitland, G.D.: Untersuchung für den Stütz- und Bewegungsapparat und Notierungsanleitung. Bad Ragaz 1987.
Maitland, G.D.: Manipulation der peripheren Gelenke. Berlin 1988.
Maitland, G.D.: Manipulation der Wirbelsäule. Berlin 1991.
Maitland, G.D.: Manipulation der Wirbelsäule. Berlin 1994.
Markworth, P.: Sportmedizin. Reinbeck bei Hamburg 1989.
Marschner, G.: Leistung. In: Arnold, W., H.J. Eyseck, R. Meili (Hrsg.): Lexikon der Psychologie. Bd. II/1. Freiburg 1976 (S. 421–422).
Martens, R.: Anxiety and motor behavior – a review. Journal of Motor Behavior 3 (1971) 151–179.
Marti, S.: Ärztliche Physiotherapieüberweisungen – Eine Umfrage bei Ärztinnen und Physiotherapeutinnen zu möglichen Überweisungsarten und Kenntnissen in Physiotherapie. Diplomarbeit Feusi Physiotherapieschule Bern. Bern 1995.
Martin, D.: Grundlagen der Trainingslehre. Teil 1: Die inhaltliche Struktur des Trainingsprozesses. Schorndorf 1979.
Martin, D.: Grundlagen der Trainingslehre. Teil 2: Die Planung, Gestaltung, Steuerung des Trainings und das Kinder- und Jugendtraining. Schorndorf 1982.
Martin, D., K. Carl, K. Lehnertz: Handbuch Trainingslehre. Schorndorf 1993.
Martin T.P., I.A. Gundersen, F.T. Blevins et al.: The influence of functional electrical stimulation on the properties of vastus lateralis fibres following total knee arthroplasty. Scand. J. Rehab. Med. 23 (1991) 207–210.
Massey, B., W. Johnson, G. Kramer: Effect of warming-up exercise upon muscular performance using hypnosis to control the psychological variable. Research quart. 32 (1961) 63–71.
Mataglia, F.L.: Growth and developement of the skeletal muscels. In Davies, J.A., J. Dobing (Hrsg.): Scientific foundations of Paediatrics, London 1981 (S. 590–620).
Masterovoj, L.I.: Aufwärmen – Ein Mittel gegen Muskelverletzungen. Lehre der Leichtathletik 1 (1967) 16.
Matwejew, L.P.: Periodisierung des sportlichen Trainings. In: Trainerbibliothek. Bd. 2. Berlin 1975
Mauro, A.: Satellite cell of skeletal muscle fibers. J. Biophys. And Biochem. Cytol. 9 (1961) 493–495.
Mauro, A.: Muscle regeneration. New york 1979.
Maxwell, J.C., C.S. Enwemeka: Immobilization-induced muscle atrophy is not reversed by lengthening the muscle. Anatomical Record 234 (1992) 55–61.
Mazess, R.B., D. Whedon: Immobilization and bone. Calcif. Tissue Int. 35 (1983) 265–267.
Meerson, F.S.: Mechanismus der Adaption. Wissenschaft in der UdSSR 7 (1973) 425.
Meinel, K., G. Schnabel: Bewegungslehre. Berlin 1977.
Mellerowicz, H., W. Meller: Training. Berlin 1978.
Mende, J.: Körpertraining – Übungsprogramme mit Fitneßgeräten. Reinbeck 1988.
Minaire, P.: Immobilization osteoporosis: a review. Clin. Rheumatol. Suppl. 8 (1989) 95–103.
Miketta, G.: Netzwerk Mensch. Psycho-Neuroimmunologie: Den Verbindungen von Körper und seele auf der Spur – Eine neue Wissenschaft revolutioniert unser medizinisches Weltbild. Stuttgart 1991.
Moroz, D.E., D.G. Sale, C.E. Webber et al.: The effect of strenght and endurance training on bone in post menopausal women. Med. And Science In Sports And Exercise 22 (1990) 64.
Moser, C.: Posturale Integration – Abriß einer Körpertherapieform. Diplomarbeit Feusi Physiotherapieschule Bern. Bern 1993.
Müller, C.: Theoretischer Ansatz zur Systematisierung der allgemeinen Prinzipien im sportlichen Training. Theorie und Praxis der Körperkultur 37, 2 (1988) 101–109.
Müller, G.: Adäquate Belastungsnormativa des Schnellkrafttrainings – Eine kritische Betrachtung der Theorie des Schnellkrafttrainings der Freiburger Gruppe. In: Brack, R., A. Hohmann, H. Wieland (Hrsg.): Trainingssteuerung – Konzeptionelle und trainingsmethodische Aspekte. Stuttgart 1994 (S. 207–211).
Müller, H.R., R. Gräfe: Grundriß der Physik für Mediziner und medizinische Berufe. Frankfurt 1978.
Musacchia, X.M., J.M. Steffen, R.D. Fell et al.: Skeletal muscle response to spaceflight, whole body suspension and recovery in rats. Am. Physiol. Soc. (1990) 2248–2253.
Myrvang, M.: Spaß an der Arbeit mit Theraband-Gymnastik. Physiotherapeut 3 (1993) 36–39.
Namba, R.S., J.M. Kabo, F.J. Dorey, R.A. Meals: Continous passive motion versus immobilization. The effect on posttraumatic joint stiffness. Clin. Orthop. 267 (1991) 216–223.
Neander, K.D.: Kinästhetik – Ein neues Konzept? Krankengymnast 46, 10 (1994) 1354–1358.
Neumann, G., A. Berbalk: Umstellung und Anpassung des Organismus – Grundlegende Voraussetzungen der sportlichen Leistungsfähigkeit. In: bernett, P., D. Jeschke (Hrsg.): Sport und Medizin – Pro und Kontra. 32. Deutscher Sportärztekongreß. München 1991 (S. 415–419).
Newham, D.J., D.A. Jones, P.M. Clarkson: Repeated highforce eccentric exercise: effects on muscle pain and damage. J. Appl. Physiol. 63, 4 (1987) 1381–1386.
Nicks, D.E., W.M. Beneke, R.M. Key, B.F. Timson: Muscle fibre size and number following immobilization atrophy. J. Anat. 163 (1989) 1–5.
Nitsch, J.R.: Streßtheoretische Modellvorstellungen. In: ders.: Streß – Theorien, Untersuchungen, Maßnahmen. Bern 1981 (S. 52–41).
Nix, W.: Der periphere Nerv. Rheineck 1991.
Nöcker, J.: Physiologie der Leibeserziehung. Stuttgart 1976.
Noth, J.: Entwicklung neurophysiologischer Parameter der Motorik. In: Baur, J., K. Bös, R. Singer (Hrsg.): Motorische Entwicklung. Schorndorf 1994 (S. 93–105).
Noyes, F.R., E.S. Good: The strength of the anterior cruciate ligament in humans and rhesus monkeys. J. Bone Joint. Surg. 58 (1976) 1074–1082.
Noyes, F.R.: Functional properties of knee ligaments and alterations induced by immobilization. Clin. Orthop. 1223 (1977) 210–242.
Obeck, V.: Isometric – Die erfolgreiche und revolutionäre Methode für müheloses Muskeltraining. Bern 1980.
Oelmann, K.: Das Herz und der Muskelpanzer. Krankengymnast 45 (1993) 278–281.
Oesch, P., J. Kool, U. Sloknath, T. Hasegawa: Die Zuverlässigkeit und Empfindlichkeit von vier isometrischen Muskeltests. Physiotherapeut 6 (1994) 4–12.
Ong, S.L., V.J. Caiozzo, K.I. Starr: Ischemia induced atrophy in skeletal muscle fibers. Abstract Int. J. Sports Med. 10 (1981) 373.

Ombregt, L., P. Bisschop, H.J. Veer, T. van de Velde: A system of orthopaedic medicine. 1995.

Ontell, M.: The source of 'new' muscle fibres in neonatal muscle. In: Mauro, A. (Ed.): Muscle regeneration. New York 1979 (S. 136–146).

Opaschowski, H.V. (Hrsg.): Methoden der Animation – Praxisbeispiele. Bad Heilbrunn 1981.

Orea, J.: Physik. München 1982.

Oshea, P.: Effects of selected weight training programms on the development of strenght and muscle hypertrophy. Res. Quarterly 37 (1966) 95.

Pabst, H.: Überlegungen zur beschleunigten Regeneration im Leistungsport. In: Hartogh, H. (Hrsg.): 1. Internationaler Kongreß der Sportphysiotherapie. Erlangen 1986. (S. 54–57).

Petermann, F.: Veränderungsmessung. Stuttgart 1978.

Pettinger, J.: Warm-up problems in determing its effects on competitive swimming performances and swimming technique. In: Swimming Techn. (1968) 115–166 und 124.

Peyer, F.: Die innere Haltung – Eine Arbeit über die Haltung des Therapeuten zum Patienten auf biblisch-christlicher Basis. Diplomarbeit Feusi Physiotherapieschule Bern. Bern 1993.

Pförringer, W.: Hämarthrose und Kreuzbänder – Biomechanische Untersuchungen. Unfallchirurgie 8 (1982a) 353–267.

Pförringer, W.: Hämarthrose und Kreuzbänder – Morphologische Untersuchungen. Unfallchirurgie 8 (1982b) 368–378.

Pickenhain, L., G. Neumann, F. Scharschmidt: Sportmedizin. Bern 1993.

Pollmann, D.: Muskuläre Beanspruchung im Mikrozyklus des Krafttrainings – Eine elektromyographische Analyse dynamischer und isometrischer Krafttrainingsformen. Köln 1993.

Pongratz, D.: Atlas der Muskelkrankheiten. München 1993.

Prager, G.: Funktionsgymnastik. In: Carl, K., J. Schiffer (Red.): Zur Praxis des Sprungkrafttrainings. Köln 1986 (S. 87–101).

Preisinger, F.: Inaktivität und Immobilisation. AMA 20 (1993) 119–121.

Probst, P.: Die holotrope Therapie – oder das Abenteuer der Selbstentdeckung. Diplomarbeit Feusi Physiotherapieschule Bern. Bern 1993.

Pschyrembel Klinisches Wörterbuch. 255. Aufl. de Gruyter, Berlin 1986.

Pschyrembel Klinisches Wörterbuch. 256. Aufl. de Gruyter, Berlin 1990.

Puhl, W., W. Noack, H.P. Scharf et al.: Isokinetisches Muskeltraining in Sport und Rehabilitation. Erlangen 1991.

Radlinger, L.: Lokale Kraftausdauer – Theoretische und empirische Untersuchungen leistungsbestimmender Parameter. Dissertation Deutsche Sporthochschule Köln. Köln 1987.

Raemy, M., G. Wyss: Aussagekraft der goniometrischen Gelenkmessung. Diplomarbeit Feusi Physiotherapieschule Bern. Bern 1993.

Rauber, A., H. Kopsch: Anatomie des Menschen. Bd. 1 Bewegungsapparat. Stuttgart 1987.

Refior, H.J.: Die Reaktionen des hyalinen Gelenkknorpels unter Druck, Immobilisation und Distraktion. Hefte zur Unfallheilkunde 127 (1976) 23–36.

Rein, H., M. Schneider: Einführung in die Physiologie des Menschen. Berlin 1971.

Reitsma, W.: Skeletal muscle hypertrophy after heavy exercise in rats with surgically reduced muscle funktion. Amer. J. Sports Med. 48, 5 (1969) 237–257.

Richter, T., J. Lawall: Zur Zuverlässigkeit manualdiagnostischer Befunde. Manuelle Medizin 1 (1993) 1–11.

Rieder, H.: Spezielle Probleme der Optimierung des motorischen Lernens und Verhaltens. In: Adam, K., W. Bauer, E. Hahn et al. (Hrsg.): Psychologie in Training und Wettkampf. Trainerbibliothek Bd. 5. Berlin 1977. (S. 70–84).

Rock, C.M.: Theraband Grundübungen – Anleitung zum Gebrauch des Thera-bandes. Brügger Institut, Zürich 1993.

Röder, R.: Elektromyographische Befunde bei Kompensations- und Regenerationsprozessen nach peripherer Nervenschädigung. Krankengymnast 46, 10 (1994) 1346–1353.

Rohen, A.: Beitrag zu einer anthroposophischen Herzlehre. Krankengymnast 45 (1993) 282–290.

Rohmert, W.: Das Belastungs-Beanspruchungskonzept. Zeitschrift für Arbeitswissenschaften Nr. 38 (10NF, 1984) 193–200.

Rolf, G.: Untersuchung für den Stütz- und Bewegungsapparat und Notierungsanleitung. Fortbildungszentrum Hermitage, Bad Ragaz 1987.

Roloff, K.: Möglichkeiten des Aufwärmens vor Wettkämpfen und ihre Effektivität. Lehre der Leichtathletik 12 (1976) 413.

Roth, J., B. Voss, A. Unverricht: Untersuchungen über den Einfluß von Massagen und dynamischen Muskelkontraktionen zur Optimierung des Erholungsprozesses dargestellt an der J^{131}-Natrium-Hippurat-Clearance. Medizin und Sport (1973) 271–274.

Röthig, P. (Red.): Sportwissenschaftliches Lexikon. Schorndorf 1983.

Sachs, L.: Angewandte Statistik. 1984.

Sachse, J.: Manuelle Untersuchung und Mobilisationsbehandlung der Extremitätengelenke. Stuttgart 1986.

Sadamato, T., F. Bonde-Peterson, Y. Suzuki: Skeletal muscle tension, flow, pressure, and EMG during sustained isometric contractions in humans. Europ. J. Appl. Physiol. 3 (1983) 395.

Sale, D.G., J.D. MacDougall, I. Jacobs et al.: Interaction between concurrent strenght and endurance training. J. Appl. Physiol. 68 (1990) 260–270.

Sale, D.G.: Neurale Adaptation im Verlaufe eines Krafttrainings. In: Komi, P.V. (Hrsg.): Kraft und Schnellkraft im Sport. Köln 1994 (S. 249–265).

Saltin, B.: Metabolic fundamentals in exercise. Med. Science Sports 40 (1973) 137.

Saltin, B., J. Henriksson, E. Nygaard et al.: Fiber types and metabolic potentials of sceletal muscles in sedenary man and endurance runners. Ann. N.Y. Acad. Science 301 (1977) 3–29.

Saner, H., A. Hoffmann et al.: Kardiale Rehabilitation. Thieme, Stuttgart 1993.

Sass, H.: Zur Problematik der Wiederholungszahlen in der Technikschulung. In: Oliver, N., R. Daugs (Hrsg.): Sportliche Bewegung und Motorik unter Belastung. 9. Symposium 'Ansätze interdisziplinärer Forschung im Bereich der Sportwissenschaft'. Clausthal-Zellerfeld 1991 (S. 121–130).

Schaefer, G.: Der Krankheitsbegriff. In: Blohmke, M. (Hrsg.): Handbuch der sozialmedizin. Bd. 3. Stuttgart 1976 (S. 15–31).

Schaff, P., J. Mitternacht: Die Kraft als biomechanische Größe und ihre praktische Relevanz. In: Sportorthopädie – Sporttraumatologie 11, 3 (1995) 146–152.

Schäffler, A., S. Schmidt: Mensch, Körper, Krankheit. Neckarsulm 1995.

Scharf, H.P., W. Noack, B. Stuber: Rehabilitationskontrolle von Kreuzbandverletzungen mit isokinetischen Systemen. In: Puhl,W.,W. Noack, H.P. Scharf, F. Sedunko (Hrsg.): Isokinetisches Muskeltraining in Sport und Rehabilitation. Perimed, Erlangen 1988 (S. 67–74).

Schiffer, H.: Physiologische, psychologische und trainingsmethodische Aspekte des Auf- und Abwärmens. Köln 1995.

Schilde, U.: Auswirkungen einer 15 minütigen Aufwärmarbeit auf die Sauerstoffaufnahme und die Laktatkonzentration bei einer ansteigenden Fahrradergometerbelastung. Diplomarbeit Deutsche Sporthochschule Köln. Köln 1987.

Schmidtbleicher, D.: Strukturanalyse der motorischen Eigenschaft Kraft. Leichtathletik 35, 30 (1984) 1785–1792.

Schmidtbleicher, D.: Klassifizierung der Trainingsmethoden im Krafttraining. Lehre der Leichtathletik 24 (1985) 25–30.

Schmidtbleicher, D., A. Gollhofer: Einflußgrößen des reaktiven Bewegungsverhaltens und der Bedeutung für die Sportpraxis. In: Bührle, M. (Hrsg.): Grundlagen des Maximal- und Schnellkrafttrainings. Schorndorf 1985 (S. 271–281).

Schmidtbleicher, D.: Motorische Beanspruchungsform Kraft. Deutsche Zeitschrift für Sportmedizin 38, 9 (1987) 356–377.

Schmidtbleicher, D.: Zum Problem der Definition des Begriffs Kraftausdauer. In: Carl, K., S. Starischka, H.M. Stork (Hrsg.): Kraftausdauertraining. Köln 1989 (10–30).

Schmidtbleicher, D.: Krafttraining und Techniktraining. In: Daugs, R., H. Mechling, K. Blischke et al.: Sportmotorisches Lernen und Techniktraining. Internationales Symposium 'Motorik- und Bewegungsforschung' 1989 in Saarbrücken. Bd. 1. Schorndorf 1991 (S. 157–163).

Schmidtbleicher, D.: Konzeptionelle Überlegungen zur muskulären Rehabiliation. Med. Orth. Techn. 114, 4 (1994a) 170–173.

Schmidtbleicher, D.: Entwicklung der Kraft und der Schnelligkeit. In: Baur, J., K. Bös, R. Singer (Hrsg.): Motorische Entwicklung. Schorndorf 1994b (S. 129–150).

Schnabel, G., C. Müller: Wesen, Funktion und Eigenschaften der methodischen Prinzipien im sportlichen Training. Theorie und Praxis der Körperkultur 37, 2 (1988) 95–101.

Schnabel, G., G. Thiess: Lexikon Sportwissenschaft. Bd. 1. Berlin 1993.

Schnack, G.: Intensivstretching und Ausgleichsgymnastik – Aktivtherapie bei Fehlbelastungen in Beruf und Sport. Köln 1994.

Schneider, P.G.: Die Therapie chronischer Muskelschäden und ihrer funktionellen Folgen. In: Puhl, W.: Der Muskel. Uelzen 1989 (S. 61).

Schneider, W., T. Tritschler: Dokumentation der Untersuchungsbefunde. Manuelle Medizin 27 (1989) 47–52.

Schneider, W., H. Spring, T. Tritschler: Beweglichkeit – Theorie und Praxis. Stuttgart 1989.

Schnell, J., L. Spitz: Desmodromisches Muskeltraining. In: Bührle, M. (Hrsg.): Grundlagen des Maximal- und Schnellkrafttrainings. Schorndorf 1985 (S. 233–237).

Scholich, M.: Kreistraining. Berlin 1979.

Schollmeier, G., H.K. Uhthoff, K. Sarkar et al.: Effects of immobilization of the canine glenohumeral joint. Clin. Orthop. 304 (1994) 37–42.

Schöner, I., H. Liesen, A. Mader et al.: Der Einfluß aktiver Erholung unterschiedlichr Intensität auf die Laktateliminationsgeschwindigkeit nach anaeroben Tests bei Radamateuren. In: Heck, H., W. Hollmann, H. Liesen, R. Rost (Hrsg.): Sport – Gesundheit und Leistung. Deutscher Ärzte-Verlag, Köln 1983.

Schoutens, A., E. Laurent, J.R. Poortmans: Effects of inactivity and exercise on bone. Sports Med. 7 (1989) 71–81.

Schröder, W.: Die Berücksichtigung des biomechanischen Prinzips der Anfangskraft im Schnellkrafttraining. Theorie und Praxis der Körperkultur 10 (1975) 929–932.

Schulte, H.: Zur Problematik des Aufwärmens – Eine Literaturanalyse. Diplomarbeit Deutsche Sporthochschule Köln. Köln 1986.

Schumpelick, V., N.M. Bleese, U. Mommsen: Chirurgie. Enke, Stuttgart 1994.

Schupp, W.: Neurologische Rehabilitation – Ansätze zur Qualitätssicherung. Krankengymnast 46, 10 (1994) 1310–1315.

Schürch, P.: Leistungsdiagnostik. Erlangen 1987.

Senn, E., H. Weber-Falkensammler: Bewegungsübungen bei rheumatischen Erkrankungen. Köln 1993.

Shephard, R.J., P.O. Astrand (Hrsg.): Ausdauer im Sport. Köln 1993.

Silbernagel, S., A. Despopoulos: Taschenatlas der Physiologie. Thieme, Stuttgart 1988.

Silverskiöld, K.I., E.M. May: Gap formation after flexor tendon repair in zone II. Scand. J. Plast. Reconstr. Hand Surg. 27 (1993) 263–268.

Singer, R.: Biogenetische Einflüße auf die motorische Entwicklung. In: Baur, J., K. Bös, R. Singer (Hrsg.) Motorische Entwicklung. Schorndorf 1994 (S. 51–71).

Skinner, J.S.: Rezepte für Sport und Bewegungstherapie – Belastungsunter-suchungen und Aufstellung von Trainingsprogrammen beim Gesunden und Kranken. Köln 1989.

Sonam, D.: Aussagekraft des Bewegungsdiagrammes nach G.D. Maitland. Diplomarbeit Feusi Physiotherapieschule Bern. Bern 1994.

Sonnenschein, I.: Mentale und emotionale Beanspruchung durch Trainingsbelastungen: Auswirkungen und Kontrolle. In: Jansen, J.P., W. Schlicht, K. Carl (Red.): Steuerung und Regelung des Trainings. Köln 1988 (S. 36–50).

Spielberger, C.D.: Trait-state anxiety and motor behavior. Journal of Motor Behavior 3 (1971) 265–279.

Spring, H., H.R. Kunz, W. Schneider et al.: Kraft – Theorie und Praxis. Stuttgart 1988.

Spring, H., H.R. Kunz, W. Schneider et al.: Kraft – Theorie und Praxis. Stuttgart 1990.

Starischka, S.: Trainingsplanung. Schorndorf 1988.

Start, K.B., R. Holmers: Local muscle endurance with open and occlused intramuskular circulation. J. Appl. Physiol. 18 (1963) 804.

Steck, U., K. Bös, G. Wydra: Effektivität und Akzeptanz verschiedener Trainingsprogramme zur Verbesserung der Kraftfähigkeiten für den Bereich der Rumpfmuskulatur – Ein empirischer Vergleich von apparativen (David-Trainingsgeräten) und nicht apparativen Programmen. In: Brack, R., A. Hohmann, H. Wieland (Hrsg.): Trainingssteuerung – Konzeptionelle und trainingsmethodische Aspekte. Stuttgart 1994 (S. 293–298).

Stegelmann, K.: Ganganalysen nach Plastik des vorderen Kreuzbandes im Rahmen einer ambulanten Rehabilitation. Krankengymnast 46, 10 (1994) 1302–1308.
Steinbach, M.: Medizinisch-psychologische Betrachtungen zum Vorstartzustand. Sportarzt und Sportmedizin 21, 4 (1976) 82–90.
Steinbrück, K., G. Binzus: Veränderungen am Gelenkknorpel durch Immobilisation. In: Groher, Noack (Hrsg.): Sportliche Belastungsfähigkeit des Haltungs- und Bewegungsapparates. Thieme, Stuttgart 1982 (S. 283–294).
Steiner, R.: Die Kunst des Heilens vom Gesichtspunkt der Geisteswissenschaft. Dornach 1983.
Stoboy, H.: Das Krafttraining und seine Bedeutung zu verschiedenen Sportarten. Sportwissenschaft 14 (1984) 9–31.
Stoboy, H.: Neuromuskuläre Funktion und körperliche Leistung. In: Hollmann, W. (Hrsg.): Zentrale Themen der Sportmedizin. Heidelberg 1986 (S. 23–110).
Stokes, M., A. Young: The contribution of reflexinhibition to arthrogenous muscle weakness. Clinical science 67 (1984) 7–14.
Stone, M.H.: Anpassungserscheinungen unter einem Krafttraining im Bereich von Bindegewebe und Knochen. In: Komi, P.V. (Hrsg.): Kraft und Schnellkraft im Sport. Köln 1994 (S. 277–289).
Strauzenberg, S.E.: Umstellung und Anpassung des kardiovaskulären Systems bei sportlicher Belastung. Medizin und Sport 6 (1978) 164–171.
Stuart, D.G., E. Eldred, A. Hemingway et al.: Neural regulation of the rythm of shivering. In: Hardy, J.D. (Ed.): Temperature. Vol. 3, part 3. New York 1963.
Stucki, H.: Die Berührung in der Physiotherapie und ihre Bedeutung in der nonverbalen zwischenmenschlichen Kommunikation. Diplomarbeit Feusi Physiotherapieschule Bern. Bern 1994.
Stull,G.A., J.T. Kearney: Recovery of muscular endurance following submaximal isometric exercise. Med. Science Sports 2 (1978) 109.
Sturm, W.: Störungen der Intelligenzfunktionen. In: Poeck, K. (Hrsg): Klinische Neuropsycholgie. Stuttgart 1989a (S. 311–313).
Sturm, W.: Aufmerksamkeitsstörungen. In: Poeck, K. (Hrsg): Klinische Neuropsycholgie. Stuttgart 1989b (S. 314–318).
Sturm, W., W. Hartje: Methoden der Neuropsycholgie. In: Poeck, K. (Hrsg): Klinische Neuropsycholgie. Stuttgart 1989a (S. 8–36).
Sturm, W., W. Hartje: Aufgaben und Untersuchungsverfahren der neuropsychologischen Diagnostik. In: Poeck, K. (Hrsg): Klinische Neuropsycholgie. Stuttgart 1989b (S. 71–88).
Tesch, P.A.: Acute and long-term meabolic changes consequent to heavy-resistance exercise. Med. Sport Science, 26, (1987) 67–89.
Tesch, P.A., J. Karlsson: Lactate in fast and slow twitch skeletal muscle fibres of man during isometric contraction. Acta Physiol. Scand. 2 (1977) 230.
Tesch, P.A., L. Larsson, A. Eriksson et al.: Muscle glycogen depletion and lactate concentration during downhill skiing. Med. Science Sports 2 (1978) 86.
Tesch, P.A., W.L. Daniels: Lactate accumulation in muscle and blood during submaximal exercise. Acta Physiol. Scand. 3 (1982) 441.
Tesch, P.A., L. Larsson: Muscle hypertrophy in bodybuilders. Europ. J. Appl. Physiol. 3 (1982) 301–306.
Tesch, P.A., E.B. Colliander, P. Kaiser: Muscle metabolism during intense, heavy-resistance exercise. Europ. J. Appl. Physiol. 55 (1986) 362–366.
Tesch, P.A., A. Thorsson, E.B. Colliander: Creatine phosphate in fiber types before and after exhaustive exercise. J. Appl. Physiol. 66 (1989) 1756–1759. Tesch, P.A.: Kurzzeitige und langfristige histochemische und biochemische Adaptationen im Skelettmuskel. In: Komi, P.V. (Hrsg.): Kraft und Schnellkraft im Sport. Köln 1994 (S. 240–248).
Tesch, P.A., A. Thorsson, E.B. Colliander: Effects of eccentric and concentric resistance training on skeletal muskel substrates, enzyme activities and capillary supply. Acta Physiol. Scand. 140 (1990) 575–580.
Thegeder, H.: Hämodynamische Reaktionen bei älteren Patienten auf unterschiedliche Kraftbeanspruchungen und die therapeutischen Konsequenzen für stationäres und ambulantes Rehabilitationstraining. Krankengymnast 46, 11 (1994) 1480–1484.
Thews, G., E. Mutschler, M.A. Vaupel: Anatomie, Physiologie, Pathophysiologie des Menschen. Stuttgart 1989.
Thorauer, H.A.: Zur Zeitstruktur der objektiv ergänzenden Information. Theorie und Praxis der Körperkultur 20 (1971) 389–396.
Tidow, G.: Lösungsansätze zur Optimierung des Schnellkrafttrainings auf der Basis muskelbioptischer Befunde. In: Brack, R., A. Hohmann, H. Wieland (Hrsg.): Trainingssteuerung – Konzeptionelle und trainingsmethodische Aspekte. Stuttgart 1994 (S. 219–225).
Tiedt, W.: Skriptum zur Körperbildung. Deutsche Sporthochschule Köln. SS 1979 [unpubliziert].
Tittel, K.: Beschreibende und funktionelle Anatomie des Menschen. Stuttgart 1978.
Tittel, K.: Beschreibende und funktionelle Anatomie des Menschen. Stuttgart 1985.
Toendury, S., C. von Zeerleder: Muskelaufbau im Trainingsvergleich – Satztraining versus Sequenztraining. Diplomarbeit Physiotherapieschule Insel Bern. Bern 1996.
Triffit, P.D., C.A. Cieslak, P.J. Gregg: Cast immobilization and tibial diaphyseal blood flow: An initial study. J. Orthop. Res. (1990) 784–788.
Trunz, E., J. Freiwald, P. Konrad: Fit durch Muskeltraining – 37 Trainingstafeln für Kräftigung und Dehnung. Reinbeck 1992.
Tschiene, P.: Zu einigen aktuellen methodischen und strukturellen Fragen zum Hochleistungstraining. Leistungssport 1 (1978) 12–20.
Tschirdewahn, B., K.H. Göttl, C. Kurz: Untersuchungen zur Reproduzierbarkeit von Messungen der isokinetischen Muskelkraft am Cybex II. In: Bernett, P., D. Jeschke (Hrsg.): Sport und Medizin – Pro und Kontra. 32. Deutscher Sportärztekongreß. München 1991 (S. 242–244).
Ungerer, D.: Zur Theorie des sensomotorischen Lernens. Schorndorf 1977.
Varache, N., M. Audran et al.: Aminohydroxyprophylidene bisphosphonate (AHPrBP) treatment of severe immobilization hypercalcemia in a young patient. Clin. Rheum. 10 (1991) 328–332.
Verdonck, A.: Aspekte der isokinetischen Trainingssteuerung. In: Carl, K., S. Starischka, H.M. Stork (Hrsg.): Kraftausdauertraining – Hearing des Bundesinstituts für Sportwissenschaft und der Universität Dortmund. Köln 1989 (S. 80–86).
Villiger, B., K. Egger, R. Lerch et al.: Ausdauer. Stuttgart 1991.

Volpert, W.: Optimieren von Trainingsprogrammen. Achenbach 1976a.
Volpert, W.: Sensomotorisches Lernen. Frankfurt 1976b.
Wais, M.: Neuropsychologie für Ergotherapeuten – Grundlagen und Behandlung. Dortmund 1987.
Weineck, J.: Sportbiologie. Erlangen 1986.
Weineck, J.: Sportbiologie. Erlangen 1990.
Welsnik, D.: Muskelaufbautraining. Krankengymnast 44, 2 (1992) 162–169.
Wendland, U., W. Banzer: Verlaufsforschung im Spitzensport: Strategien zur statistischen Analyse zeitbezogener Daten am Beispiel des sportärztlichen Untersuchungsbogens. Köln 1990.
Wenk, W.: Der Schlingentisch in Praxis und Unterricht. München 1994.
Werchoschanski, J.W.: Richtig trainieren. Berlin 1988.
Werchoschanski, J.W., M.C. Siff: Some facts on warming up. Fitness and Sports Review International 2 (1993) 62–66.
White, A.A., S.L. Gordons: Synopsis workshop on idiopathic low back pain. Spine 7 (1987) 140–143.
White, T.P., K.A. Esser: Satellite cell and growth factor involvement in skeletal muscle growth. Med. and Science in Sport and Medicine 21 (1989) 158–163.
Wieben, K., B. Falkenberg: Muskelfunktion – Prüfung und klinische Bedeutung. Stuttgart 1991.
Wiebke, D., D. Jeschke, R. Lorenz: Kreatin – Doping oder Substitution. Sportorthopädie – Sporttraumatologie 11.3 (1995) 171–175.
Van der Wiel, H.F., P. Lips et al.: Loss of bone in the proximal part of the femur following unstabel fractures of the leg. J. Bone Joint Surg. 2 (1994) 230–236.
Wikesjö, U.M.E., R.E. Nilvéus, K.A. Selvig: Significance of early healing events on priodontal repair: A review. Chicago 1992.
Williams, P., G. Goldspink: Longitudinal growth of striated muscle films. J. Cell Sci. 9 (1971) 751–767.
Williams, P.E.: Effect of intermittent stretch on immobilized muscle. Ann. Rheumat. Dis. 47 (1988) 1014–1016.
Williams, P.F.: Use of intermittent stretch in the prevention of serial sarcomere loss in immobilized muscle. Ann. Rheumat. Dis. 49 (1990) 316–317.
Willimczik, K.: Grundkurs Statistik – Forschungsmethoden in der Sportwissenschaft. Frankfurt 1975.
Willimczik, K., M. Grosser: Die motorische Entwicklung im Kindes- und Jugendalter. Schorndorf 1981.
Willimczik, K., K. Roth: Bewegungslehre. Reinbek 1985.
Willimczik, K., R. Daugs, N. Oliver: Belastung und Beanspruchung als Einflußgrößen in der Sportmotorik. In: Oliver, N., R. Daugs (Hrsg.): Sportliche Bewegung und Motorik unter Belastung. Clausthal-Zellerfeld 1991 (S. 6–28).
Van Wingerden, B.A.M.: Skript Wundheilung. Siegeburg 1991.
Van Wingerden, B.A.M.: Connective tissue in rehabilitation. Lichtenstein 1995.
Winter, R., K. Roth: Entwicklung motorischer Fertigkeiten. In: Baur, J., K. Bös, R. Singer (Hrsg.): Motorische Entwicklung. Schorndorf 1994 (S. 217–237).
Wirth, C.J., J. Schmidt: Die Therapie frischer und veralteter anteromedialer Knieinstabilitäten und generelle Aspekte zur postoperativen Weiterbehandlung. Krankengymnastik 37, 7 (1985) 447–450.
Wolff, H.: Präventivmedizinisch orientiertes Fitneßtraining – Die präventivmedizinische Bedeutung des gerätegestützten Fitneßtrainings unter besonderer Berücksichtigung orthopädischer Aspekte. Sportwissenschaft und Trainingspraxis. Bd. 3. Erlensee 1990.
Wolkow, W., W. Lugowzew: Zur Begründung des spezifischen Einflusses von Trainingsbelastungen auf die Wiederherstellungsprozesse. Leistungssport 2 (1979) 122–127.
Woos, L.Y., M.A. Gomez, Y. Seguchi et al.: Measurement of mechanical properties of ligament substance from a bone-ligament-bone preparation. J. Orthop. Res. 1 (1983) 22–29.
Zanon, S.: Zur Beziehung zwischen maximaler relativer statischer und relativer elastischer Kraft im Training des Weitspringens. Leistungssport 5 (1975) 352–359.
Zatsiorskiy, V.M.: Kybernetik und Körpererziehung. Theorie und Praxis der Körperkultur 15 (1966a) 625–635.
Zatsiorskiy, V.M.: Kybernetik und Körpererziehung. Theorie und Praxis der Körperkultur 15 (1966b) 786–792.
Zatsiorskiy, V.M.: Kybernetik und Körpererziehung. Theorie und Praxis der Körperkultur 15 (1966c) 878–883.
Zatsiorskiy, V.M., N.G. Kulik, J.I. Smirnov: Die Wechselwirkung zwischen den körperlichen Eigenschaften. Therorie und Praxis der Körperkultur 19, 2 (1970) 141–157.
Zatsiorskiy, V.M.: Kybernetik – Mathematik – Sport. Theorie und Praxis der Körperkultur 20 (1971) 1068–1091.
Zieschang, K.: Aufwärmen bei motorischem Lernen, Training und Wettkampf. Sportwissenschaft 2, 3 (1978) 235–251.
Zimmermann, E.: Das Ausscheidungsverhalten der Katecholamine Adrenalin und Noradrenalin unter Trainings-, Vorwettkampf- und Wettkampfbedingungen. Eine Untersuchung zum Zusammenhang zwischen Sympathikusaktivität und Leistungsfähigkeit. Habilitationsschrift Deutsche Sporthochschule Köln. Köln 1986.
Zimmermann, E., M. Donike, W. Schänzer: Katecholaminspiegel, psychische Aktivierung und Wettkampfstabilität. In: Franz, I.W. et al. (Hrsg.): Training und Sport zur Prävention und Rehabilitation in der technisierten Welt. Berlin 1985 (S. 377–382).
Zintl, F.: Ausdauertraining. München 1988.
Zippel, H., H. Seidlein: Zur Behandlung osteochondraler Verletzungen und Defekte im Kniegelenk aus klinischer Sicht. Med. Sport 22, 5 (1982) 137–145.
Zollinger, H.U.: Pathologische Anatomie. Stuttgart 1981.

Quellenverzeichnis

[1.1] vgl. Hopf 1972, 149 ff; Mucha et al. 1984, 92; Schmidtbleicher 1984, 1789; Bührle 1985, 89 ff; Ehlenz et al. 1985, 65 f; Nix 1991, 165 f
[1.2] Hettinger 1983, 160 ff
[1.3] mod. nach Ahrendt 1983, 69; Barth 1983; 82; Grosser et al. 1986, 12; Hollmann 1987a, 165 ff; Jonath 1988, 293; Hollmann/Hettinger 1990, 124
[1.4] in Anlehnung an Zaciorskiy 1966 u. 1971; Butenko 1972; Djatschkow 1974; Farvel 1977; Grosser et al. 1986, 12; Hollmann 1987a, 165 ff; Jonath 1988, 293
[1.5] mod. nach Beulke 1978, 40 ff; Grosser et al. 1986, 13; vgl. Carl 1983, 45
[1.6] vgl. Klaus 1969, 512; Beulke 1978, 40 ff
[1.7] vgl. WHO 1946, Franke 1972; Schaefer 1976; Helberger 1977; Kayser 1983; Schäffler/Schmidt 1995, 54
[1.8] White/Gordons 1987, 141; McKenzie 1990, 50
[1.9] mod. nach Grosser et al. 1986, 17; Froböse 1993, 4; vgl. Felder 1994, 1296
[1.10] vgl. Steiner 1983, 9 ff; Lewitt 1984; 135 ff; Alexander 1985, 25 ff; Baviera 1991, 36; Miketta 1991, 127 ff; Condrau 1993, 276 ff; Cziske et al. 1993, 1514 ff; Hallner/Krüskemper 1993, 1504 ff; Härter 1993, 848 ff; Kempf/Roth 1993, 1510 ff; Oelmann 1993, 278 ff; Rohen 1993, 282 ff; Dech 1994, 886 ff, Neander 1994, 1354 ff
[1.11] vgl. Hengeveld 1994, 4 ff; Kiesewetter 1994, 57
[1.12] Marti 1995, 45 f
[1.13] vgl. Maitland 1988, 18 ff; Kiesewetter 1994, 56 ff
[1.14] vgl. Debrunner 1971, 1 ff; Frisch 1983, 300 ff; Lewitt 1984, 13 ff; Janda 1986, 9 ff; Maitland 1987, 2 ff; Sturm 1989, 314 ff u. 319 ff; Sturm/Hartje 1989, 8 ff u. 71 ff u. 226 ff u. 255 ff u. 311 ff; Klein-Vogelbach 1990 a, 74 ff; Kiesewetter 1994, 57 ff
[1.15] vgl. Boline et al. 1987, 5 ff; Carmichael 1987, 164 ff; Raemy/Wyss 1993; Richter/Lawall 1993, 1 ff
[1.16] vgl. Raemy/Wyss 1993; Oesch et al. 1994; 4 ff; Sonam 1994
[1.17] vgl. Grosser et al. 1986, 64 ff; Kiesewetter 1994, 64
[1.18] vgl. Israel 1983, 234
[1.19] mod. nach Starischka 1985, 7
[1.20] mod. nach Starischka 1988, 11 ff
[1.21] vgl. Massey et al. 1961, 63 f; Stuart et al. 1963; Irving 1966, 94; Pettinger 1968, 115 f; Green 1972, 412; Hensel 1973, 228; Adam/Werchoshanskij 1974, 72; Kuntoff/Darwish 1975, 5; Konzag 1976, 272; Nöcker 1976, 51; Roloff 1976, 413; Israel 1977, 386 ff; Zieschang 1978, 242; Hollmann/Hettinger 1980, 546 ff; Zimmermann et al. 1985, 377 ff; Starischka 1988, 25; Ehrich/Gebel 1992, 63 ff
[1.22] vgl. Roth et al. 1973, 271; Keul 1973, 24 ff; Kindermann 1978, 352; Wolkow et al. 1979, 122; Findeisen et al. 1980, 244; Beckmann et al. 1983, 87; Gottschalk/Winter 1984, 171; Grosser et al. 1986, 164; Pabst 1986, 54 ff
[1.23] Starischka 1988, 25
[1.24] beispielhaft mod. nach Graff 1987, 5; vgl. Freiwald 1989, 120 ff; Fink et al. 1991, 320 ff; Froböse 1992, 738 ff; Felder 1994, 1298 ff; Kolster 1994, 620 ff; Kolster/Sonnwald 1994, 595 ff; Schupp 1994, 1311 ff
[1.25] vgl. Freiwald 1989, 118 ff; Kolster 1994, 621 f
[1.26] vgl. Freiwald 1989, 118 ff; Kolster 1994, 621 f
[1.27] vgl. Freiwald 1989, 118 ff; Kolster 1994, 621 f
[1.28] Appell/Mester 1972; Harre 1977; Martin 1979 u. 1982; Jonath/Krempel 1981; Ehlenz et al. 1985; Letzelter 1986; Grosser et al. 1987 a; Grosser et al. 1987 b; Janssen et al. 1987; Starischka 1988; Grosser 1991 u.v.a.m.
[1.29] vgl. Grosser et al. 1986, 75 ff
[1.30] in Anlehnung an Ehlenz et al. 1985, 12
[1.31] Grosser/Zintl 1994, 10
[1.32] Grosser et al. 1986, 18 ff, u. 76
[1.33] vgl. Grosser et al. 1986, 76
[1.34] vgl. Glaser 1987; Grossmann-Schnyder 1992; Leuenberger 1993; Moser 1993; Peyer 1993; Probst 1993; Abplanalp et al. 1994; Stucki 1994
[1.35] Grosser et al. 1986, 76; Kiesewetter 1994, 61 f
[1.36] Grosser et al. 1986, 76; Gabler 1988, 25 ff; Sonnenschein 1988, 36
[1.37] vgl. Hermann/Joray 1992
[1.38] vgl. Hermann/Joray 1992
[1.39] vgl. Abplanalp et al. 1994
[1.40] Nitsch 1981
[1.41] vgl. auch Boisen 1975; Dieckert 1977; Rieder 1977, 70 ff; Hackfort/Schwenkmetzger 1980, 78 ff; Opaschowski 1981, 23 f; Kayser 1984, 347
[1.42] Grosser et al. 1986, 76
[1.43] Willimczik 1975, 13 ff; Hagmüller 1979, 73 ff; Bös 1983, 9 ff; Fleischer 1988, 16 ff; Kolles 1989, 21 ff; Harms 1992, 15 f; Werner 1992, 23 ff; Bekker 1993, 124 ff; Lienert/Raatz 1994. Zur Vertiefung der Problematik Empirie/Statistik vgl. auch Grubitzsch/Rexilius 1978; Petermann 1978; Sachs 1994; Bös 1987; Wendland/Banzer 1990
[1.44] Sonam 1994
[1.45] Carr 1985, Dean/Mackey 1992
[1.46] nach Kiesewetter 1994, 55
[1.47] vgl. Harre 1977, 218 ff; Grosser et al. 1986, 80 ff; Cordes et al. 1987, 82 ff; Maitland 1991, 231 ff u. 235 ff; Kiesewetter 1994, 55 f; Sonam 1994
[1.48] vgl. Hengeveld 1994, 4 ff; Grosser 1986, 83
[1.49] vgl. Ellestad et al. 1990, 7 ff., Badtke et al. 1994, 98 ff
[1.50] Grosser et al. 1986, 83

[1.51] Grosser et al. 1986, 83
[1.52] vgl. Thorauer 1971, 390 Farvel 1977, 40f; Bekker-Hartmann 1990, 101ff; Ellestad et al. 1990, 7ff; Boidin/Michel 1992, 4ff; Gächter/Stehelin 1993; 7ff; Huguenin/Hopf 1993, 82ff; Todoroff 1993, 111ff; Gast/Bronks 1994, 1020ff; Röder 1994, 1346ff; Stegelmann 1994, 1302ff

[2.1] vgl. Daniels et al. 1966; Knott 1970; Debrunner 1971; Janda 1986; Klein-Vogelbach 1986; Sachse 1986; Rolf 1987; Maitland 1988 u. 1991; Klein-Vogelbach 1990a; Klein-Vogelbach 1990b; Wieben/Falkenberg 1991; Giger/Schmid 1992; Trunz et al. 1992; Myrvang 1993; Rock 1993; Senn/Weber-Falkensammler 1993; Letuwnik/Freiwald 1994; Schnack 1994; Wenk 1994 u.v.a.m.]
[2.2] vgl. Müller/Dalitz 1978; Scholich 1979; Gain/Hartmann 1980; Kos et al. 1980; Obeck 1980; Matkowic 1981; Grosser et al. 1984; Grosser et al. 1987b; Mende 1988 u.v.a.m.
[2.3] vgl. Harre 1977; Martin 1979; Grosser/Zimmermann 1981a, 245ff; Grosser/Zimmermann 1981b, 113ff; Grosser et al. 1986, 18ff; Letzelter 1986
[2.4] mod. nach Grosser et al. 1986, 19; Cordes et al. 1987, 70f
[2.5] Hollmann/Hettinger 1990, 1
[2.6] vgl. Grosser/Zimmermann 1981a, 245ff; Grosser/Zimmermann 1981b, 113ff; Grosser et al. 1986, 19ff; Zink 1986, 717
[2.7] Schäffler/Schmidt 1995, 54ff
[2.8] Jakowlew 1977; Grosser et al. 1986, 19ff; Starischka 1988, 49ff
[2.9] Röthig 1983, 393
[2.10] mod. nach Jakowlew 1977; Grosser et al. 1986, 20
[2.11] vgl. Jakowlew 1977; Grosser et al. 1986, 19ff; Starischka 1988, 49f; Hollmann/Hettinger 1990, 130f
[2.12] Starischka 1988, 50; Zintl 1988, 17
[2.13] Harre 1977, 67; Starischka 1988, 49
[2.14] vgl. Jakowlew 1977, 125; Findeisen et al. 1980, 212; Liesen 1986, 178f; Goldspink 1994, 220; Krämer 1994, 290ff
[2.15] Jakowlew 1977
[2.16] vgl. Mader 1984; Keul/Berg 1986; Heck 1990; Goldspink 1994; Kraemer 1994; Sale 1994; Stone 1994; Tesch 1994
[2.17] Liesen 1986, 178f
[2.18] vgl. Harre 1977, 80
[2.19] Tesch et al. 1989
[2.20] Houston/Thomson 1977, 207ff
[2.21] MacDougall et al. 1977; MacDougall et al. 1979, 164ff
[2.22] Tesch et al. 1990, 575ff
[2.23] Tesch et al. 1986, 362ff
[2.24] Mader 1988, 135ff; Mader 1989, 185 u. 186; Mader 1990, 42
[2.25] Blom et al. 1987, 398ff
[2.26] Werchoschanski 1988, 32ff; Mader 1990, 40ff; vgl. Martin et al. 1993, 95
[2.27] aus: Grosser et al. 1986, 23;Ehlenz et al. 1995, 130 u. 135
[2.28] Werchoschanski 1988, 42
[2.29] aus: Martin et al. 1993, 96
[2.30] Graf 1934 in Hollmann 1990, 121
[2.31] Hollmann/Hettinger 1990, 121; Grosser et al. 1986, 21
[2.32] Hollmann/Hettinger 1990, 121; Grosser et al. 1986, 21
[2.33] Neumann/Berbalk 1991, 415ff; Engelhardt/Neumann 1994, 17ff
[2.34] Mader 1990, 40ff
[2.35] Grosser et al. 1993, 77
[2.36] Sale 1993, 261
[2.37] Grosser et al. 1993, 76ff

[3.1] vgl. Schmidtbleicher 1987, 370
[3.2] vgl. Harre 1977, 65ff; Martin 1979, 45ff; Letzelter 1986, 207ff; Grosser et al. 1987, 28ff
[3.3] Scholich 1979, 26; Letzelter 1986, 208
[3.4] vgl. Harre 1977, 69; Martin 1977, 52; Hettinger 1983, 93; Hollmann/Hettinger 1990, 118ff
[3.5] Harre 1977, 52; Scholich 1979, 11; Letzelter 1986, 212
[3.6] vgl. Schnell/Spitz 1985, 233
[3.7] Jakowlew 1977; Grosser et al. 1986, 21; Hollmann/Hettinger 1990, 119
[3.8] vgl. Koch 1985; Grosser 1991, 139ff; Sass 1991; Schmidtbleicher 1991
[3.9] vgl. Froböse 1993, 25f; Engelhardt/Neumann 1994, 189f; Herrmann/Eberspächer 1994, 16ff
[3.10] Laurig 1974, 15; Rohmert 1984, 198; vgl. Willimczik et al. 1991
[3.11] Carl 1967; Scholich 1974; Martin 1977, 53 u. 85; Grosser et al. 1987, 29
[3.12] Martin 1977, 53
[3.13] Schmidtbleicher 1985a, 26
[3.14] Grosser et al. 1987, 28
[3.15] Berg/Keul 1985, 61
[3.16] Zusammenstellung nach Barcroft/Millan 1939; Tuttle et al. 1950, 663; Start 1963, 804f; Carl 1967; Laurig 1974, 15; Fukunaga 1976, 182; Harre 1977, 70; Hirsche/Gaehtgens 1977, 173; Martin 1977, 53; Tesch/Karlsson 1977, 232; Stull/Kearney 1978; 111f; Tesch et al. 1978, 86ff; Karlsson 1979, 26ff; Scholich 1979, 20ff; Einars/Mueller-Limroth 1980, 201ff; Ingemann-Hansen 1981, 263; Barter et al. 1982, 160; Becher et al. 1982; Tesch/Daniels 1982, 444; Jones/Hunter 1983, 75ff; Sadamato et al. 1983, 395ff; Saltin 1983; Mader 1984; Keul/Berg 1986, 201; Letzelter 1986, 212; Grosser et al. 1987, 100ff; Radlinger 1987, 97ff; Bührle/Werner 1985, 202; Zintl 1988, 30ff u. 104ff; Laurig 1989, 1226; Schmidtbleicher 1989, 11ff; Heck 1990, 52ff; Hollmann/Hettinger 1990, 305ff
[3.17] Hollmann 1987b, 412
[3.18] Letzelter 1986, 213
[3.19] Grosser et al. 1987, 30
[3.20] vgl. Zaciorskij et al. 1970; Komi/Tesch 1979; Scholich 1979, 20f; Mader 1984; Duchateau et al. 1987; Hollmann/Hettinger 1990, 337 u. 339
[3.21] Martin 1979, 58; Grosser 1987, 30
[3.22] vgl. Grosser/Neumaier 1982, 108ff
[3.23] Bührle/Werner 1985, 202
[3.24] Mader 1984; Badtke 1987, 72; Hollmann/Hettinger 1990, 89
[3.25] Bührle/Werner 1985, 202; Keul/Berg 1986, 201; Engelhardt/Neumann 1994, 56
[3.26] Keul/Berg 1986, 201

[3.27] Keul/Berg 1986, 201; Hollmann/Hettinger 1990, 89
[3.28] Grosser 1987b, 30
[3.29] Letzelter 1986, 217; Grosser et al. 1987b, 30
[3.30] Grosser 1987b, 31
[3.31] Matwejew 1972, 87; Bührle/Werner 1985, 202f
[3.32] nach Lehmann, aus: Stiehler 1974, 136; in: Grosser et al. 1987, 27
[3.33] Froböse 1993, 26f
[3.34] Letzelter 1986, 214
[3.35] vgl. Grosser et al. 1987, 31; Pollmann 1993, 26
[3.36] Letzelter 1986, 215
[3.37] Wais 1987, 99
[3.38] Grosser et al. 1987, 32
[3.39] Harre 1977, 75f; Grosser et al. 1987, 32
[3.40] Grosser et al. 1987, 32
[3.41] Starischka 1988, 58
[3.42] mod. nach Grosser et al. 1987, 40
[3.43] Mellerowicz/Meller 1978, 33
[3.44] Harre 1977, 76; Grosser et al. 1987, 32f

[4.1] vgl. Harre 1977, 83ff; Schnabel/Müller 1988, 97; Grosser/Zintl 1994, 20
[4.2] Harre 1977, 83ff; Martin 1979, 60ff; Grosser et al. 1986, 34; Grosser/Zintl 1994, 20
[4.3] mod. nach Grosser/Zintl 1994, 20f
[4.4] Hollmann/Hettinger 1990, 119f
[4.5] aus: Grosser/Zintl 1994, 20
[4.6] aus: Zintl 1994, 17
[4.7] vgl. Harre 1977, 83f; Martin 1979, 60; Grosser et al. 1987b, 34; Schmidtbleicher 1987, 370, Starischka 1988, 57f; Grosser/Zintl 1994, 20f
[4.8] Harre 1977, 85; Martin 1979, 60f; Grosser et al. 1986, 39f; Grosser et al. 1987b, 34f; Starischka 1988, 58
[4.9] Martin 1979, 60f; Grosser et al. 1986, 39; Grosser et al. 1987b, 35; Starischka 1988, 59
[4.10] vgl. Zintl 1988, 15f; Martin et al. 1993, 40f; Grosser/Zintl 1994, 20ff
[4.11] Martin 1982, 97; Keul et al. 1984, 13
[4.12] Mader 1984
[4.13] Grosser et al. 1986, 35
[4.14] Heck 1990, 54
[4.15] Heck 1990, 55
[4.16] Heck 1990, 39; Hollmann/Hettinger 1990, 61
[4.17] vgl. Ehlenz et al. 1987, 49
[4.18] Berg/Keul 1985, 70
[4.19] Starischka 1988, 50; Zintl 1994, 18
[4.20] Heck 1990, 59; vgl. Keul et al. 1969, 38; Keul/Berg 1986, 201
[4.21] Heck 1990, 39
[4.22] Heck 1990, 37
[4.23] mod. nach Jakowlew 1977; Grosser et al. 1986, 20; Zintl 1994, 18
[4.24] Grosser et al. 1987b, 23
[4.25] Matwejew 1972, 87
[4.26] Grosser et al. 1987b, 24
[4.27] Grosser et al. 1987b, 24
[4.28] Grosser et al. 1987b, 24
[4.29] Grosser et al. 1987b, 24
[4.30] Pickenhain et al. 1993; Engelhardt/Neumann 1994, 190f
[4.31] mod. nach Froböse/Lagerström 1991
[4.32] Hopf 1972, 149ff; Mucha et al. 1984, 92; Nix 1991, 165f
[4.33] siehe hierzu Meinel/Schnabel 1977; Ungerer 1977; Bauersfeld/Schröter 1979, 35; Willimczik/Grosser 1981; Willimczik/Roth 1985; Gabler 1988; Müller 1988, 106; Baur et al. 1994; Conzelmann 1994, 151ff; Crasselt 1994, 106; Gaschler 1994, 181ff; Grosser/Zintl 1994, 25f; Noth 1994, 93ff; Roth/Winter 1994, 191ff; Schmidtbleicher 1994, 129ff; Singer 1994, 51ff; Winter/Roth 1994, 217
[4.34] vgl. Grosser et al. 1986, 40f; Grosser/Zintl 1994, 26f
[4.35] vgl. Grosser/Zintl 1994, 28
[4.36] vgl. Lentell et al. 1990, 605ff
[4.37] vgl. Ehlenz et al. 1987, 106
[4.38] Martin et al. 1993, 40f
[4.39] modifiziert nach Martin et al. 1993, 39

[5.1] zusammengefasst und mod. nach Grosser et al. 1986, 1964; DeMarees/Mester 1982, 69; Röthig 1983, 40f; Jonath 1988, 27; Hollmann/Hettinger 1990, 546; Schnabel et al. 1990, 73f; Freiwald 1991, 12; Schnabel/Thiess 1993, 274
[5.2] Maehl/Höhnke 1988, 138ff; Hollmann/Hettinger 1990, 546; Freiwald 1991, 12
[5.3] Zaziorskij et al. 1984, 61
[5.4] Maehl/Höhne 1988, 140
[5.5] vgl. Schulte 1986, 4
[5.6] deMarees/Mester 1982, 69
[5.7] Martens 1971, 151ff; Spielberger 1971, 265ff; Allmer 1982, 224ff, Zimmermann 1986
[5.8] zusammengefasst nach Masterovoj 1967, 16; Rein/Schneider 1971, 108; Barnard et al. 1973, 833ff; Hüllemann 1976, 54; Israel 1977, 386; Strauzenberg 1978, 165; DeMarees 1979, 224f, 333f, 415; Bamford 1985, 9; Weineck 1986, 296; Schilde 1987, 37ff; Maehl/Höhnke 1988, 159ff; Hollmann/Hettinger 1990, 547; Freiwald 1991, 27f; Knebel 1991, 35; Bourne 1992, 36; Hedrick 1992, 25
[5.9] Steinbach 1976, 87f; Israel 1977, 389; Zieschang 1978, 235ff; Schulte 1986, 76; Maehl/Höhnke 1988, 149 u. 168; Freiwald 1991, 35
[5.10] zusammengefasst und modifiziert nach Kuhn 1973, 141; Volpert 1976, 66; Röthig 1983, 242; Gabler et al. 1986, 143f; Schnabel/Thiess 1986, 274; Jonath 1988, 279f
[5.11] Maehl/Höhnke 1988, 143f
[5.12] deMarees/Mester 1981, 70f; vgl. Heiber 1991, 14
[5.13] deMarees/Mester 1981, 71; Franks 1991, 17
[5.14] Hollmann/Hettinger 1990, 549
[5.15] Flamini 1986, 263
[5.16] Maehl/Höhnke 1988, 151; Knebel 1991, 69
[5.17] Schilde 1987, 45
[5.18] deMarees/Mester 1981, 71; Hollmann/Hettinger 1990, 549; Freiwald 1991, 79
[5.19] Bamford 1985, 13; Shellock/Prentice 1985, 278
[5.20] vgl. Freiwald 1991, 43
[5.21] Maehl/Höhnke 1988, 145; Hollmann/Hettinger 1990, 549
[5.22] Rein/Schneider 1971, 182; deMarees/Mester 1981, 70; Maehl/Höhnke 1988, 152f; Freiwald 1991, 44
[5.23] Tiedt 1979, 2; DeMarees/Mester 1981, 70; McFarlane 1987, 23; Maehl/Höhnke 1988, 151
[5.24] vgl. deMarees/Mester 1981, 48; Schulte 1986, 77; Maehl/Höhnke 1988, 143
[5.25] Maehl/Höhnke 1988, 6
[5.26] Lehmann 1953 in Hollmann/Hettinger 1990, 130

[5.27] Ehlenz et al. 1995, 50f
[5.28] mod. nach Freiwald 1991, 17
[5.29] Maehl/Höhnke 1988, 126; Freiwald 1991, 25f; Bourne 1992, 38
[5.30] Gottschalk/Winter 1984, 171
[5.31] Maehl/Höhnke 1988, 126f
[5.32] vgl. Freiwald 1991, 34
[5.33] zusammengefasst nach Roth et al. 1973, 217ff; Kindermann 1978; 35; Beckmann et al. 1983, 87; Schöner et al. 1983, 571; Gottschalk/Winter 1984, 171; Weineck 1986, 468ff; Badtke 1989, 310f; Freiwald 1991, 19
[5.34] vgl. Maehl/Höhnke 1988, 42f
[5.35] Weineck 1986, 234
[5.36] Heiber 1991, 32
[5.37] Keul 1973, 33; Keul 1978, 243; Ehrenstein 1972, 153f
[5.38] Coppes/Rosentswieg 1972, 17f
[5.39] Freiwald 1991, 19

[6.1] Pongratz 1993, 232
[6.2] Thews et al. 1989, 18ff
[6.3] Afting 1981; Grosser et al. 1987, 16
[6.4] Thews et al. 1989, 400ff; Markworth 1989, 29ff
[6.5] Markworth 1989, 29ff; Thews et al. 1989, 400ff; Ehlenz et al. 1991, 46f
[6.6] Markworth 1989, 31ff; Thews et al. 1989, 404ff; Ehlenz et al. 1991, 46f
[6.7] Weineck 1990, 34
[6.8] Thews et al. 1989, 402ff
[6.9] De Mareés 1981, 63
[6.10] Markworth 1989, 31ff; Thews et al. 1989, 404ff; Ehlenz et al. 1991, 46f
[6.11] Markworth 1989, 31ff; Thews et al. 1989, 404ff; Ehlenz et al. 1991, 46f
[6.12] Thews et al. 1989, 387f; Ehlenz et al. 1991, 31f; Markworth 1989, 28
[6.13] Tittel 1978, 104
[6.14] Rohen in Thews et al. 1989, 389
[6.15] Heck 1990, 11
[6.16] Keul/Berg 1986, 199ff
[6.17] Zintl 1988, 42; Hollmann/Hettinger 1990, 60
[6.18] Keul/Berg 1986, 199ff; Heck 1990, 11ff; 21ff
[6.19] Hollmann/Hettinger 1990, 60; Keul/Berg 1986, 200
[6.20] Heck 1990, 50ff
[6.21] Villiger et al. 1991, 23
[6.22] Heck 1990, 11ff; Hollmann/Hettinger 1990, 59ff; Keul/Berg 1986, 20, 211; Zintl, 1988, 42ff
[6.23] Bührle 1985a, 85; Bührle 1985b, 202; Badtke et al. 1987, 68; Keul/Berg 1986, 201; Zintl 1988, 49ff; Hollmann/Hettinger 1990, 60ff; Mader in Heck, 1990, 21ff
[6.24] Heck 1990, 37
[6.25] Heck 1990, 42ff; Ehlenz et al. 1987, 49; Hollmann/Hettinger 1990, 61
[6.26] Keul/Berg 1986, 201
[6.27] Villiger et al. 1991, 32
[6.28] Villiger et al. 1991, 32
[6.29] Heck 1990, 37
[6.30] Heck 1990, 37f; Weineck 1990, 39
[6.31] Villiger et al. 1991, 33
[6.32] Keul/Berg 1986, 214ff
[6.33] Heck 1990, 27ff; Hollmann/Hettinger 1990, 95ff
[6.34] Villiger et al. 1991, 73f
[6.35] Villiger et al. 1991, 35
[6.36] Berg/Keul 1986, 211; Zintl 1988, 49
[6.37] Villiger et al. 1991, 39
[6.38] Villiger et al. 1991, 36
[6.39] Heck 1990, 46
[6.40] Hollmann/Hettinger 1990, 59ff
[6.41] Keul/Berg 1986, 201; Badtke et al. 1987, 71f
[6.42] Heck 1990, 50f
[6.43] Mader, in Heck 1990, 51

[7.1] Thews et al. 1989, 435; Markworth, 121ff
[7.2] Silbernagel 1988, 274ff; Markworth 1989, 92ff
[7.3] Thews et al. 1989, 435f
[7.4] Markworth 1989, 120ff; Thews et al. 1989, 435f
[7.5] Markworth 1989, 102ff; Thews et al. 1989, 435f
[7.6] Thews et al. 1989, 436
[7.7] Markworth 1989, 110ff; Thews et al. 1989, 440f
[7.8] Markworth 1989, 105ff; Thews et al. 1989, 499 Thews et al. 1989, 437, 497ff; Thews et al. 1989, 436ff; Birbaumer/Schmidt 1991, 284ff
[7.9] Thews et al. 1989, 440
[7.10] Blume 1978, 29ff
[7.11] Jonath 1988, 148; Markworth 1989, 21f; Hollmann/Hettinger 1990, 143ff
[7.12] Jonath 1988, 148; Markworth 1989, 290; Hollmann/Hettinger 1990, 143ff; Ehlenz et al. 1991, 23f

[8.1] Howald 1985, 35; Ehlenz et al. 1991, 31
[8.2] Spring et al. 1988, 121; Billeter/Hoppeler 1994, 14
[8.3] Ehlenz et al. 1991, 38 Zintl 1988, 68
[8.4] Howald 1985, 35ff; Janda 1986, 208f; Badtke 1987, 35; Grosser et al. 1989, 45; Markworth 1989, 60f; Hollmann/Hettinger 1990, 44; Tidow 1994, 219; Billeter/Hoppeler 1994, 11ff
[8.5] Howald 1985, 35ff; Janda 1986, 208f; Badtke 1987, 35; Grosser et al. 1989, 45; Markworth 1989, 60f; Hollmann/Hettinger 1990, 44; Tidow 1994, 219; Billeter/Hoppeler 1994, 11ff
[8.6] Ehlenz et al. 1991, 38
[8.7] Heck 1990, 60f
[8.8] Zintl 1988, 68; Billeter/Hoppeler 1994, 13f
[8.9] Appel/Zimmermann 1978; Appel 1983, 7ff; Appel 1980, 103
[8.10] Howald 1985, 36; Billeter/Hoppeler 1994, 13
[8.11] Howald 1985, 35
[8.12] Billeter/Hoppeler 1994, 11
[8.13] Billeter/Hoppeler 1994, 11f
[8.14] Billeter/Hoppeler 1994, 12
[8.15] Billeter/Hoppeler 1994, 13f
[8.16] Heck 1990, 60
[8.17] Howald 1985, 35 Hoogland 1995, 4; Billeter/Hoppeler 1994, 9
[8.18] Howald 1985, 37
[8.19] Haase 1976 in Stoboy 1986, 28
[8.20] Silbernagl 1988, 32
[8.21] Silbernagl 1988, 32
[8.22] Haase 1976 in Stoboy 1986, 28
[8.23] Hoogland 1995, 4
[8.24] Spring 1990, 6f; Ehlenz et al. 1991, 38; Hoogland 1995, 4
[8.25] Ehlenz et al. 1991, 38; Janda in Levit 1984, 282
[8.26] Howald 1985, 43ff
[8.27] Howald 1985, 38
[8.28] Howald 1985, 44
[8.29] Tidow 1994, 219

[8.30] Staron et al. 1991
[8.31] Tidow 1991, 224
[8.32] Tidow 1994, 219
[8.33] Schmittbleicher 1997
[8.34] Ehlenz et al. 1991, 39
[8.35] Howald 1985, 38f
[8.36] Howald 1985, 47
[8.37] Levit 1984, 282f; Janda 1986, 208f; Spring et al. 1988, 113
[8.38] Komi et al. 1977; Howald 1985, 48f
[8.39] Saltin et al. 1977; Hollmann/Hettinger 1990, 181
[8.40] Janda 1986, 201f
[8.41] Levit 1984, 282f; Janda 1986, 208f; Cordes et al. 1987, 174; Eder/Tilscher 1990, 41ff; Kolster et al. 1994, 623; Loeweneck 1995, 61ff; Sachse 1986, 26f; Spring et al. 1988, 4
[8.42] Levit 1984, 282f; Janda 1986, 208f
[8.43] Badtkes 1987, 38
[8.44] Johnson et al. 1973
[8.45] Badtke 1987, 38
[8.46] Johnson et al. 1973, 124
[8.47] Johnson et al. 1973, 117
[8.48] Johnson et al. 1973, 113
[8.49] Johnson et al. 1973, 125f
[8.50] Howald 1985, 44
[8.51] Johnson et al. 1973
[8.52] Brügger 1991, 2ff
[8.53] Ehlenz et al. 1995, 38
[8.54] Ehlenz et al. 1995, 39
[8.55] Ehlenz et al. 1995, 40
[8.56] Ehlenz et al. 1995, 40
[8.57] Ehlenz et al. 1995, 40
[8.58] Ehlenz et al. 1995, 45
[8.59] Badtke 1989, 56
[8.60] Kuo/Calmann 1981, 219ff
[8.61] Tidow 1994, 221
[8.62] Schmidtbleicher 1997
[8.63] Spring et al. 1990, 1
[8.64] Tidow 1994, 221

[9.1] Grosser et al. 1989, 19
[9.2] O'Shea 1966; MacDougall et al. 1979 u. 1980; Tesch/Larsson 1982; Tesch 1987; Brown et al. 1988; Moroz et al. 1990; Sale et al. 1990; Goldspink 1994
[9.3] MacDougall 1994, 237
[9.4] Fischmann 1972; Mastaglia 1981; Malina 1986 in: MacDougall 1994, 235
[9.5] Mauro 1961, 493ff und 1979; Reitsma 1969, 237ff; Hall-Craggs 1972 27ff; Gonyea et al. 1977, 59ff; Appell 1983, 7ff; Hoppeler 1987, 71ff; White/Esser 1989, 158ff; Bischoff 1979, 13ff; Ontell 1979, 136ff; MacDougall 1994, 234ff
[9.6] Appell 1983, 7ff; Newham et al. 1983, 1381ff; MacDougall 1986
[9.7] Williams/Goldspink 1971, 751ff
[9.8] Zollinger 1981, 131; Grundmann 1989, 27f; Markworth 1989, 15; Hollmann/Hettinger 1990, 222
[9.9] Grosser et al. 1989, 19; Markworth 1989, 15
[9.10] Meerson 1973, 425; Hollmann/Hettinger 1990, 228
[9.11] Ehlenz et al. 1991, 35
[9.12] Ehlenz et al. 1991, 37
[9.13] Grosser et al. 1989, 20; Ehlenz et al. 1991, 35ff, 68

[10.1] Knuttgen/Kraemer 1987 in Frick 1993, 4
[11.2] Letzelter 1978, 144ff; de Marées 1981, 43f; Stoboy 1986, 31ff; Ehlenz et al. 1987, 59ff
[10.3] Ehlenz et al. 1987, 59
[10.4] Letzelter 1978, 144ff; de Marées 1981, 43f; Stoboy 1986, 31ff; Ehlenz et al. 1987, 59ff
[10.5] Schmidtbleicher 1994a, 374f; Schmidtbleicher 1994b, 107f
[10.6] Knuttgen/Kraemer 1987 in Frick 1993, 4
[10.7] Larsen 1995, 256
[10.8] Zusammenstellung aus: Ehlenz et al. 1983, 112; Hettinger 1983, 164ff; Weineck 1986, 212, Hollmann/Hettinger 1990, 232
[10.9] vgl. Weineck 1986, 207
[10.10] vgl. Weineck 1986, 207
[10.11] vgl. Hollmann 1990, 143ff
[10.12] Komi 1973, 1989
[10.13] Schmidtbleicher 1994, 170f
[10.14] vgl. Dobrowolskij/Golowin 1974, 1409; Schröder 1975, 929; Zanon 1975, 352; Tschiene 1976, 14; Letzelter 1978, 146; Schmidtbleicher et al. 1978, 488
[10.15] Schmidtbleicher 1994, 374f
[10.16] vgl. Eggli 1986, 14ff u. 1986, 86ff u. 1989, 117ff; Duesberg 1989, 73ff; Zintl 1989, 50ff; Verdonck 1989, 80ff; Dropmann/Ludolph 1991, 323ff; Tschirdewahn et al. 1991, 242ff; Froböse 1993; Kolster 1994, 627ff
[10.17] Schnell/Spitz 1985, Weineck 1986, 209ff
[10.18] aus: Weineck 1986, 210

[11.1] Nigg in Cotta et al. 1980, 45
[11.2] nach Nigg in Cotta et al. 1980, 45 modifiziert
[11.3] vgl. Kannus et al. 1992. 105
[11.4] nach Badtke et al. 1989, 89
[11.5] modifiziert nach Badtke et al. 1989, 88f
[11.6] Brügger 1977, 79
[11.7] Cotta/Puhl 1976, 22
[11.8] vgl. Puhl in Cotta et al. 1980, 117ff; Steinbrück 1982, 283ff; Badtke et al. 1989, 86ff; Kannus et al. 1992, 103f
[11.9] vgl. Badtke et al. 1989, 84ff; Kannus et al. 1992, 103
[11.10] Viidik in Cotta 1980, 124
[11.11] Yamada 1970, Swanson 1971 in Viidik in Cotta 1980, 125
[11.12] Viidik 1980, Krahl et al. 1982, Saziorski 1984, in Grosser et al. 1987, 130; Kannus et al. 1992, 102
[11.13] Grosser et al. 1987, 131
[11.14] modifiziert nach Grimby 1994, 336
[11.15] vgl. Kannus et al. 1992, 102
[11.16] Badtke et al. 1989, 80
[11.17] nach Dietrich in Badtke et al. 1989, 82
[11.18] Kannus et al. 1992, 103
[11.19] vgl. Kannus et al. 1992, 102f
[11.20] vgl. Badtke et al. 1989, 89
[11.21] 1973, in Asang in Cotta et al. 1980, 80
[11.22] 1973, in Asang in Cotta et al. 1980, 80ff
[11.23] Grimby 1994, 335
[11.24] Badtke et al. 1989, 87
[11.25] vgl. Puhl in Cotta et al. 1980, 117f
[11.26] Badtke et al. 1989, 86ff
[11.27] vgl. Puhl in Cotta et al. 1980, 122

[11.28] Cyriax 1982, 397; Ombreg et al. 1995, 803
[11.29] Tipton et al. 1986 in Grimby 1994, 336 Renström et al. 1986; Silferskiöld et al. 1988 in Grimby 1994, 335; Grimby 1994, 335
[11.30] Grimby 1980, 334
[11.31] Mazess/Whedon 265 ff, 1983; Varache et al. 328 ff, 1991; Preisinger 1993, 119 ff; Gebhard et al. 1636, 1993; van der Weil 1994, 230 ff
[11.32] Kannus et al. 1992, 110 f
[11.33] in Biedert 1989, 19 f
[11.34] Noyes, Good 1976, 1074 ff
[11.35] modifiziert nach Noyes, Good 1976, 1074 ff
[11.36] Akeson et al. 1987, 28 ff
[11.37] Gebhard et al. 1993, 1636 ff
[11.38] Schollmeier et al. 1994, 37 ff
[11.39] Woo et al. 1983, 22 ff
[11.40] Lobenhoffer et al. 1993, 150 ff
[11.41] Enneking/Horowitz 1972, 973 ff
[11.42] Baker et al. 1993, 737 ff
[11.43] Flowers/Pheasant 1988
[11.44] Langenskiold et al. 1979
[11.45] Refior 1976; Gerber et al., 1980; Zippel, Seidlein 1982
[11.46] vgl. Biedert 1989, 19
[11.47] Cotta/Puhl 1976, 22; Steinbrück/Binzus 1982, 283 ff
[11.48] Steinbrück/Binzus 1982, 283 ff
[11.49] Akeson et al. 1987, 28 ff
[11.50] Biedert 1989, 19
[11.51] Steinbrück/Binzus 1982, 286
[11.52] Cotta/Puhl 1976, 22
[11.53] Josza et al. 1987, 129 ff in Kannus et al. 1992, 170
[11.54] vgl. Biedert 1989, 22; Kannus et al. 1992, 108
[11.55] Armbrecht et al. 1993
[11.56] Silverskiöld/May 1993
[11.57] Noyes 1977, 241 ff
[11.58] Akeson 1987, 28 ff
[11.59] Harwood/Amiel 1992, 1687 ff, Pförringer 1982, 353 ff und 368 ff
[11.60] Amiel et al. 1983, 265 ff
[11.61] Akeson et al. 1980, 95 ff, Akeson et al. 1987, 28 ff, Harwood/Amiel 1992, 1687 ff, Namba et al. 1991, 216 ff
[11.62] Grundmann 1989, 26; Thews 1989, 36
[11.63] Zollinger 1981 a, 18 ff; Grundmann 1989, 26
[11.64] Zollinger 1981 a, 18 ff; Rauber/Kopsch 1987, 70 ff; Thews 1989, 36
[11.65] vgl. van Wingerden 1995, 164
[11.66] Thews 1989, 36
[11.67] Cotta et al. 1991, 127
[11.68] Grundmann 1989, 27; Zollinger 1981 a, 18 ff; Cotta et al. 1991, 35
[11.69] Markworth 1989, 71; Zollinger 1981 b, 622
[11.70] Almon et al. 1990, Appell 1993, Häggmark et al. 1980, Häggmark 1986, Jiang et al. 1991, Laurila et al. 1991, Martin et al. 1991, Maxwell/Enwemeka 1992, Musacchia et al. 1990, Nicks et al. 1989; in Diekstall et al. 1995, 35 ff
[11.71] Jiang et al. 1991
[11.72] Appell 1990
[11.73] Diekstall et al. 1995
[11.74] Appell et al. 1991, Freiwald et al. 1992 und 1993
[11.75] Stokes/Young 1984, 7 ff
[11.76] Hettinger 1983, 160 ff
[11.77] Scharf et al. 1988
[11.78] Häggmark 1980, 152 ff
[11.79] Biedert 1989, 21
[11.80] Hettinger 1983, 160 ff; Spring et al. 1990, 12
[11.81] Häggmark et al. 1981, 12 ff
[11.82] Spring et al. 1990, 12
[11.83] Spring et al. 1990, 13
[11.84] Diekstall et al. 1995
[11.85] Herbert/Balnave 1993
[11.86] Williams 1990
[11.87] Williams 1988
[11.88] Triffitt et al. 1992
[11.89] Ong 1981; Diekstall et al. 1995; Mc Donald et al. 1992; Musacchia et al. 1990; Imig et al. 1953
[11.90] Häggmark 1980, 153
[11.91] Komi 1994, 333
[11.92] Spring et al. 1990, 15
[11.93] Brügger 1991, 2 ff
[11.94] Schmidt et al. 1981, 35
[11.95] Spring et al. 1990, 17 f
[11.96] Fahrer et al. 1988, 37
[11.97] Kannus et al. 1992, 16 ff
[11.98] Biedert 1989, 18 modifiziert
[11.99] Badtke et al. 1989, 245 ff
[11.100] Minaire 1989, 95 ff in Kannus et al. 1992, 170
[11.101] Kaufmann et al. 1991, 305 ff in Kannus et al. 1992, 170
[11.102] vgl. Kannus et al. 1992, 169 ff
[11.103] Appell 1986, 6 ff
[11.104] Karpka et al. 1990, 484 ff
[11.105] Mazess/Whedon 1983, 265 ff; Bailey/McCulloch 1990, 229 ff in Kannus et al. 1992, 171
[11.106] Schoutens et al. 1989, 71 ff; Bailey/McCulloch 1990, 229 ff in Kannus et al. 1992, 171
[11.107] Kannus et al. a 1992, 117 ff in Kannus et al. 1992, 171

[12.1] Pschyrembel 1990, 1822; Schumpelick et al. 1994, 28; modifiziert
[12.2] vgl. Kuner/Schlosser 1988, 22
[12.3] Avery 1987, 282
[12.4] vgl. Allgöwer/Siewert 1992, 123 f
[12.5] Pschyrembel 1990, 1822 f; Schumpelick et al. 1994, 28 f
[12.6] Schumpelick 1994, 32
[12.7] vgl. Avery 1987, 282
[12.8] Berchtold et al. 1994, 219
[12.9] Pschyrembel 1990, 447
[12.10] Avery 1987, 285
[12.11] Berchtold et al. 1994, 222
[12.12] Avery 1987, 283
[12.13] vgl. Wingerden 1991, 1 f
[12.14] vgl. Berchtold et al. 1994, 220; Avery 1987, 282 ff; Wingerden 1991, 1 ff
[12.15] vgl. Wingerden 1991, 3
[12.16] Wingerden 1991, 4
[12.17] vgl. Berchtold et al. 1994, 221
[12.18] Allgöwer/Siewert 1992, 125 ff
[12.19] Berchtold et al. 1994, 223
[12.20] Allgöwer/Siewert 1992, 125
[12.21] Allgöwer/Siewert 1992, 125 f
[12.22] Allgöwer/Siewert 1992, 127
[12.23] vgl. Allgöwer/Siewert 1992, 127 f
[12.24] Allgöwer/Siewert 1992, 128; Knapp 1981, 34 f
[12.25] Allgöwer/Siewert 1992, 128
[12.26] Hernandez-Richter/Struck in Knapp 1981, 35
[12.27] Howes et al. 1972 in Allgöwer/Siewert 1992, 128
[12.28] nach Verzar/Willenegger 1961 in Knapp 1981, 35 f

[12.29] Berchtold et al. 1994, 223; Schumpelick et al. 1994, 38
[12.30] Thews et al. 1989, 38
[12.31] Allgöwer/Siewert 1992, 861
[12.32] vgl. Bauknecht/Boese-Landgraf in de Gruyter 1988, 833 f
[12.33] Schumpelick et al. 1994, 825
[12.34] Bauknecht/Boese-Landgraf in de Gruyter 1988, 834
[12.35] Allgöwer/Siewert 1992, 129
[12.36] Berchtold et al. 1994, 224
[12.37] Wingerden 1991, 7 ff
[12.38] Allgöwer/Siewert 1992, 129
[12.39] vgl. Berchtold et al. 1994, 223, Allgöwer/Siewert 1992, 129 f
[12.40] vgl. Berchtold et al. 1994, 223
[12.41] Allgöwer/Siewert 1992, 130
[12.42] Schumpelik et al. 1994, 814–932

[13.1] vgl. Pickenhain et al. 1993, 212 f
[13.2] nach Bar-Or, 1986, in Pickenhain et al. 1993, 213
[13.3] modifiziert nach Skinner, 1989 in Pickenhain et al. 1993, 211
[13.4] Pickenhain et al. 1993, 214
[13.5] vgl. Pickenhain et al. 1993, 212 ff
[13.6] Gruppenmittelwerte, nach Skinner, 1989 in Pickenhain et al. 1993, 215
[13.7] Pickenhain et al. 1993, 215
[13.8] vgl. Pickenhain et al. 1993, 214
[13.9] vgl. Pickenhain et al. 1993, 216
[13.10] vgl. Pickenhain et al. 1993, 216 f
[13.11] Saner et al. 1993, 119
[13.12] vgl. Pickenhain et al. 1993, 217
[13.13] vgl. Pickenhain et al. 1993, 217 f
[13.14] vgl. Pickenhain et al. 1993, 218 ff
[13.15] Pickenhain et al. 1993, 221
[13.16] vgl. Pickenhain et al. 1993, 221 f

Sachwortverzeichnis